临床用药相关问题
——病例与评析

翟晓波　张誉艺　著

世界图书出版公司

上海·西安·北京·广州

图书在版编目(CIP)数据

临床用药相关问题:病例与评析 / 翟晓波,张誉艺
著. —上海:上海世界图书出版公司,2019.11
ISBN 978-7-5192-6810-7

Ⅰ.①临⋯ Ⅱ.①翟⋯ ②张⋯ Ⅲ.①临床药学
Ⅳ.①R97

中国版本图书馆 CIP 数据核字(2019)第 217846 号

书　　名　临床用药相关问题——病例与评析
　　　　　（Linchuang Yongyao Xiangguan Wenti——Bingli yu Pingxi)
著　　者　翟晓波　张誉艺
责任编辑　胡冬冬
装帧设计　南京展望文化发展有限公司
出版发行　上海世界图书出版公司
地　　址　上海市广中路 88 号 9 - 10 楼
邮　　编　200083
网　　址　http://www.wpcsh.com
经　　销　新华书店
印　　刷　上海颛辉印刷厂
开　　本　787 mm×1092 mm　1/16
印　　张　17
字　　数　400 千字
版　　次　2019 年 11 月第 1 版　2019 年 11 月第 1 次印刷
书　　号　ISBN 978 - 7 - 5192 - 6810 - 7/R·521
定　　价　220.00 元

作 者 介 绍

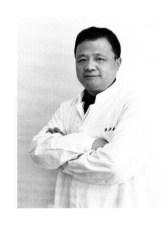

翟晓波,同济大学附属东方医院药学部主任药师,专业研究方向是临床药学和医院药学。作为一名临床药师,从事临床药学工作20余年,积累了丰富的临床医学和药学知识,担任《药学服务与研究》等专业杂志的编委。1999年因肿瘤药敏方面的研究获上海市科技进步三等奖。在"智能化用药监控警示互动系统"和"CPM抗生素理想曲线版"的研发及成功应用方面取得了很好的成效。在心内科、消化内科、肿瘤科、呼吸内科等多个科室与医师面对面讨论案例300多个病例,揭示出使患者病情恶化、死亡背后存在的用药相关问题。在科研方面,以第一作者发表SCI论文3篇,在各种核心期刊上发表论文48篇,以课题负责人获得上海市卫健委等各种科研立项10项。2015年获"上海市十佳医技工作者"称号。

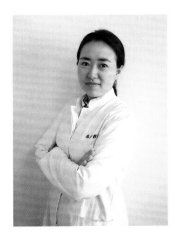

张誉艺,同济大学附属东方医院药学部临床药师,毕业于山东大学药理学专业。已完成全国抗感染专业临床药师培训,目前在急诊内科从事临床药学工作。科研方面,以第一作者发表SCI论文3篇,在各种核心期刊发表论文6篇,主持课题1项,参与国家自然科学基金课题2项,参编专著1部。

前　言

　　医师因相信经验用药、缺乏用药知识等各种原因，有时开具的医嘱与药品说明书、教科书、各种指南不符。在此我们不否认在某些特殊情况下有其合理性，但多数情况下会出现用药相关问题（drug related problems）。用药相关问题是指在药物治疗过程中所发生的对患者治疗效果和健康结果有任何不良影响或潜在不良影响的事件。包括用药适应证不适宜、给药剂量过大或过小、疗程过长或不足、违反禁忌证、配伍禁忌、有害的药物相互作用、药物不良反应等。患者疾病越复杂、病情越严重，用药就越多，与此相对应，用药相关问题的发生率也就越高。用药相关问题可能延长住院时间、提高住院费用、增加死亡风险。发现用药相关问题并说服医师改正，是临床药师的职责所在。

　　作者在与呼吸科、急诊内科、重症医学科、肿瘤科、消化内科、神经内科、神经外科、胃肠外科、心内科、肾内科等多个临床科室的医师一起查房、审查医嘱、讨论的过程中，针对死亡或在药物治疗过程中病情加重的病例，对其原因进行深入分析，并挖掘出用药相关问题，提供给医师、药师参考。用药相关问题是客观存在的，且发生率不低。作者的目的是期望引起重视，并通过各方努力，将其发生率降至最低。

目　　录

1

急 诊 内 科

1.1 猝死患者的药物因素分析

【概述】

一例老年男性,患者因慢性支气管炎伴感染、肺气肿、Ⅰ型呼吸衰竭入院。治疗后发生急性心肌梗死,最终猝死。通过此病例分析,主要探讨以下两点:① 患者发生急性心肌梗死的原因。② 患者发生猝死的原因。

【病史介绍】

患者 72 岁,男性,因反复咳嗽咳痰喘息史 30 余年,加重 2 天于 9 月 5 日至急诊就诊,胸片示慢性支气管炎、肺气肿伴两肺感染,双侧胸膜增厚。血常规示白细胞计数 14.4×10^9/L,中性粒细胞百分比 90.4%,电解质示血钾 5.2 mmol/L,血钠血氯正常。血气分析示酸中毒、低氧血症。**予甲泼尼龙琥珀酸钠 40 mg 静脉推注、二羟丙茶碱 0.25 g 静脉滴注**平喘,头孢他啶 4.0 g 静脉滴注、**左氧氟沙星 0.4 g 静脉滴注**抗感染治疗,患者症状无明显好转。于 9 月 6 日拟慢性支气管炎伴感染、肺气肿、Ⅰ型呼吸衰竭入院。查体气稍促,口唇略发绀。呼吸频率 22 次/min,双肺可闻及散在哮鸣音及湿啰音。心率 112 次/min,血压 170/120 mmHg。

【临床经过】

予帕尼培南-倍他米隆 0.5 g＋NS 250 ml bid iv gtt(9 月 6 日—9 月 10 日),**二羟丙茶碱 0.25 g＋地塞米松磷酸钠 2.5 mg＋5％GS 100 ml qd iv gtt,二羟丙茶碱 0.25 g＋甲泼尼龙琥珀酸钠 40 mg＋5％GS 100 ml qd iv gtt,茶碱缓释片(舒氟美)100 mg bid po(9 月 6 日—9 月 10 日)**,奥美拉唑 20 mg qd po(9 月 6 日—9 月 10 日)。

9 月 6 日 16:00,查 D-二聚体 1.1 mg/L(<0.3 mg/L)。肌钙蛋白 0.266 ng/ml(0～

0.030 ng/ml），肌红蛋白 288.10 ng/ml（28.00～72.00 ng/ml），肌酸磷酸激酶同工酶 8.97 ng/ml（0.10～4.94 ng/ml）。患者 D-二聚体升高、心肌酶升高，气喘、大汗淋漓，心电图示心房颤动，ST 段、T 波异常。心内科会诊后考虑急性冠脉综合征（急性非 ST 段抬高心肌梗死），心功能 II 级（Killip），高血压病 2 级（极高危组）。予低分子肝素钠 5 000 U bid ih（9 月 6 日—9 月 10 日），阿司匹林肠溶片 100 mg qd po（9 月 6 日—9 月 10 日），硫酸氢氯吡格雷片（波立维）75 mg qd po（9 月 6 日—9 月 10 日）抗凝；单硝酸异山梨酯缓释片（欣康）40 mg qd po（9 月 6 日—9 月 10 日）扩张冠脉；阿托伐他汀钙片（立普妥）20 mg qn po（9 月 6 日—9 月 10 日）稳定斑块；**氯沙坦钾（科素亚）50 mg qd po（9 月 6 日—9 月 10 日）**改善重构等治疗。

　　9 月 6 日 19：00，患者心电监护血压上升至 210/140 mmHg，予以硝酸甘油 20 mg 静脉推泵 5 ml/h 维持。21：00，查血钾 6.2 mmol/L（3.50～5.30 mmol/L），肌钙蛋白 0.355 ng/ml（0～0.030 ng/ml），肌红蛋白 360.70 ng/ml（28.00～72.00 ng/ml），肌酸磷酸激酶同工酶 11.79 ng/ml（0.10～4.94 ng/ml）。患者心肌酶呈进行性升高，血钾高，予以呋塞米 20 mg 静脉推注，5% 葡萄糖 500 ml＋胰岛素 8 U 静脉滴注。23：00，复查血钾 4.6 mmol/L（3.50～5.30 mmol/L），肌钙蛋白 0.345ng/ml（0～0.030 ng/ml），肌红蛋白 471.20 ng/ml（28.00～72.00 ng/ml），肌酸磷酸激酶同工酶 12.68 ng/ml（0.10～4.94 ng/ml）。

　　9 月 7 日 14：30，肌钙蛋白 0.314 ng/ml（0～0.030 ng/ml），肌红蛋白 577.60 ng/ml（28.00～72.00 ng/ml），肌酸磷酸激酶同工酶 12.05 ng/ml（0.10～4.94 ng/ml）。血红蛋白 109.0 g/L（110.0～150.0 g/L），中性分叶核细胞 87.9%，血小板计数 185.0×10^9/L（100×10^9/L～300×10^9/L），红细胞计数 4.13×10^{12}/L（3.50×10^{12}/L～5.00×10^{12}/L），白细胞计数 9.64×10^9/L（4.0×10^9/L～10.0×10^9/L）。钾 5.86 mmol/L（3.50～5.30 mmol/L），**肌酐 209 μmol/L（59～104 μmol/L）**，患者血钾升高，尿量少，请肾内科会诊后考虑痛风性肾病？慢性肾功能不全，失代偿期。**予聚磺苯乙烯钠散（降血钾树脂）15 g bid po（9 月 7 日—9 月 10 日）**降血钾治疗，碳酸氢钠 0.5 g bid po 碱化尿液（9 月 7 日—9 月 10 日）。16：00，**查谷丙转氨酶 858 IU/L（<64 IU/L）**，乳酸脱氢酶 1471 IU/L（135～225 IU/L），γ-谷氨酰转肽酶 94 IU/L（3～66 IU/L），总胆红素 13.3 μmol/L（6.0～20.0 μmol/L），直接胆红素 5.2 μmol/L（0～6.0 μmol/L）。请消化科会诊，予谷光苷肽 1.2 g＋NS 100 ml 每日 1 次静脉滴注保肝（9 月 7 日—9 月 10 日）。

　　9 月 8 日，查血钾 3.52 mmol/L（3.50～5.30 mmol/L），肌钙蛋白 0.228 ng/ml（0～0.030 ng/ml）。血气分析示 pH 7.447（7.35～7.45）。心电图示心房颤动，ST 段、T 波异常，**QT 延长**。

　　9 月 9 日 9：00，患者诉气喘好转，但仍有胸闷。呼吸频率 20 次/min，双肺可闻及少许哮鸣音及湿啰音。心电监护示：心率 101 次/min，血压 169/90 mmHg。各项检查排除了乙型肝炎、丙型肝炎，**胸片示慢性支气管炎、肺气肿并感染**，24 小时尿量 950 ml。

9月10日10:00,患者诉偶有心悸,呼吸频率20次/min,双肺可闻及少许湿啰音,未闻及哮鸣音。心电监护示:心率94次/min,时有心率增快,血压122/73 mmHg。SPO_2 100%。

13:10,患者**解便后突发神志不清**,呼之不应,小便失禁,当时测血压91/36 mmHg,未及大动脉搏动,无自主呼吸,SPO_2 71%,心电监护示心室颤动。立即胸外按压,面罩简易呼吸器辅助呼吸,并开放静脉通路,予多巴胺160 mg静脉推泵20 ml/h维持,5%碳酸氢钠125 ml纠正酸中毒,并请麻醉科予气管插管,电复律4次,但经积极抢救无效,心电图示一直线,14:00宣告临床死亡。

【病例用药分析】

一、患者发生急性心肌梗死的原因

患者9月5日急诊时未发现急性心肌梗死,予甲泼尼龙琥珀酸钠、地塞米松静脉推注,二羟丙茶碱静脉滴注,茶碱缓释片口服,左氧氟沙星静脉滴注一天后,9月6日发生急性非ST段抬高心肌梗死。

急性心肌梗死的基本病因是交感神经兴奋性增加,血压、心率增高,左心室负荷明显加重;血黏度增高等因素导致在冠状动脉粥样硬化的基础上斑块破裂出血及血栓形成[1]。患者存在冠心病基础,加上静脉滴注二羟丙茶碱和口服茶碱缓释片,再加上静脉滴注左氧氟沙星,可导致茶碱平均血浆清除率降低,这对于72岁高龄,存在肾功能不全和肝功能损害的患者,很容易造成二羟丙茶碱在体内过量。二羟丙茶碱舒张支气管的作用机制之一是促进内源性肾上腺素释放,使交感神经兴奋性增加,有直接兴奋心肌,加强心肌收缩力的作用,剂量稍大时可加快心率,使左心室负荷加重[2];患者静脉滴注甲泼尼龙琥珀酸钠和地塞米松可降低抗凝作用,形成栓塞性脉管炎、血栓;增加儿茶酚胺的血管收缩效应,盐皮质激素样作用引起水钠潴留,使血压升高,左心室负荷加重[3];患者白细胞计数偏高,易使血流减慢或暂停,由微循环的障碍间接影响凝血和抗凝平衡。另外,白细胞的趋化、黏附、聚集作用,以及对组织成分的破坏作用,可能引起血管收缩、损伤和血小板聚集,有利于血栓形成[4];患者存在肾功能不全、比较严重的感染,可加重心脏负荷[4]。

综上所述,患者二羟丙茶碱可能在体内过量、皮质激素类药物降低抗凝和增加儿茶酚胺的作用,再加上患者存在白细胞计数偏高、肾功能不全、感染等疾病,各种内外因素协同,使患者在冠心病基础上诱发了急性心肌梗死。

二、患者发生猝死的原因

9月10日,患者猝死。急性冠状动脉事件如斑块破裂、血小板聚集、血栓形成等在心源性猝死的发生中起着重要的作用,此外还有电解质紊乱、神经生理性等因素[1]。

患者存在急性心肌梗死疾病基础,在其解便后发生猝死,显然解便时因用力而增加了心脏负荷是因素之一;而茶碱在体内过量可诱发严重心动过缓、室性心动过速、心室颤动等,并因此而发生心搏骤停,甲泼尼龙琥珀酸钠和地塞米松降低抗凝、加重左心室负荷也是猝死的诱因[4]。另外还有一个不可忽视的原因,即尖端扭转型室性心动过速诱发心室颤动。患者入院时 QT 间期正常,血钾 6.2 mmol/L,存在高钾血症。但从 9 月 7 日开始口服**聚磺苯乙烯钠散**和碳酸氢钠后,9 月 8 日血钾降至 3.52 mmol/L,心电图示 QT 间期延长。一般 1 g **聚磺苯乙烯钠散**可交换 110～135 mg 钾离子(见上海世康特制药有限公司产品说明书),相当于 2.82～3.46 mmol 钾离子,患者每日口服**聚磺苯乙烯钠散** 30 g(9 月 7 日—9 月 10 日),每日可交换 84.6～103.8 mmol 钾离子。成年男性体内钾的总量为 50～55 mmol/kg,98% 分布在细胞内,仅 2% 在细胞外[1]。患者体重 60 kg,钾的总量为 3 000 mmol,在细胞外的钾仅为 60 mmol。由此可见降血钾树脂每日可交换的钾离子已经超过了患者体外钾离子总量,具有强大的降血钾功能,因此药品说明书规定,**血钾降到 4～5 mmol／L 时,应暂停用药(见上海世康特制药有限公司产品说明书)**,而医师未按要求停用**聚磺苯乙烯钠散**,再加上碳酸氢钠具有升高 pH 的作用(一般 pH 每升高 0.1,血钾约下降 0.7 mmol/L[1]),很可能使患者血钾进一步显著下降。9 月 10 日当天(仍未停用**聚磺苯乙烯钠散**),血钾很可能极低。从而诱发尖端扭转型室性心动过速和心室颤动。

【病例总结】

(1)患者存在急性心肌梗死,而地塞米松血栓症、急性心肌梗死者禁用(见上海通用药业股份有限公司产品说明书)。

(2)年龄超过 55 岁者,任何原因引起的心功能不全者,血清茶碱浓度的维持时间往往显著延长,应酌情调整用药剂量或延长用药间隔时间(见上海信谊金朱药业有限公司产品说明书)。

(3)左氧氟沙星诱导细胞色素 P450A12 同工酶,可降低茶碱清除率,增加其血药浓度,应适当减少茶碱的使用量(见广州迈特兴华制药厂有限公司产品说明书)。

(4)血钾降到 4～5 mmol/L 时,应暂停使用聚磺苯乙烯钠散(见上海世康特制药有限公司产品说明书)。

(5)急性冠脉综合征患者应常规使用通便药。

未遵守上述用药注意事项,不排除与患者猝死有相关性。

参考文献

[1] 叶任高,陆再英.内科学:6 版[M].北京:人民卫生出版社,2005:226 - 227,283 - 284,848 - 849.

[2] 陈新谦,金有豫,汤光.新编药物学:15 版[M].北京:人民卫生出版社,2003:405 - 406,410.

[3] 贾公孚,谢惠民.药害临床防治大全[M].北京:人民卫生出版社,2002:338 - 347,1306 - 1307.

[4] 金惠铭,王建枝.病理生理学:6 版[M].北京:人民卫生出版社,2004:214-216.

1.2 甲氨蝶呤过量致重型再障、上消化道出血

【概述】

一例冠心病合并慢性肾功能不全的患者,此次因类风湿关节炎、急性扁桃体炎、过敏性皮炎?慢性肾功能不全氮质血症期、冠心病、稳定型心绞痛、心功能Ⅰ级(NYHA)、双侧股骨头坏死、双侧股骨头置换术后入院。治疗后患者发生再生障碍性贫血和消化道大出血最终死亡,通过此病例分析,探讨患者发生再生障碍性贫血及消化道大出血的原因。

【病史介绍】

患者 79 岁,女性,2 月诊断为类风湿关节炎,曾口服醋酸泼尼松、甲氨蝶呤、雷公藤多苷等治疗。有慢性肾功能不全病史 8 年,3 年前因股骨头坏死行双侧股骨头置换术,有冠心病病史 3 年。

7 月 15 日患者咽喉部肿痛加重,吞咽食物时疼痛加剧,并出现右侧颌面部、双侧肘关节、右下肢小腿外侧多发红色斑疹,局部瘙痒明显,皮温升高。来院就诊,查白细胞计数 9.66×10^9/L(4.0×10^9/L~10.0×10^9/L),红细胞计数 2.88×10^{12}/L(3.50×10^{12}/L~5.00×10^{12}/L),血红蛋白 89.00 g/L(110.0~150.0 g/L),血小板计数 202.0×10^9/L(100×10^9/L~300×10^9/L),中性粒细胞百分比 66.1%(50%~70%),血沉 58 mm/h(<20 mm/h),C 反应蛋白 46 mg/L(<8 mg/L),抗"O"正常范围。于 7 月 16 日入院。临床诊断为类风湿关节炎、急性扁桃体炎、过敏性皮炎?慢性肾功能不全氮质血症期、冠心病、稳定型心绞痛、心功能Ⅰ级(NYHA)、双侧股骨头坏死、双侧股骨头置换术后。

【临床经过】

予醋酸泼尼松 10 mg qd po (7 月 16 日—7 月 20 日);**甲氨蝶呤 10 mg qd po(7 月 16 日—7 月 20 日)**、雷公藤多苷 10 mg tid po (7 月 16 日—7 月 20 日);头孢美唑钠 1 g bid iv gtt (7 月 16 日—7 月 20 日)、阿奇霉素 0.5 g qd iv gtt (7 月 16 日—7 月 20 日)。胸部 CT 示右下肺少许炎症,心电图示 ST-T 异常,皮肤科会诊考虑过敏性皮炎,予对症处理。

7 月 17 日 9:00,患者突发恶心、呕吐黄色胃内容物 1 次,量约 20 ml,并迅即出现头晕,面色苍白,冷汗,测血压 70/40 mmHg,追问病史,患者既往有类似发作史,考虑血管迷走性晕厥,**予奥美拉唑 40 mg bid iv gtt(7 月 17 日—7 月 20 日)**,另外予补液扩容,止吐等治疗。

9:15,患者症状明显缓解,血压升至 130/70 mmHg。风湿免疫科医师会诊,**考虑患者类风湿关节炎,血沉及 CRP 仍高,免疫抑制剂不宜减量**,如感染扩散可加强抗感染治疗,如关节症状加重,则可予氢化可的松冲击治疗。

10:00,粪常规黏液＋＋＋,提示胃肠炎可能;脑利钠肽前体偏高,提示轻度心功能不全;白细胞计数 $3.75×10^9$/L($4.0×10^9$/L～$10.0×10^9$/L),红细胞计数 $2.92×10^{12}$/L($3.50×10^{12}$/L～$5.00×10^{12}$/L),血红蛋白 89.00 g/L(110.0～150.0 g/L),血小板计数 $148.0×10^9$/L($100×10^9$/L～$300×10^9$/L),中性粒细胞百分比 52.3%(50%～70%),血沉 63 mm/h(<20 mm/h),C 反应蛋白 51 mg/L(<8 mg/L),抗"O"正常。**肌酐 124 μmol/L(45～84 μmol/L)**,总胆固醇 8.12 mmol/L(<6.22 mmol/L)。

7 月 18 日 9:15,患者仍有咽痛,皮疹较前无明显好转,心电监护示血压 160/90 mmHg,心率 86 次/min,血氧饱和度 100%。

7 月 19 日 12:00,患者出现全身多发水疱,血常规提示淋巴细胞百分比升高,考虑病毒感染可能。

7 月 20 日 9:00,患者仍有咽痛,因吞咽食物时为著,进食量少,患者皮疹较前加重,有咳嗽、咳白痰,较黏稠不易咳出。精神较萎,咽红、扁桃体Ⅱ度肿大,**可见脓点**。15:00,C 反应蛋白 68 mg/L(<8 mg/L),血沉 71 mm/h(<20 mm/h)。白细胞计数 $2.35×10^9$/L($4.0×10^9$/L～$10.0×10^9$/L),红细胞计数 $2.56×10^{12}$/L($3.50×10^{12}$/L～$5.00×10^{12}$/L),血红蛋白 76.0 g/L(110.0～150.0 g/L),血小板计数 $71.0×10^9$/L($100×10^9$/L～$300×10^9$/L),中性粒细胞百分比 43.4%(50%～70%)。三系进行性下降,转血液科,**停奥美拉唑钠。**

7 月 21 日 9:00,患者仍觉咽部疼痛,皮疹无明显好转。停头孢美唑钠、阿奇霉素,予头孢哌酮舒巴坦钠 3 g bid iv gtt(7 月 20 日—7 月 26 日)、环丙沙星 0.4 g bid iv gtt(7 月 20 日—7 月 26 日);停甲氨蝶呤、雷公藤多苷,继续予醋酸泼尼松 20 mg qd po(7 月 20 日—7 月 26 日),予甲泼尼龙琥珀酸钠 40 mg qd iv(7 月 20 日—7 月 22 日)。

7 月 21 日,白细胞计数 $1.96×10^9$/L($4.0×10^9$/L～$10.0×10^9$/L),红细胞计数 $2.48×10^{12}$/L($3.50×10^{12}$/L～$5.00×10^{12}$/L),血红蛋白 74.0 g/L(110.0～150.0 g/L),血小板计数 $40.0×10^9$/L($100×10^9$/L～$300×10^9$/L),中性粒细胞百分比 23.0%(50%～70%),中性粒细胞绝对值 $0.45×10^9$/L($2.0×10^9$/L～$7.0×10^9$/L)。

7 月 23 日 15:30,白细胞计数 $0.40×10^9$/L($4.0×10^9$/L～$10.0×10^9$/L),红细胞计数 $2.13×10^{12}$/L($3.50×10^{12}$/L～$5.00×10^{12}$/L),血红蛋白 66.0 g/L(110.0～150.0 g/L),血小板计数 $9.0×10^9$/L($100×10^9$/L～$300×10^9$/L),中性粒细胞百分比 10.0%(50%～70%),中性粒细胞绝对值 $0.04×10^9$/L($2.0×10^9$/L～$7.0×10^9$/L)。**予重组人白细胞介素-1 14 mg qd ih(7 月 23 日—7 月 26 日),重组人粒细胞刺激因子 150 μg qd ih(7 月 23 日)。**

7月24日9:00,患者仍感咽痛,但无前面明显,皮疹亦较前慢慢好转。予制霉素片漱口预防霉菌感染。输注血小板1 U。

7月25日13:30,予丙种球蛋白静脉滴注,**予地塞米松5 mg静脉推注**。

7月26日10:00,**予复方对乙酰氨基酚(Ⅱ)1片口服。白细胞计数0.44×10⁹/L** $(4.0×10^9/L～10.0×10^9/L)$,红细胞计数$1.82×10^{12}/L(3.50×10^{12}/L～5.00×10^{12}/L)$,血红蛋白55.0 g/L(110.0～150.0 g/L),**血小板计数4.0×10⁹/L (100×10⁹/L～300×10⁹/L)**,**中性粒细胞绝对数0.03×10⁹/L** $(2.0×10^9/L～7.0×10^9/L)$,中性粒细胞百分比6.9% (50%～70%)。**肌酐189 μmol/L (45～84 μmol/L)**。

11:14,患者突然意识不清,呼之不应,解暗红色血便500 ml。查体右眼严重充血,双侧巴氏征阳性。结合患者血常规血小板较低,考虑患者有脑出血可能,消化道大出血。**重新予奥美拉唑40 mg bid iv gtt(7月26日—7月27日)**。

12:00,患者仍意识不清,呼之不应。心电监护提示心率66次/min,呼吸14次/min,血压89/50 mmHg,血氧饱和度79%。转ICU。查白细胞计数$0.24×10^9/L(4.0×10^9/L～10.0×10^9/L)$,红细胞计数$1.65×10^{12}/L(3.50×10^{12}/L～5.00×10^{12}/L)$,血红蛋白51.0 g/L(110.0～150.0 g/L),血小板计数$30.0×10^9/L(100×10^9/L～300×10^9/L)$。停头孢哌酮舒巴坦钠和环丙沙星,予帕尼培南倍他米隆0.5 g q8h iv gtt(7月26日—7月27日)、万古霉素0.5 g q12h iv gtt(7月26日—7月27日)抗感染,另外,予输注红细胞悬液、血浆、凝血因子。

7月27日5:08,患者突发呼吸停止,心率逐渐下降,经抢救无效,心电图呈一直线,宣布临床死亡。

【病例用药分析】

一、该患者发生再生障碍性贫血的主要原因

药源性再生障碍性贫血是指由于药物因素引起的骨髓造血功能障碍综合征,其表现与原发性再生障碍性贫血一样,外周血中全血细胞数量上减少,血细胞质量上也有明显异常。临床常见的细胞毒性再生障碍性贫血,与药物剂量有关,只要剂量足够大,任何人都能发生再生障碍性贫血,因此可以预测。常见于烷化剂、抗代谢药、细胞分裂阻滞剂等[1]。因此该患者发生再生障碍性贫血的主要原因如下。

(1)甲氨蝶呤口服成人每次5～10 mg,每日1次,每周1～2次(见上海医药有限公司信谊制药总厂药品说明书),而实际上予甲氨蝶呤10 mg qd po(7月16日—7月20日),剂量过大,成为诱发重型再生障碍性贫血的直接原因。甲氨蝶呤抑制二氢叶酸合成酶,干扰核酸的代谢,进而阻碍造血干细胞的增殖,可引发再生障碍性贫血,特别是在大剂量时[1]。

(2)雷公藤多苷可致白细胞减少,进而发生粒细胞缺乏症,也可有血小板减少、红细胞和血红蛋白减少[1]。

二、7 月 26 日患者发生上消化道大出血的主要原因

（1）因重型再生障碍性贫血，血小板极度减少造成凝血功能障碍[2]。

（2）醋酸泼尼松、地塞米松、甲泼尼龙琥珀酸钠都是糖皮质激素，能改变胃黏液的量与成分，减弱胃黏膜的自身保护作用，抑制其更新，致使上消化道发生急性溃疡和导致潜在性的慢性溃疡明显恶化[1]。

（3）在发生上消化道大出血前，予复方对乙酰氨基酚（Ⅱ）1 片口服。复方对乙酰氨基酚（Ⅱ）包含对乙酰氨基酚 250 mg、异丙安替比林 150 mg、无水咖啡因 50 mg（见拜耳医药保健有限公司药品说明书）。对乙酰氨基酚和异丙安替比林为非甾体抗炎药，可抑制前列腺素合成酶，并直接刺激胃黏膜、破坏胃黏膜屏障致胃出血[1]，咖啡因可刺激胃酸分泌，加重溃疡[1]。

（4）患者存在严重感染脓毒血症一个应激源，加上凝血机制障碍、使用糖皮质激素＋非甾体抗炎药两个危险因素，按规定应予奥美拉唑钠每日 2 次静脉滴注[2]。实际上在 7 月 20 日转血液科后停用了奥美拉唑钠。

7 月 26 日患者可能发生了脑出血的主要原因是因重型再生障碍性贫血，血小板极度减少造成凝血功能障碍所致[3]。

【病例总结】

（1）甲氨蝶呤口服成人每次 5～10 mg，每日 1 次，每周 1～2 次。甲氨蝶呤并发感染或肾功能不全时禁用。

（2）7 月 21 日中性粒细胞绝对值 0.45×10^9/L，血小板计数 40.0×10^9/L 时就应予重组人白细胞介素-11 和重组人粒细胞刺激因子，但直到 7 月 23 日血小板计数降至 9.0×10^9/L、中性粒细胞绝对值降至 0.04×10^9/L 时才给予，有延误；对中性粒细胞数＜1 000/mm³，重组人粒细胞刺激因子以 5 μg/kg 体重/日的剂量每日用药至中性粒细胞数恢复至 5 000/mm³ 以上，稳定后方可停用，实际上 7 月 23 日予重组人粒细胞刺激因子 150 μg qd 皮下注射后停用。

（3）一个应激源加两个危险因素，按规定应予奥美拉唑钠每日 2 次静脉滴注。

（4）严重肾功能不全者禁用复方对乙酰氨基酚（Ⅱ）。

未遵守上述用药注意事项，可能与患者死亡有相关性。

参考文献

［1］ 贾公孚,谢惠民.药害临床防治大全[M].北京：人民卫生出版社,2002：416－421,496－505,515－522,1582－1583,1590－1591.

［2］ 应激性溃疡防治专家组.应激性溃疡防治专家建议(2015 版)[J].中华医学杂志,2015,95(20)：1555－1557.

［3］ 叶任高,陆再英.内科学：6 版[M].北京：人民卫生出版社,2005：572－576.

1.3 口服新癀片、独一味胶囊引起死亡

【概述】

一例左髋疼痛的患者,服用曲马多、美洛昔康、新癀片、独一味胶囊后发生严重肝功能损害和过敏性休克,抢救无效死亡。通过此病例分析,探讨患者发生严重肝功能损害及过敏性休克的原因。

【病史介绍】

患者 61 岁,男性,体重 76 kg,因"反复左髋疼痛,加重一周"就诊。10 月 14 日去骨科就诊,予盐酸曲马多、美洛昔康(莫比可)口服。之后患者出现恶心、呕吐,呕吐物为前日食物,继之全身乏力,食欲减退,然后出现巩膜黄染。于 10 月 16 日下午再次去骨科就诊,予新癀片(厦门中药厂有限公司,批号:040610,剂量:2 片/次,3 次/d),独一味胶囊(甘肃独一味生物制药公司,批号:0405281227,剂量:3 粒/次,3 次/d)活血止痛治疗。

【临床经过】

患者自诉"当晚服药 1 小时后,出现皮肤瘙痒,伴皮疹,随后出现胸闷、气急、出冷汗等症状",约 4 小时后来急诊就诊,由家人扶入诊室。测血压 50/20 mmHg,立即推入抢救室抢救。患者神清,问之能答,大汗淋漓,全身多处皮肤花斑样改变。巩膜黄染,颈动脉怒张,两肺呼吸音粗,未闻及干湿啰音,心率 140 次/min,律齐。予肾上腺素 1 mg 皮下注射,乳酸林格注射液 500 ml＋多巴胺 200 mg＋重酒石酸间羟胺 10 mg 静脉滴注,甲泼尼龙琥珀酸钠 80 mg 静脉推注,予心电监护、吸氧等治疗。血小板计数 32×10^9/L(100×10^9/L～300×10^9/L),总胆红素 152 μmol/L(6～20 μmol/L),谷丙转氨酶 164 IU/L(10～64 IU/L),谷草转氨酶 317 IU/L(10～42 IU/L),尿素氮 18 mmol(1.7～8.3 mmol/L),肌钙蛋白(＋),血糖 2.4 mmol/L(3.9～6.1 mmol/L),肌酐 519 μmol/L(50～110 μmol/L),肌酸激酶 10 029 U/L(24～195 U/L),血气分析示 pH 7.12,D-二聚体定量 1 385 μg/L(<200 μg/L),纤维蛋白原 5.4 g/L(2～4 g/L),3P 实验阳性,B 超正常,心电图未见异常。

2:10 患者呼吸突然停止,给予肾上腺素、阿托品、气管插管进行抢救,2:15 宣布死亡。

【病例用药分析】

一、患者发生严重肝功能损害的主要原因

以对乙酰氨基酚为代表的非甾体抗炎药造成急性严重肝功能损害的临床表现一般可

分为三个阶段：第一阶段在服药后24小时内，患者有轻度恶心呕吐、面色苍白等。第二阶段为服药后24~48小时，患者自觉稍好，但有肝区疼痛，并可发现肝功能异常，转氨酶明显升高，出现肝脏坏死的征兆。第三阶段是服药2~4日后，肝坏死加重，可出现肝性脑病、心肌损害及肾功能损害，黄疸明显，凝血时间明显延长[1]。美洛昔康为烯醇酸类非甾体抗炎药，是选择性环氧酶-2抑制剂，具有消炎、镇痛和解热作用，有报道约10%的患者可出现肝酶升高，并可能引起肾损害、白细胞、血小板减少[1]。新癀片为复方制剂，处方组分包含肿节风、三七、人工牛黄、猪胆汁膏、肖梵天花、珍珠层粉、水牛角浓缩粉、红米曲、吲哚美辛。有清热解毒、活血化瘀、消肿止痛的功效。其中吲哚美辛也属非甾体抗炎药，可能引起中毒性肝炎、肾功能减退或衰竭、贫血、白细胞减少、血小板功能受抑制等[1]。因此患者发生严重肝功能损害的主要原因：患者因反复左髋疼痛，加重一周，于10月14日至16日服用美洛昔康，后出现消化道症状，接着出现巩膜黄染。这是一条极其重要的线索，据此可以推测，患者口服美洛昔康2天后，已经出现肝功能损害、肾功能不全和凝血功能障碍的可能。但10月16日下午去骨科就诊时却以左髋疼痛为主诉，因此予包含吲哚美辛、三七成分的新癀片等止痛，因其中的吲哚美辛成分使肝功能进一步损害。另外也不排除患者有肝脏疾病如病毒性肝炎等。

二、患者发生过敏性休克的原因

患者10月16日口服新癀片和独一味胶囊1小时后，出现皮肤瘙痒伴皮疹，随后出现胸闷、气急、出冷汗等症状，约4小时后来急诊，诊断过敏性休克。原因可能如下。

（1）新癀片包含三七。已有明确的报道在口服三七片后约30分钟，患者出现皮疹、呼吸困难、血压下降、心率减慢、四肢厥冷及面色苍白等[1]。

（2）独一味胶囊有活血止痛、化瘀止血的作用，是青藏高原特有的一种重要药用植物。用药后一旦出现潮红、皮疹、瘙痒、心悸、胸闷、憋气、血压下降等可能与严重不良反应有关的症状时，应立即停药并就医（见康县独一味生物制药有限公司药品说明书）。

患者已经发生严重肝功能损害的情况下，因予新癀片和独一味胶囊而引发过敏性休克，从而进一步导致肺功能障碍、肝肾功能衰竭、心功能障碍、弥散性血管内凝血（DIC）[2]，最后导致患者死亡。

【病例总结】

患者10月16日来院就诊时有明显的黄疸表现，而主诉却是左髋疼痛，转移了骨科医师的注意力。如果当时能及时转消化内科进一步检查，予保肝等治疗，就有可能避免事件的发生。复方药物因多种成分发挥协同作用，可增强疗效，但同时也因成分复杂，相应增加毒副作用的发生率。故临床医师在开处方前，应对复方药物的组成有充分、透彻的掌握。

参考文献

［1］ 贾公孚,谢惠民.药害临床防治大全[M].北京：人民卫生出版社,2002：436-439,442-446,1759.

［2］ 陈主初.病理生理学[M].北京：人民卫生出版社,2001：214-218.

1.4 阿司匹林低分子肝素中成药致脑出血

【概述】

一例老年患者因脑梗死、窦性心动过缓、I度房室传导阻滞入院。入院后给予抗血小板及活血化瘀等治疗,患者发生脑出血。通过此病例分析,探讨患者发生脑出血的原因。

【病史介绍】

患者 76 岁,男性,因"恶心、呕吐伴右侧肢体乏力 1 天"于 7 月 4 日入院。头颅 CT 示左顶叶腔隙性脑梗死,否认高血压病史。临床诊断为脑梗死、窦性心动过缓、I度房室传导阻滞。

【临床经过】

予阿司匹林肠溶片 100 mg qd po(7 月 4 日—7 月 9 日)、低分子肝素钙 4 100 U bid ih(7 月 4 日—7 月 9 日)抗血小板聚集；前列地尔 20 μg qd iv gtt(7 月 4 日—7 月 9 日)改善微循环；七叶皂苷钠 10 mg bid iv gtt(7 月 4 日—7 月 9 日)抗渗出；灯盏细辛 180 mg qd iv gtt(7 月 4 日—7 月 7 日)90 mg bid iv gtt(7 月 7 日—7 月 9 日)、舒血宁 20 mg qd iv gtt(7 月 4 日—7 月 9 日)活血化瘀；中长链脂肪乳 250 ml qd iv gtt(7 月 4 日—7 月 7 日)加强营养。另外,予保护胃黏膜、降颅压等治疗。

7 月 7 日,患者血压 120/70 mmHg,体温 37.5℃,右侧肢体活动较前无明显变化,神清,右侧鼻唇沟变浅,伸舌右偏,双侧瞳孔等大等圆。双肺未闻及干湿啰音,心率 62 次/min,律齐。左侧肢体肌力 V 级,右侧肢体肌力 I 级。考虑进食呛咳引起的吸入性肺炎。予头孢噻肟钠、克林霉素静脉滴注抗感染,予依达拉奉 30 mg q12h iv gtt(7 月 7 日—7 月 17 日)保护脑组织。

7 月 8 日,MRI 示左侧颞叶及左侧枕叶异常信号,考虑出血性脑梗死。

7 月 9 日,患者右侧肢体活动较前无明显变化。神清,右侧鼻唇沟变浅,伸舌右偏,双侧瞳孔等大等圆,心率 66 次/min,律尚齐,左侧肢体肌力 V 级,右侧肢体肌力 I 级。停低分子肝素、阿司匹林、七叶皂苷、灯盏细辛、舒血宁、前列地尔等活血药物,急查头颅 CT 可见左侧颞叶及左侧枕叶、左侧基底节区片状高密度出血影,面积较大。诊断为脑梗死后脑出血,转神经外科治疗。

【病例用药分析】

患者发生脑出血的原因

患者 7 月 4 日以左顶叶腔隙性脑梗死入院,当时 CT 示不存在脑出血。经阿司匹林、低分子肝素钙、前列地尔、七叶皂苷钠、灯盏细辛、舒血宁等治疗后,7 月 8 日 MRI 示出血性脑梗死,7 月 9 日 CT 见脑出血面积进一步加大。其主要原因如下。

(1) 患者发生了脑梗死,在脑出血的病因中,有脑梗死后出血学说,脑组织因缺血性梗死,组织变性,减轻了该动脉周围组织的支持力,当使用抗凝剂或溶栓剂后,则容易诱发脑出血[1]。

(2) 阿司匹林减少血栓素 TXA_2 的合成,抗血小板聚集(见拜耳医药保健有限公司产品说明书)。

(3) 低分子肝素钙具有很高的抗凝血因子 Xa 活性和相对较低的抗凝血酶活性(见 Glaxo Wellcome Production 产品说明书)。

(4) 前列地尔是一种血管扩张剂及抑制血小板聚集剂,前列地尔最大剂量为 10 μg 每日 1 次静脉滴注(见北京泰德制药有限公司产品说明书),而患者实际使用剂量为 20 μg 每日 1 次静脉滴注,高出 1 倍,再加上患者已 76 岁高龄,很可能造成前列地尔在体内蓄积。

(5) 七叶皂苷钠具有改善血液循环和微循环的作用(见无锡凯夫制药有限公司产品说明书)。

(6) 灯盏细辛含野黄芩苷和总咖啡酸酯,具有活血化瘀作用(见云南生物谷灯盏花药业有限公司产品说明书)。

(7) 舒血宁为银杏叶提取物,具有扩血管、改善微循环的作用(见神威药业有限公司产品说明书)。

患者存在脑出血的疾病基础,加上上述多种药物的协同作用,从而诱发了患者脑出血。

【病例总结】

(1) 低分子肝素钙联合阿司匹林用于不稳定型心绞痛和非 Q 波性心肌梗死急性期的治疗,此外,使用肝素期间应避免服用水杨酸盐类,会增加出血的危险(见 Glaxo Wellcome Production 产品说明书)。

(2) 阿司匹林因抑制血小板聚集,当与银杏叶(舒血宁)联用时,可能导致抗血小板作用增强、出血的风险增加(见神威药业有限公司产品说明书)。

(3) 低分子肝素钙、阿司匹林、舒血宁、前列地尔、七叶皂苷钠、灯盏细辛 6 种药物联用,起协同作用,使出血的风险大大增加,尤其使脑梗死后发生脑出血的可能性大大增加。

（4）另外,患者存在脑梗死,而有血栓形成者禁用中长链脂肪乳（见广州白云山侨光制药有限公司产品说明书）,因为中长链脂肪乳可导致脂肪超载,在血管内形成泥状物,使血黏度增高,甚至损伤血管内皮,形成血栓[2],有可能使脑梗死面积扩大。

参考文献

［1］ 匡培根.神经系统疾病药物治疗学［M］.北京：人民卫生出版社,2003：339-340.
［2］ 蒋朱明,蔡威.临床肠外与肠内营养［M］.北京：科学技术文献出版社,2000：222-223.

1.5　未予 PPI 致上消化道大出血而死亡

【概述】

一例因 2 型糖尿病、糖尿病肾病、慢性肾功能不全、冠心病、心律失常、心功能 Ⅲ 级（NYHA）、高血压病 3 级（极高危组）、脑梗死后入院的患者,治疗后发生消化道大出血。通过此病例分析,探讨患者发生消化道大出血的原因。

【病史介绍】

患者 80 岁,女性,因 2 型糖尿病、糖尿病肾病、慢性肾功能不全、冠心病、心律失常、心功能 Ⅲ 级（NYHA）、高血压病 3 级（极高危组）、脑梗死后于 12 月 3 日入院。

【临床经过】

予噻氯匹定 0.25 g qd po（12 月 3 日—12 月 18 日）抗血小板聚集;**阿魏酸哌嗪 150 mg tid po（12 月 3 日—12 月 21 日）改善肾功能**;单硝酸异山梨酯缓释片 50 mg qd po（12 月 3 日—12 月 28 日）、硝苯地平控释片 30 mg qd po（12 月 3 日—12 月 28 日）扩血管;呋塞米 20 mg tid po（12 月 3 日—12 月 10 日）、螺内酯 40 mg bid po（12 月 5 日—12 月 11 日）利尿;格列奇特 80 mg bid po（12 月 3 日—12 月 20 日）控制血糖;**前列地尔（10 μg）2 ml qd iv gtt（12 月 4 日—12 月 18 日）改善肾脏灌注**等治疗。

12 月 6 日,血压 150/80 mmHg,嗜睡,双肺未闻及明显干湿啰音,心率 78 次/min,房颤心律,各瓣膜听诊区未闻及病理性杂音。心脏超声示 EF 60%。

12 月 11 日,患者嗜睡,双肺未闻及明显干湿啰音,心率 68 次/min,房颤心律,血压 130/80 mmHg。查血红蛋白 101.0 g/L（110.0～150.0 g/L）,肌酐 199 μmol/L（45～

84 μmol/L)。**予二羟丙茶碱 0.5 g qd iv gtt（12 月 11 日—12 月 28 日）**，布美他尼 0.5 mg bid iv（12 月 11 日—12 月 16 日）、1 mg bid iv（12 月 16 日—12 月 28 日）。

12 月 12 日，患者水肿明显，血压 150/80 mmHg，嗜睡，双肺未闻及明显干湿啰音，心率 78 次/min，房颤心律，复查血气大致正常，**患者留置导尿中，仍有尿路感染，脑利钠肽前体远高于正常，心力衰竭明显**，予地高辛 0.125 mg qd po（12 月 12 日—12 月 28 日）增强心肌收缩力。

12 月 14 日，患者全身水肿，嗜睡，双肺未闻及明显干湿啰音，心率 78 次/min，房颤心律，考虑患者存在肾功能衰竭、心功能衰竭，予多巴胺、多巴酚丁胺联合硝酸甘油静脉推泵。

12 月 17 日 6:00，患者突解暗红色血便，量约 200 ml，予凝血酶冻干粉 400 U tid po 止血（12 月 17 日—12 月 20 日）200 U tid po（12 月 20 日—12 月 26 日）止血，奥美拉唑 40 mg bid iv gtt（12 月 17 日—12 月 28 日）保护胃黏膜。

12 月 18 日 9:00，患者今晨仍解少量柏油样大便。查血红蛋白 50.0 g/L（110.0～150.0 g/L），中性粒细胞百分比 86.5%（50%～70%），白细胞计数 6.58×10⁹/L（4.0×10⁹/L～10.0×10⁹/L），钾 5.98 mmol/L（3.50～5.30 mmol/L），**肌酐 282 μmol/L（45～84 μmol/L）**。停噻氯匹定、前列地尔。

12 月 21 日 9:00，查钾 5.42 mmol/L（3.50～5.30 mmol/L），**肌酐 302 μmol/L（45～84 μmol/L）**，血红蛋白 48.10 g/L（110.0～150.0 g/L），中性粒细胞百分比 86.9%（50%～70%），白细胞计数 7.72×10⁹/L（4.0×10⁹/L～10.0×10⁹/L）。嘱家属增加翻身、拍背，促进痰液排出。患者消化道出血明确，尿常规提示尿路感染，血常规提示严重的贫血，炎症显著，考虑尿路感染引起，心力衰竭指标提示心力衰竭明确。停阿魏酸哌嗪片等口服药，予 8.5% 复方氨基酸（乐凡命）250 ml qd iv gtt（12 月 21 日—12 月 28 日）。

12 月 25 日，查血红蛋白 52.30 g/L（110.0～150.0 g/L），中性粒细胞百分比 89.2%（50%～70%），白细胞计数 8.66×10⁹/L（4.0×10⁹/L～10.0×10⁹/L）。家属诉有少量排便，无暗红色或柏油样，未留标本，今予以白粥饮食，停凝血酶口服。

12 月 26 日，解柏油样便 1 次。

12 月 27 日，解 1 次柏油样便量约 200 g 较稀薄，送检隐血＋＋＋＋，考虑消化道出血。予禁食，凝血酶冻干粉口服，酚磺乙胺、止血芳酸静脉滴注止血。

12 月 28 日 00:05，患者大汗，四肢湿冷，随即心率、血压迅速下降至测不出，心电图呈一直线，大动脉搏动消失，瞳孔散大固定，宣布临床死亡。

【病例用药分析】

12 月 17 日患者发生上消化道大出血的主要原因

（1）噻氯匹定是广谱血小板聚集抑制药，常规用药 2 日后即可抑制血小板聚集，而达最强作用(抑制大于60%~70%)则需用药8~11日。停药后出血时间及其他血小板功能多于1~2周内恢复正常。且患者存在肾功能不全,有可能使之在人体内过量。从12月3日开始口服,12月17日发生消化道出血,正好是噻氯匹定作用达到高峰时。

(2)二羟丙茶碱对胃肠道有较强的刺激作用,有舒张外周血管和胃肠道平滑肌的作用,可能引发消化性溃疡,并使活动性消化性溃疡患者的出血加重[1]。

(3)阿魏酸哌嗪片具有抗凝、抗血小板聚集、解除血管痉挛的作用(见成都亨达药业有限公司产品说明书)。

(4)前列地尔具有抑制血小板聚集的作用(见北京泰德制药有限公司产品说明书)。

(5)患者存在严重心力衰竭、慢性肾功能不全急性加重多脏器功能衰竭,可能还有严重感染脓毒血症共2个应激源,可造成胃、十二指肠黏膜的急性病变[2],因使用抗血小板药、改善微循环药而可能存在凝血机制障碍这个危险因素。具备1个(或以上)应激源+2个(或以上)危险因素的非ICU患者,应予奥美拉唑钠40 mg q12h iv gtt或泮托拉唑钠40 mg q12h iv gtt或兰索拉唑30 mg q12h iv gtt或埃索美拉唑40 mg q12h iv gtt。实际上直到消化道大出血才使用。

【病例总结】

(1)噻氯匹定单次给药250 mg,20~43岁者半衰期为7.9小时,65~76岁者半衰期为12.6小时。患者已80岁高龄,加上患者存在严重肾功能损害,其肾清除率降低,导致血药浓度升高,必要时可减量(见杭州赛诺菲圣德拉堡民生制药有限公司产品说明书)。而临床医师未引起足够重视,没有减少噻氯匹定的使用剂量,有可能使之在人体内过量。

(2)具备1个(或以上)应激源+2个(或以上)危险因素的非ICU患者,应予质子泵抑制剂。

(3)12月17日,患者已经发生上消化道大出血的情况下,未停用阿魏酸哌嗪和二羟丙茶碱,则有可能使出血加重,并且违反了二羟丙茶碱的禁忌证(见上海信谊金朱药业有限公司产品说明书)。另外,直到12月28日一直未停用二羟丙茶碱,则有可能成为患者因消化道大出血死亡的促进因素。

(4)患者中性粒细胞偏高,有严重尿路感染,有痰液,全身身体状况差,很可能存在其他部位感染,而医师始终未用抗生素。

未遵守上述用药注意事项,可能与患者发生上消化道大出血死亡有相关性。

参考文献

[1] 李德爱,战淑惠,李扬,等.实用消化内科药物治疗学[M].北京:人民卫生出版社,2003:302-303.
[2] 应激性溃疡防治专家组.应激性溃疡防治专家建议(2015版)[J].中华医学杂志,2015,95(20):1555-1557.

1.6 肾功能不全者服用降糖药致低血糖昏迷

【概述】

一例高血压伴糖尿病、冠心病、结肠癌术后、老年慢性支气管炎病史的患者，因低血糖昏迷、2 型糖尿病、糖尿病肾病、慢性肾功能不全急性加重、冠心病不稳定型心绞痛、心功能Ⅲ级（NYHA）、高血压病 3 级（极高危组）、腔隙性脑梗死、结肠癌术后、高钾血症、慢性支气管炎入院，入院后经过治疗患者血糖得以纠正。通过此病例分析，探讨患者发生严重低血糖昏迷且 3 天后才得到纠正的主要原因。

【病史介绍】

患者 77 岁，女性，有高血压病史 7 年余，糖尿病史 7 年余，冠心病史 10 余年，结肠癌术后 6 年，老年性慢性支气管炎病史 3 年。

6 月 6 日，患者来院就诊，肌酐 86 μmol/L（45～84 μmol/L）。6 月 10 日开始胃纳差，每日 3 餐约半两白粥，大便 1～2 次/d，为糊样黄便，偶有恶心、呕吐，**但家属仍予患者格列奇特Ⅱ 80 mg bid po（6 月 10 日—6 月 13 日）、二甲双胍 0.5 g tid po（6 月 10 日—6 月 13 日），未监测血糖**。患者偶感胸闷不适，但当时无昏迷，同时家属发现尿量明显减少，从 6 月 10 日到 6 月 13 日，每日尿量约 200 ml。6 月 13 日，家属发现患者呼之不应，无四肢抽搐，无口吐白沫，无大汗淋漓，**急测血糖 0.9 mmol/L（3.10～6.40 mmol/L）**，家属喂食糖水后 4 小时，患者逐步苏醒，急来院测血糖 0.4 mmol/L（3.10～6.40 mmol/L），钾 5.6 mmol/L（3.50～5.30 mmol/L），钠 142 mmol/L（135.0～147.0 mmol/L），氯 103 mmol/L（98.0～107.0 mmol/L），**肌酐 495 μmol/L（45～84 μmol/L）**。经补充 10% GS 500 ml 后，再测血糖葡萄糖 1.22 mmol/L（3.10～6.40 mmol/L）。6 月 14 日，头颅 CT 示双侧基底节区腔隙性脑梗死，继续经补充葡萄糖治疗后目前血糖仍在 2.3 mmol/L（3.10～6.40 mmol/L），为进一步诊治拟诊"低血糖昏迷"收入院。临床诊断为低血糖昏迷、2 型糖尿病、糖尿病肾病、慢性肾功能不全急性加重、冠心病不稳定型心绞痛、心功能Ⅲ级（NYHA）、高血压病 3 级（极高危组）、腔隙性脑梗死、结肠癌术后、高钾血症、慢性支气管炎。

【临床经过】

予抗血小板聚集、降压、改善心肌重构、强心、抗心律失常等治疗。

6 月 14 日 17:40，心电监护示心率 72 次/min，血压 135/75 mmHg，血氧饱和度 94%。床边 B 超不考虑肾性及肾后性肾功能衰竭，**仍考虑血容量不足引起的急性肾功能**

衰竭,予 5% GNS 1 000 ml 补充体液,查肌酐 549 μmol/L(45～84 μmol/L),葡萄糖 1.41 mmol/L(3.10～6.40 mmol/L)。向家属告知病情进一步恶化则需要透析水分及毒素,家属签字拒绝行透析治疗,向其反复告知透析可将不能排泄的降糖药物排出体外,改善低血糖状况,且无尿可导致严重并发症,甚至危及生命,家属仍坚决拒绝。

6月15日 7:00,查血糖 2.3 mmol/L(3.10～6.40 mmol/L),再予 5% GNS 500 ml 纠正低血糖及低血容量,另外,予 5% GS 250 ml qd iv gtt(6月15日—6月20日)。10:00,监测手指快速血糖 6 mmol/L 左右,予 50% GS 以 10 ml/h 静脉推泵维持。15:10,血糖波动在 6～7 mmol/L,予 50% GS 以 5 ml/h 静脉推泵维持。19:00,患者进食可,目前血糖波动在 7 mmol/L 左右,予 50% GS 以 2 ml/h 静脉推泵维持。22:00,患者血糖波动在 7 mmol/L 左右,暂停 50% GS 静脉推泵。

6月16日 2:00,测快速血糖 3.1 mmol/L,予 50% GS 静脉推泵 5 ml/L 维持。3:40,测快速血糖 2.4 mmol/L,予 25% GS 40 ml 静脉推泵,并继续予 50% GS 静脉推泵10 ml/L维持。5:00,测快速血糖 4.8 mmol/L。予 5% GNS 250 ml qd iv gtt(6月16日—6月18日)。查肌酐 502 μmol/L(45～84 μmol/L)。

6月17日 10:00,血糖控制可,已停用浓糖静脉推泵。17:00,患者较烦躁,测血糖 18.1 mmol/L,予胰岛素 8 U 皮下注射。

6月18日 9:00,患者血糖偏高,今起加用胰岛素控制血糖。查肌酐 198 μmol/L (45～84 μmol/L)。

6月24日,肌酐 90 μmol/L(45～84 μmol/L),血糖控制可,予出院。

【病例用药分析】

患者发生严重低血糖昏迷且 3 天后才得到纠正的主要原因

患者发生严重低血糖昏迷的主要原因除胃纳差进食少外,在出现肾功能衰竭(6月13日肌酐 495 μmol/L)的情况下仍予格列齐特和二甲双胍且未减量是主要原因。

(1) 予格列奇特Ⅱ 80 mg bid po(6月10日—6月13日),选择性地作用于胰岛 β 细胞,促进胰岛素分泌。只能处方给每日饮食规律(包括早餐)的患者。如果不按时用餐,低血糖危险增加,所以有规律地摄入碳水化合物很重要,并避免用餐次数不够或饮食中含碳水化合物不足。肾功能不全会改变格列齐特在体内的分布,降低新的葡萄糖生成的能力,增加严重低血糖反应的危险性。严重肾脏功能不全患者禁用(见天津华津制药有限公司药品说明书)。格列奇特平均半衰期为 12～14 小时,肾功能衰竭患者可能造成蓄积,引发低血糖昏迷。对发生低血糖昏迷患者,应予快速静脉注射高浓度 50% 葡萄糖溶液,随后持续滴注浓度相对较低的 10% 葡萄糖溶液,注入速度以维持血糖浓度在 5.6 mmol/L 以上为准。至少对病菌进行 48 小时的严密监测。在 48 小时后,医师根据患者的情况决定是否需要进一步的监护(见天津华津制药有限公司药品说明书)。

（2）予二甲双胍 0.5 g tid po（6 月 10 日—6 月 13 日）。二甲双胍主要经肾脏排泄，口服本品后 24 小时内肾脏排泄 90%，平均血浆药物清除半衰期约为 4 小时。二甲双胍促进糖的无氧酵解，增加肌肉、脂肪等外周组织对葡萄糖的摄取和利用。肾功能不全患者可造成二甲双胍在体内蓄积，故禁用（见中美上海施贵宝制药有限公司药品说明书）。二甲双胍与磺脲类口服降血糖药合用，具协同降糖作用，使严重低血糖的发生风险大增（见中美上海施贵宝制药有限公司药品说明书）。

（3）6 月 6 日患者肌酐 86 μmol/L，6 月 13 日肌酐上升至 495 μmol/L，6 月 14 日进一步上升至肌酐 549 μmol/L，发生慢性肾功能不全急性加重除与糖尿病肾病、心功能 III 级（NYHA）、高血压病 3 级等基础疾病有关外[1]，因胃纳差昏迷摄入少造成容量不足是重要原因。

（4）患者 6 月 13 日发生低血糖昏迷，直到 6 月 16 日才得以纠正，其主要原因与开始未予 50% GS 快速注射，而仅予 10% GS 或 5% GNS 静脉滴注有关。6 月 15 日 10:00 才予 50%GS 以 10 ml/h 静脉推泵维持。

【病例总结】

（1）格列奇特 II 只能处方给每日饮食规律（包括早餐）的患者，严重肾脏功能不全患者禁用。

（2）因格列奇特 II 引发低血糖昏迷应予快速静脉注射高浓度 50% 葡萄糖溶液，随后持续滴注浓度相对较低的 10% 葡萄糖溶液。

（3）肾功能不全患者禁用二甲双胍。

未遵守上述用药注意事项，可能与患者发生严重低血糖昏迷且 3 天后才得到纠正有相关性。

参考文献

［1］　王建枝，殷莲华.病理生理学：8 版[M].北京：人民卫生出版社，2013：15－21，246－259.

1.7　静脉滴注头孢拉定致血尿、急性肾功能衰竭

【概述】

一例青年男性患者，因上呼吸道感染在门诊使用头孢拉定后出现血尿入院，入院治疗后好转。通过此病例分析，探讨患者出现血尿等症状的可能原因。

【病史介绍】

　　患者 24 岁,男性,1 月 27 日因发热伴咳嗽咳痰就诊,体检咽部充血,扁桃体肿大 I 度,查血 WBC $12.0 \times 10^9/L$($4.00 \times 10^9/L \sim 10.00 \times 10^9/L$),中性粒细胞百分比 74.8%(50%~70%),胸片两肺纹理增多,拟上呼吸道感染。予安乃近 500 mg 肌内注射,头孢拉定 6 g + 0.9% NS 500 ml 每日 1 次静脉滴注抗感染治疗。补液结束回家后突发腰痛不适,伴排尿困难,费力,尿液颜色呈洗肉水样,复来急诊就诊,查血液常规白细胞计数 $10.3 \times 10^9/L$($4.00 \times 10^9/L \sim 10.00 \times 10^9/L$),中性粒细胞百分比 84.5%(50%~70%),IgE、IgA 在正常范围,肌酐 110 μmol/L(59~104 μmol/L),B 超显示左肾细小结石或钙化,双肾输尿管未见积水扩张,膀胱内未见异常回声。予止痛解痉对症治疗,为进一步治疗予收治入院。否认冠心病、高血压、糖尿病史。否认青霉素等药物过敏史。

【临床经过】

　　予氯雷他定 1 粒　qd po(1 月 27 日—);甲泼尼龙琥珀酸钠 40 mg qd iv(1 月 29 日—2 月 1 日);青霉素 G 480 万 U bid iv gtt(1 月 27 日—1 月 30 日)、左氧氟沙星 0.2 g bid iv gtt(1 月 31 日—)。

　　1 月 27 日,查血肌酐(干片法):283.0 μmol/L(59~104 μmol/L),24 小时尿量 300 ml,镜检红细胞:++++/HP,镜检白细胞:4~6/HP。

　　1 月 28 日,查血肌酐(干片法)443.0 μmol/L(59~104 μmol/L),24 小时尿量 1 200 ml。B 超提示双肾弥漫性病变,左肾盂局部分离。查血补体 C3、补体 C4、IgG、IgA、IgM 均在正常范围,抗链球菌"O"溶血素阴性、类风湿因子阴性、HbsAg 阴性。查超敏 C 反应蛋白(CRP)19.0 mg/L(<3.00 mg/L)。血气分析存在代谢性酸中毒。考虑患者现解酱油色血尿,予以碳酸氢钠 125 ml 静脉滴注,纠酸,防止尿中结晶形成。转肾内科进一步治疗。

　　1 月 29 日,查肌酐 715.0 μmol/L(59~104 μmol/L),24 小时尿量 1 700 ml。尿红细胞形态分析尿红细胞多形率:3.71%。人免疫缺陷病毒抗体阴性、梅毒初筛试验阴性,丙肝抗体阴性。IgE 在正常范围。尿蛋白电泳:肾小管 49.50%,白蛋白(尿)38.20%,肾小球 12.30%。查抗核抗体 1:100 阴性,抗核抗体 1:300 阴性,抗核抗体 1:1 000 阴性,抗双链 DNA 抗体 1:10 阴性,抗双链 DNA 抗体 1:32 阴性,抗双链 DNA 抗体 1:100 阴性。血钙 1.97 mmol/L(2.15~2.55 mmol/L),血磷 2.02 mmol/L(0.85~1.45 mmol/L),肌酸激酶 511 IU/L(38~174 IU/L),肌酸激酶同工酶 21 U/L(<24 U/L)。血压 120/80 mmHg。

　　1 月 30 日,查肌酐 210 μmol/L(59~104 μmol/L),24 小时尿量 1 900 ml。查 ENA - nRNP 阴性,ENA - Sm 阴性,ENA - SSA 阴性,ENA - SSB 阴性,ENA - Scl - 70 阴性,

ENA-Jo-1阴性。患者诉静脉滴注青霉素后出现腹痛，无发热、寒战、无皮疹、关节痛，予以停用青霉素。血压148/102 mmHg。

1月31日，肌酐222.0 μmol/L（59～104 μmol/L）。粪便隐血试验阴性。血压140/90 mmHg。患者诉腹痛、腰痛较前好转，腹部B超提示双肾结石可能，请泌尿外科会诊，暂不予特殊处理。

2月1日，查肌酐130 μmol/L（59～104 μmol/L），肌酸激酶52 IU/L（38～174 IU/L）。患者肾功能较前好转，肌酐接近正常，肌酸激酶正常。予停用甲泼尼龙琥珀酸钠静脉滴注，改为醋酸泼尼松30 mg qd po（2月1日—）治疗。

【病例用药分析】

一、引发患者发生上述症状的原因

（1）头孢菌素类抗生素均有程度不同的肾毒性。头孢拉定的肾毒性虽然较弱，但也有可能引起急性间质性肾炎，出现血尿、蛋白尿以及肾功能减退。一般停药后可恢复[1]。患者1月27日头孢拉定静脉滴注，补液结束回家后即出现症状，故应考虑头孢拉定导致急性间质性肾炎。

（2）患者肌内注射安乃近，安乃近为吡唑酮类解热镇痛药，长期或大量摄入可引起肾小管间质损害，肾乳头坏死。但此患者仅使用了500 mg，故可能与Ⅰ型变态反应有关，引起急性间质性肾炎[2]。

二、可以排除的其他可能原因

（1）急性肾炎：上呼吸道疾病后如发血尿、水肿高血压表现，检查血清C3及补体早期下降，肾功能异常，抗链球菌溶血素O阳性[3]。该患者血补体C3、C4、IgG、IgA、IgM均在正常范围，抗链球菌"O"溶血素阴性、类风湿因子阴性，故可排除。

（2）狼疮性肾炎：患者多为中青年女性，常有口腔溃疡、面部蝶形红斑，血中多种自身抗体如：抗核抗体，抗双链DNA抗体，抗ENA抗体Sm抗体阳性[3]。该患者病程中无光过敏、口腔溃疡、关节酸痛等表现，抗核抗体等各项指标均阴性，故可排除。

（3）IgA肾病：可表现为单纯性血尿或蛋白尿，严重者累及全肾，出现肾功能不全，病理为系膜增生性肾小球肾炎，血C3正常，IgA升高，血尿发作常与上感有关，多于感染后1～2日内出现，可反复发作[3]，肾穿可排除。该患者IgA正常。诊断依据不足，可排除。

（4）泌尿系统结石、急性肾后性肾衰竭：表现为无尿，血肌酐进行性升高，B超可见双侧肾积水输尿管结石，一般多见于多发结石或孤立肾患者[3]，该患者不属于此情况，可排除。

（5）另外，患者类风湿因子阴性，HbsAg阴性，丙肝抗体阴性，故乙型、丙型肝炎病毒相关肾炎，类风湿关节炎性肾损害的可能性被排除。

【病例总结】

上述患者因门诊治疗不方便分次静脉滴注抗菌药的原因，把 6 g 头孢拉定集中在 1 次使用。而有人对头孢拉定静脉滴注后引起血尿进行分析，发现发生血尿的病例均为 50～100 mg/(kg·d)，1 日内 1 次静脉滴注(应该分 2～4 次静脉滴注)。因此认为短时间内容易使头孢拉定在肾脏血药浓度过高，超过肾脏的排泄能力，药物沉积于肾小管内，阻塞及损伤肾小管，是引起肾功能损害的重要原因之一[4](过敏体质个体因药物反应导致间质性肾炎是另一个可能的重要原因)。

未遵守上述用药注意事项，可能与患者发生血尿、急性肾功能衰竭有相关性。

参考文献

［1］　谭志萍,王惠川,沙富荣.头孢拉定静脉滴注致血尿 18 例[J].药物不良反应杂志,2002,(6)：371 - 373.

［2］　谢先飞,曾繁典.安乃近不良反应及急性中毒事件的文献分析[J].药物流行病学杂志,2002：182 - 184.

［3］　叶任高,陆再英.内科学：6 版[M].北京：人民卫生出版社,2005：499 - 501,517 - 521,538 - 539.

［4］　贾公孚,谢惠民.药害临床防治大全[M].北京：人民卫生出版社,2002：480 - 481,486 - 487.

1.8　肾功能衰竭予头孢噻利、青霉素致脑病

【概述】

一例老年男性患者因脑梗死、尿路感染、慢性支气管炎急性发作、高血压病、痛风、左肾结石入院。治疗后患者进展为肾功能衰竭尿毒症又发生癫痫昏迷。通过此病例分析，主要探讨以下两点：① 患者进展为肾功能衰竭尿毒症的主要原因。② 患者发生癫痫、昏迷的主要原因。

【病史介绍】

患者 83 岁,男性,因脑梗死、尿路感染、慢性支气管炎急性发作、高血压病、痛风、左肾结石于 10 月 12 日入院。予低分子肝素钙(速碧林)0.4 g qd ih(10 月 12 日—10 月 22 日)、噻氯匹定 0.25 g qd po(10 月 12 日—10 月 22 日);单硝酸异山梨酯缓释片 50 mg qd po(10 月 12 日—10 月 22 日);泮托拉唑 40 mg bid iv gtt(10 月 12 日—)。

【临床经过】

10 月 13 日,查肌酐 443 μmol/L(45～84 μmol/L),中性粒细胞百分比 87.5%(50%～

70%），白细胞计数 $9.97×10^9/L(4.0×10^9/L～10.0×10^9/L)$。予左氧氟沙星 0.2 g bid iv gtt(10 月 13 日—10 月 15 日)、头孢西丁钠 2 g bid iv gtt(10 月 13 日—10 月 20 日)；**甲氯芬酯 0.25 g qd iv gtt(10 月 13 日—10 月 22 日)**；舒血宁 20 ml qd iv gtt(10 月 13 日—10 月 22 日)、灯盏细辛 90 mg qd iv(10 月 13 日—10 月 22 日)。

10 月 14 日，患者神志清楚，精神可，咳嗽、咳白色痰，**体温 37.8℃**，胃纳可。头颅 CT：双侧基底节区腔隙性脑梗死，老年脑改变。予艾司唑仑 1 mg qn po(10 月 14 日—10 月 22 日)。

10 月 15 日，**停左氧氟沙星，予莫西沙星 400 mg qd po(10 月 15 日—10 月 20 日)**。

10 月 16 日，患者左足疼痛，考虑痛风所致，予苯溴马隆 50 mg qd po(10 月 16 日—10 月 22 日)、美洛昔康 7.5 mg qd po(10 月 16 日)。

10 月 17 日，**查肌酐 500 μmol/L(45～84 μmol/L)**。

10 月 18 日，患者咳嗽、咳少量白痰，发热，**体温 38.2℃**，自诉左足疼痛，24 小时尿量约 600 ml。

10 月 20 日，患者自诉左脚疼痛难忍，口腔黏膜有破损，咳嗽、咳白色痰，24 小时小便量约 600 ml。查体：神志清楚，**双肺底可闻及少许水泡音**，心率 72 次/min，律齐，双下肢Ⅰ度水肿，左足红肿，皮温高于正常。患者体温仍高，抗感染效果不佳，**停莫西沙星和头孢西丁钠，予青霉素钠 640 万 U tid iv gtt (10 月 20 日～10 月 22 日)，同时予头孢噻利 1.0 g bid iv gtt(10 月 21 日)**。告知家属头孢噻利为自费用药，会出现过敏反应，可能疗效不佳，可能引起急性肝肾功能损害，家属表示接受，签字同意使用。

10 月 21 日 10:00，患者偶有咳嗽、咳痰，体温 36.8℃。精神萎靡、反应迟钝，呼之能应，气尚平，双肺底可闻及少许啰音，颜面水肿，双下肢Ⅱ度水肿，**左脚红肿明显**。血气分析示代谢性酸中毒，予 5% 碳酸氢钠 325 ml iv gtt，碳酸氢钠片 1.0 g bid po 纠正酸中毒。21:00，家属诉患者 2 日来反应迟钝，今下午起明显加重，现呼之可点头，反应迟钝无对答，伴手足抽搐，恶心，未呕吐，且今日尿量少，12 小时尿量 300 ml。

21:50，患者情绪烦躁。**头颅 CT 读片未见新发脑梗死、脑出血**。血气分析示代谢性酸中毒。查钾 4.8 mmol/L(3.50～5.30 mmol/L)，钠 146 mmol/L(135.0～147.0 mmol/L)，氯 114 mmol/L(98.0～107.0 mmol/L)。**肌酐 870 μmol/L(45～84 μmol/L)，提示肾功能衰竭尿毒症期**。23:00，患者烦躁及肢体抽搐较前有所好转，心电监护提示心率 100 次/min，欠齐，血压 150/82 mmHg。

10 月 22 日 00:30，患者手足及口角抽搐较前明显加重，伴气急，呼之不应，并反复嗝逆，呕吐 1 次。心电监护提示心率 120 次/min，律欠齐，血压 135/102 mmHg，血氧饱和度 98%，体温 36.7℃，双肺未闻及明显干湿啰音，腹膨隆，双下肢Ⅱ度水肿。

1:30，患者因四肢及口角抽搐，持续性癫痫发作转入急危重病科(ICU)，昏迷，四肢及口面部持续抽搐，口唇咬伤，双肺可闻及痰鸣音，心率 130 次/min，律齐，予地西泮 10 mg

静脉推注后,气管插管,呼吸机辅助呼吸。

9:00,患者神志不清,呼之不应,压眶无反应。偶有四肢、口角抽搐。**查肌酐** 814 μmol/L(45～84 μmol/L),Na⁺ 148 mmol/L(135.0～147.0 mmol/L),K⁺ 3.2 mmol/L(3.50～5.30 mmol/L),Cl⁻ 118 mmol/L(98.0～107.0 mmol/L)。予促红细胞生成素 3 000 U bid ih(10 月 22 日—),30％脂肪乳 250 ml qd iv gtt(10 月 22 日—10 月 23 日)。

16:30,患者行 CRRT 中,地西泮持续静脉维持抗癫痫(100 mg＋NS 30 ml,5 ml/h)。昏迷,四肢仍有间断抽动。

10 月 23 日 9:00,患者目前 CRRT 中,地西泮持续静脉维持抗癫痫中(100 mg＋NS 30 ml,7 ml/h)。患者仍昏迷,四肢抽搐较前有所好转。**查肌酐** 409 μmol/L(45～84 μmol/L),白细胞计数 12.1×10⁹/L(4.0×10⁹/L～10.0×10⁹/L),中性粒细胞百分比 84.9％(50％～70％),血红蛋白 77.0 g/L(110.0～150.0 g/L),穿刺部位渗血。予维生素 K₁ 20 mg qd iv gtt(10 月 23 日—)。考虑存在感染,予哌拉西林钠舒巴坦钠 4.5 g tid iv gtt(10 月 23 日—)。10:00,输注红细胞悬液 600 ml 纠正贫血,输注冰冻血浆 3 U 补充凝血因子。

10 月 24 日,患者目前呼吸机辅助呼吸中,CRRT 中,予地西泮持续静脉维持抗癫痫(100 mg＋NS 30 ml,7 ml/h)。患者仍昏迷,四肢抽搐较前有所好转,浅昏迷,两肺未闻及明显干湿啰音,双下肢无水肿。**查肌酐** 310 μmol/L(45～84 μmol/L)。予输血浆 400 ml,白蛋白 12.5 g。

10 月 25 日,患者目前呼吸机辅助呼吸中,CRRT 中,浅昏迷,四肢已无抽搐。两肺未闻及明显干湿啰音,查肌酐 193 μmol/L(45～84 μmol/L)。

10 月 26 日,患者呼吸机辅助呼吸中,对刺激有反应,四肢无抽搐。痰培养示白色念珠菌 50％。予氟康唑 200 mg qd iv gtt(10 月 26 日—)。

【病例用药分析】

一、患者进展为肾功能衰竭尿毒症的主要原因

患者 10 月 13 日入院时查肌酐 443 μmol/L,但神志清楚,精神可。先后予噻氯匹定、左氧氟沙星、苯溴马隆、美洛昔康,特别是予头孢噻利治疗后,10 月 21 日,患者进展为肾功能衰竭尿毒症。其主要原因如下。

(1)患者原先已有严重的肾功能不全,又有脑梗死、高血压病、痛风、肾结石、感染等,10 月 18 日体温仍有 38.2℃,感染未被控制。存在可能引发肾功能衰竭尿毒症的疾病基础[1]。

(2)在患者已存在严重肾功能不全的情况下,10 月 13 日查肌酐 443 μmol/L,可计算出肌酐清除率为 13 ml/min(患者体重约 80 kg),左氧氟沙星应减量。实际上予常规剂量左氧氟沙星 0.2 g bid iv gtt(10 月 13 日—10 月 15 日),易导致左氧氟沙星在体内蓄积,在肾脏形成结晶,引起尿路刺激和阻塞,出现尿闭等症状,从而引发肾功能衰竭[2]。

（3）在患者已存在严重肾功能不全的情况下，予苯溴马隆 50 mg qd po（10 月 16 日—10 月 22 日），可能使大量尿酸经肾排泄，加重尿酸结晶在肾小管等部位的阻塞，促使肾功能衰竭的发生。肌酐清除率低于 20 ml/min 者禁用苯溴马隆片（见德国赫曼大药厂产品说明书）。

（4）在患者已存在严重肾功能不全的情况下，予美洛昔康 7.5 mg qd po（10 月 16 日），美洛昔康为非甾体抗炎药，抑制 PGI_2 和 PGE_2 的合成，使肾灌注不足加重，甚至不能维持，可诱发肾功能衰竭[2]。非透析严重肾功能不全者禁用美洛昔康片（见昆山龙灯瑞迪制药有限公司产品说明书）。

（5）在患者已存在严重肾功能不全的情况下，予头孢西丁钠 2 g bid iv gtt（10 月 13 日—10 月 20 日），可能使头孢西丁钠在肾小管蓄积，使微粒体肿胀坏死，从而引发肾功能衰竭[2]。肌酐清除率为 13 ml/min 时，头孢西丁钠应该是最多 1 g 每日 2 次静脉滴注（见扬子江药业集团有限公司产品说明书）。

（6）在患者已存在严重肾功能不全的情况下，予头孢噻利 1.0 g bid iv gtt（10 月 21 日），使头孢噻利在体内和肾小管蓄积，加重肾脏毒性，从而诱发肾功能衰竭（见江苏瑞恒医药股份有限公司产品说明书）。

二、患者发生癫痫、昏迷的主要原因

（1）患者有脑梗死、代谢性酸中毒，存在诱发癫痫、昏迷疾病基础[3]。

（2）患者因尿毒症引起钙磷代谢异常、低钙血症，可引发抽搐[3]。

（3）患者接受甲氯芬酯 0.25 g qd iv gtt（10 月 13 日—10 月 22 日），可诱发惊厥（见湖南五洲通药业有限责任公司产品说明书）。

（4）患者存在严重肾功能不全，予头孢噻利 1.0 g bid iv gtt（10 月 21 日），使头孢噻利在体内蓄积，诱发痉挛、意识障碍。头孢噻利为第四代头孢菌素，含透析在内的肾功能不全患者禁用（见江苏瑞恒医药股份有限公司产品说明书）。

（5）患者存在肾功能衰竭，予青霉素钠 640 万 U tid iv gtt（10 月 20 日—10 月 22 日），使之在体内蓄积，使脑脊液浓度过高而导致抽搐、昏迷、青霉素脑病（见上海新先锋药业有限公司产品说明书）。10 月 21 日查肌酐 870 μmol/L，同理可计算出肌酐清除率约为 6 ml/min，按药品说明书规定，青霉素钠给药间期应延长至 12~18 小时，或给药间期不变，每次剂量减少至正常剂量的 25%~50%（见上海新先锋药业有限公司产品说明书），因此青霉素钠最多 320 U tid iv gtt。慢性支气管炎急性发作具备下列 2 条或 2 条以上标准，有铜绿假单胞菌感染可能：最近住院史；经常（每年 4 次）或最近 3 个月使用抗菌药；病情严重（FEV1＜30% 预计值）；既往急性加重时曾分离出铜绿假单胞菌；有结构性肺病（如支气管扩张）；使用糖皮质激素者[4]。有铜绿假单胞菌风险应首选（头孢他啶、头孢吡肟、β 内酰胺类/β 内酰胺酶抑制剂、碳青霉烯类）±（环丙沙星、左氧氟沙星）或者氨基糖苷类[4]。患者 83 岁高龄，因脑梗死、尿路感染、慢性支气管炎急性发作、高血压病、痛风入院。最近住院史,最近 3 个月使用抗菌药,有铜绿假单胞菌风险,而青霉素钠对铜绿假单胞菌无效,故不应使用。另外,头孢噻利为第四代头孢菌素,抗菌谱与青霉素钠有重叠。

【病例总结】

10 月 13 日查肌酐 443 μmol/L,可计算出肌酐清除率为 13 ml/min(患者体重约 80 kg),左氧氟沙星应减量,头孢西丁钠应该是最多 1 g bid iv gtt,肌酐清除率低于 20 ml/min 者禁用苯溴马隆片,非透析严重肾功能不全者禁用美洛昔康片,含透析在内的肾功能不全患者禁用头孢噻利;10 月 21 日查肌酐 870 μmol/L,同理可计算出肌酐清除率约为 6 ml/min,青霉素钠最多 320 U tid iv gtt;患者为有铜绿假单胞菌风险的慢性支气管炎急性发作,青霉素钠不适宜。

未遵守上述用药注意事项,可能与患者病情恶化有相关性。

参考文献

［1］ 金惠铭,王建枝.病理生理学:6 版[M].北京:人民卫生出版社,2004:190 - 198,267 - 268.
［2］ 贾公孚,谢惠民.药害临床防治大全[M].北京:人民卫生出版社,2002:504 - 506,496 - 500.
［3］ 匡培根.神经系统疾病药物治疗学[M].北京:人民卫生出版社,2003:669 - 670.
［4］ 抗菌药物临床应用指导原则修订工作组.抗菌药物临床应用指导原则 2015 版.北京:人民卫生出版社,2015:72 - 75.

1.9 静脉滴注硫酸镁致左心衰竭

【概述】

一例老年男性患者因肺部感染、呼吸衰竭、肺部肿瘤、前列腺增生症入院。治疗后患者发生急性左心衰竭。通过此病例分析,探讨导致患者发生急性左心衰竭的原因。

【病史介绍】

患者 92 岁,男性,2005 年 10 月发现肺部肿瘤,未手术。2006 年 1 月至 2 月在医院行放射治疗。**否认高血压、糖尿病、心脏病等病史**。此次因发热两天呼吸困难半天于 2006 年 6 月 13 日入院。体温 39.2℃,神清、烦躁,自主体位,血压 180/85 mmHg,双下肺可闻及湿啰音,心率 120 次/min,律齐,双下肢无水肿。查肌酐 76 μmol/L(45～84 μmol/L),白细胞 5.47×10⁹/L (4.0×10⁹/L～10.0×10⁹/L),中性粒细胞百分比 70.7%(50.0%～70.0%),胸片示**慢性支气管炎、肺气肿、两下肺炎症**,右肺门影浓大。血气分析示 pH 7.290(7.35～7.45),CO_2分压 50.1 mmHg(35.0～45.0 mmHg),氧分压 24.1 mmHg(83.0～

108.0 mmHg）。临床诊断为肺部感染、呼吸衰竭、肺部肿瘤、前列腺增生症。

【临床经过】

予克林霉素 0.6 g＋NS 100 ml q12h iv gtt（6 月 13 日—6 月 14 日），6 月 14 日考虑到效果不佳，换成**头孢曲松钠 3 g＋NS 100 ml qd iv gtt（6 月 14 日—6 月 19 日）**，另予维持循环容量、心电监护，呼吸机支持通气，留置导尿。

6 月 17 日 9:00，患者体温 36.2℃，神清，心电监护示生命体征平稳，血压 119/60 mmHg，心率 86 次/min，呼吸 27 次/min，血氧饱和度 95%，双下肺可闻及湿啰音，左肺可闻及哮鸣音。查白细胞 10.2×10^9/L（4.0×10^9/L～10.0×10^9/L），中性粒细胞百分比 89.6%（50.0%～70.0%），红细胞计数 4.54×10^{12}/L（3.50×10^{12}/L～5.00×10^{12}/L），血红蛋白 129.0 g/L（110.0～150.0 g/L）。血气分析示 pH 7.439（7.35～7.45），二氧化碳分压 18.6 mmHg（35.0～45.0 mmHg），氧分压 82.3 mmHg（83.0～108.0 mmHg）。血钾 4.32 mmol/L（3.50～5.30 mmol/L），钠 146.5 mmol/L（135.0～147.0 mmol/L），氯 101.0 mmol/L（98.0～107.0 mmol/L），肌酐 73 μmol/L（45～84 μmol/L）。

考虑到患者为肺部肿瘤伴严重的肺部感染、呼吸衰竭，**加用氟罗沙星 0.2 g＋NS 250 ml bid iv gtt（6 月 17 日—6 月 19 日）**加强抗感染，另外予 25%硫酸镁 20 ml＋三磷酸腺苷二钠 20 mg＋10%氯化钾 10 ml＋10%葡萄糖 500 ml qd iv gtt（6 月 17 日—6 月 20 日）解痉治疗。

6 月 17 日 18:00，患者突发气促，伴大汗淋漓，两肺布满湿啰音，心率 80 次/min，血压 130/70 mmHg，血氧饱和度 98%，呼吸 38 次/min。予呋塞米 20 mg、吗啡 5 mg 静脉推注，约 20 分钟后，患者呼吸平稳，生命体征趋于稳定。

23:00，患者面罩吸氧中，呼吸急促，为 38 次/min，两肺闻及大量湿啰音，心率 90 次/min，频发房性期前收缩，血氧饱和度 90%。改用无创呼吸机辅助呼吸，予二羟丙茶碱 0.25 g、呋塞米 20 mg 静脉推注平喘利尿，但未见明显好转。

6 月 18 日 8:00，患者心率 110 次/min，血气分析 pH 7.446（7.35～7.45），二氧化碳分压 41.7 mmHg（35.0～45.0 mmHg），氧分压 74.1 mmHg（83.0～108.0 mmHg）。血钾 4.02 mmol/L（3.50～5.30 mmol/L），钠 139.4 mmol/L（135.0～147.0 mmol/L），氯 102.2 mmol/L（98.0～107.0 mmol/L），白细胞 13.6×10^9/L（4.0×10^9/L～10.0×10^9/L），中性粒细胞百分比 89.6%（50.0%～70.0%），红细胞计数 4.78×10^{12}/L（3.50×10^{12}/L～5.00×10^{12}/L），血红蛋白 135.0 g/L（110.0～150.0 g/L）。考虑到患者肺部湿啰音较前有所增加、心率较快为心功能不全所致，予硝酸甘油 20 mg＋NS 50 ml qd iv gtt（6 月 18 日—6 月 21 日）扩血管，并予去乙酰毛花苷 0.4 mg iv、呋塞米 20 mg iv。

6 月 18 日 9:20，患者呼吸急促，45 次/min，两肺布满湿啰音，较烦躁，血氧饱和度降至 87%。予提高呼吸机条件，吗啡 5 mg、甲泼尼龙琥珀酸钠 40 mg 静脉推注，10 分钟后患者呼吸逐渐平稳,20 次/min,血氧饱和度升至 94%。

6 月 19 日 6:00,患者再发呼吸急促,45 次/min,明显烦躁,**体温 39.1℃**,血氧饱和度下降至 88%,心率 145 次/min,血压 170/100 mmHg,查体两肺布满湿啰音。予提高呼吸机条件,去乙酰毛花苷 0.4 mg、吗啡 5 mg、呋塞米 20 mg、甲泼尼龙琥珀酸钠 40 mg 静脉推注,吲哚美辛栓纳肛。20 分钟后患者心率降至 110 次/min,血压降至 150/70 mmHg。**停用氟罗沙星,换成亚胺培南西司他丁钠 1 g + NS 100 ml q8h iv gtt(6 月 19 日—6 月 30 日)。**

6 月 20 日,**停止 25% 硫酸镁 20 ml + 三磷酸腺苷二钠 20 mg + 10% 氯化钾 10 ml + 10% 葡萄糖** 500 ml qd iv gtt。考虑到患者存在心力衰竭,加用多巴酚丁胺 20 mg 静脉滴注强心,氢氯噻嗪 25 mg bid po(6 月 20 日—6 月 21 日)、螺内酯 20 mg bid po(6 月 20 日—6 月 21 日)、**贝那普利 10 mg qd po(6 月 20 日—)。**

6 月 21 日,患者体温 38.1℃,心率 113 次/min,血压 139/71 mmHg,血氧饱和度 95%,呼吸 20 次/min,双下肺可闻及湿啰音,血气分析 pH 7.448(7.35~7.45),二氧化碳分压 39.0 mmHg(35.0~45.0 mmHg),氧分压 137.0 mmHg(83.0~108.0 mmHg)。

7 月 3 日,患者双下肺闻及少量湿啰音,心率 80 次/min。

此后连续观察 1 个月,患者病情稳定,未再有急性左心衰竭发作。

【病例用药分析】

导致患者发生急性左心衰竭的原因

(1) 患者为肺癌放疗基础上发生的严重的肺部感染,感染可通过多种途径加重心脏负荷,削弱心肌的舒缩功能而诱发心力衰竭[1]。慢性阻塞性肺疾病(COPD)急性加重、慢性支气管炎急性发作具备下列 2 条或 2 条以上标准,有铜绿假单胞菌感染可能:最近住院史;经常(每年 4 次)或最近 3 个月使用抗菌药;病情严重(FEV1<30%预计值);既往急性加重时曾分离出铜绿假单胞菌;有结构性肺病(如支气管扩张);使用糖皮质激素者[2]。患者 92 岁高龄,慢性支气管炎、肺气肿、两下肺炎症,合并肺部肿瘤,曾行放射治疗,入院后发生呼吸衰竭,包含其中 2 条标准。应首选(头孢他啶、头孢吡肟、β 内酰胺类/β 内酰胺酶抑制剂、碳青霉烯类)±(环丙沙星、左氧氟沙星)或者氨基糖苷类[2]。实际上入院后先后予克林霉素 0.6 g q12h iv gtt(6 月 13 日—6 月 14 日)、头孢曲松钠 3 g qd iv gtt(6 月 14 日—6 月 19 日)、氟罗沙星 0.2 g bid iv gtt(6 月 17 日—6 月 19 日)抗感染。克林霉素主要对革兰阳性球菌和厌氧菌效果好,对革兰阴性杆菌基本无效。头孢曲松钠和氟罗沙星虽对铜绿假单胞菌有效,但均不是首选,可能影响疗效。6 月 19 日体温 39.1℃,提示抗感染无效。换成亚胺培南西司他丁钠 1 g q8h iv gtt(6 月 19 日—6 月 30 日)后感染被控制,之后未再有心力衰竭发作。

(2) 患者严重心力衰竭,ACEI 是必须用药,其绝对禁忌证是曾因 ACEI 导致的喉头水肿、无尿性肾功能衰竭。相对禁忌证（或慎用）为双侧肾动脉狭窄、血肌酐＞265 μmol/L（3 mg/L）、高钾血症、收缩压＜90 mmHg，这些患者先接受其他抗心力衰竭治疗，待上述指标改善后再决定是否应用 ACEI[3]。患者肌酐正常，血压正常，可予小剂量 ACEI，但实际上未给予。

（3）患者 92 岁高龄，其肾脏储备功能已降低，静脉滴注硫酸镁容易引起高镁血症或者暂时性高镁血症（在静脉滴注中产生），由于镁离子对神经肌肉的阻断作用，可抑制心肌的收缩力，从而导致心功能不全[4]；另外，患者本身已经存在呼吸衰竭，再加上镁离子对神经肌肉的阻断作用而影响呼吸肌的功能[4]，可能进一步加重低氧血症和二氧化碳潴留，造成心肌损害，引起心肌舒缩功能障碍（见上海旭东海普药业有限公司产品说明书）。

【病例总结】

（1）慢性支气管炎肺气肿有铜绿假单胞菌感染风险患者，应首选（头孢他啶、头孢吡肟、β 内酰胺类/β 内酰胺酶抑制剂、碳青霉烯类）±（环丙沙星、左氧氟沙星）或者氨基糖苷类。

（2）心力衰竭患者只要没有禁忌证就应予 ACEI。

（3）呼吸系统疾病患者禁用硫酸镁注射液，用药过程中突然出现胸闷、胸痛、呼吸急促，应及时听诊，必要时胸部 X 线摄片，以便及早发现肺水肿。

未遵守上述用药注意事项，可能与患者病情恶化有相关性。

参考文献

［1］ 金惠铭,王建枝.病理生理学：6 版[M].北京：人民卫生出版社,2004：214 - 216.
［2］ 抗菌药物临床应用指导原则修订工作组.抗菌药物临床应用指导原则 2015 版.北京：人民卫生出版社,2015：72 - 75.
［3］ 中华医学会心血管病学分会,中华心血管病杂志编辑委员会.急性心力衰竭诊断和治疗指南[J].2010,38(3)：195 - 208.
［4］ 王礼振.临床输液学[M].北京：人民卫生出版社,1998：162 - 163.

2

重症医学科

2.1　与药物因素相关的癫痫脑出血

【概述】

一例有丘脑出血合并心肌梗死病史的患者,因肺部感染、**气管切开术后**、右侧丘脑出血后遗症期、冠心病,近期前间壁、下壁心肌梗死、心功能Ⅲ级(NYHA)、高血压病2级(极高危)入院。治疗中患者发生消化道出血、误吸、癫痫,并再次发生脑出血。通过此病例分析,主要探讨以下几个方面: ① 患者抗感染治疗方案是否合理。② 3月20日粪隐血＋＋,发生上消化道出血的主要原因。③ 患者发生误吸的原因。④ 3月27日23:00发生癫痫的主要原因。⑤ 3月30日再发脑出血的主要原因。

【病史介绍】

患者78岁,女性,3月余前右侧丘脑出血并有前间壁、下壁心肌梗死,1个月前行气管切开术,呼吸机辅助呼吸。因肺部感染、**气管切开术后**、右侧丘脑出血后遗症期、冠心病,近期前间壁、下壁心肌梗死、心功能Ⅲ级(NYHA)、高血压病2级(极高危)(最高血压160/90 mmHg)于3月4日入院。予亚胺培南西司他丁钠1 g q8h iv gtt(3月4日—3月9日)抗感染,另外予氨溴索、依达拉奉、营养支持等治疗,**但未予抗高血压治疗,未予质子泵抑制剂**。

【临床经过】

3月5日 BP 146/86 mmHg,3月7日 BP 142/76 mmHg,3月8日 BP 150/83 mmHg。

3月9日 BP 142/72 mmHg,痰培养示鲍曼不动杆菌,对头孢哌酮舒巴坦钠敏感,于是换用头孢哌酮舒巴坦钠1.5 g bid iv gtt(3月11日—3月25日)。

3月10日，BP 146/72 mmHg。3月11日部CT示右肺下叶少许炎症，两侧胸膜增厚，未见明显肺部感染。**予二羟丙茶碱0.25 g qd iv gtt（3月11日—3月27日）**。

3月12日—3月19日，患者病情平稳，未记录血压。

3月20日，患者解棕色大便，粪隐血＋＋，考虑应激性溃疡引起的上消化道出血，予奥美拉唑钠40 mg＋NS 100 ml qd iv gtt（3月20日—4月23日）。3月21日，粪隐血＋。

3月24日，患者进食进水无呛咳，予拔出气管套管。

3月25日，患者双侧鼻导管吸氧中，**两肺可闻及痰鸣音**，心率92次/min，粪隐血（一）。**患者应用头孢哌酮舒巴坦已2周，目前无发热，予停用。**

3月26日，患者体温38.0℃，**予吲哚美辛栓50 mg纳肛**。

3月27日9:00，患者两肺可闻及痰鸣音，心率90次/min，复查血沉及中性粒细胞百分比高于正常，结合该老年女性，既往有脑出血、高血压、冠心病等基础疾病，且曾行气管切开，故考虑肺部感染未控制，**予帕尼培南倍他米隆1 g tid iv gtt（3月27日—4月2日）**。

12:40，患者出现呼吸急促，**呕吐胃内容物约100 ml**，立即将患者转为右侧卧位，予增加氧流量、翻身拍背、负压吸痰吸出大量食物残渣。呼吸频率22次/min，SPO₂ 95％，心率95次/min。

15:00，患者再次出现呼吸急促，约30次/min，SPO₂ 95％，心率105次/min，神志欠清，呼之有反应，两肺可闻及大量干湿啰音及哮鸣音，将二羟丙茶碱增加为0.25 g tid iv gtt（3月27日—4月8日），予甲氯芬酯0.25 g bid iv gtt（3月27日—3月31日），纳洛酮16 mg qd 静脉推泵（3月27日—3月29日），另外予利尿等治疗。

19:30，患者中昏迷，予呼吸器辅助通气，**痰鸣音明显**，口唇发紫，心电监护示心率136次/min，血压139/80 mmHg，SPO₂ 82％。考虑误吸导致急性呼吸衰竭，患者既往有丘脑出血病史，此次误吸后突发昏迷。

23:00，患者出现左肩部和左上肢抽搐，予丙戊酸钠400 mg 静脉推泵（3月27日—4月4日）。

3月29日9:00，心电监护示心率106次/min，**血压160/95 mmHg**，血氧饱和度100％，患者癫痫全身大发作1次，临时予地西泮10 mg静脉推注后好转。

3月30日9:00，患者偶有左侧肢体抽搐，体温最高37.7℃，血压142/80 mmHg，血氧饱和度100％。15:20，**CT见左侧基底节区脑出血破入脑室**，予交替脱水降颅压治疗。3月31日，患者偶有左侧肢体抽搐。

4月2日，痰培养示鲍曼不动杆菌，停帕尼培南倍他米隆，予头孢哌酮舒巴坦钠3 g bid iv gtt（4月2日—4月17日）。患者仍然时常有抽搐发作，考虑脑出血继发性癫痫，加用丙戊酸钠缓释片0.5 g qd po（4月2日—4月23日）。

4月4日—4月8日，患者仍有阵发性抽搐。

4月9日，患者没有抽搐发作。

4 月 23 日,连续 14 天观察,患者始终未再有抽搐发作,故停用丙戊酸钠缓释片。

但此后虽经积极救治,但患者神志无好转,自主呼吸微弱,处于植物状态,脑功能已经无法逆转,感染无法控制,于 6 月 14 日死亡。

【病例用药分析】

一、患者抗感染治疗方案是否合理

患者因肺部感染、**气管切开术后**、右侧丘脑出血后遗症期、冠心病,近期前间壁、下壁心肌梗死、心功能Ⅲ级(NYHA)、高血压病 2 级(极高危)(最高血压 160/90 mmHg)于 3 月 4 日入院。属于呼吸机相关性肺炎,应及时开始正确的抗菌药治疗。为保证早期抗菌药治疗的正确性,一般应联合应用广谱抗菌药,覆盖耐药革兰阴性杆菌和革兰阳性球菌。患者常见致病菌可能有铜绿假单胞菌、耐甲氧西林金黄色葡萄球菌(MRSA)、不动杆菌、肠杆菌属细菌和厌氧菌等。可选择氟喹诺酮类或氨基糖苷类联合下列药物之一:① 抗假单胞菌 β 内酰胺酶类,如头孢他啶、头孢哌酮、哌拉西林等。② 广谱 β 内酰胺类/β 内酰胺酶抑制药,如头孢哌酮/舒巴坦钠、哌拉西林/三唑巴坦等。③ 碳青霉烯类如亚胺培南/西司他丁钠和美罗培南。估计金黄色葡萄球菌感染可能者联合应用万古霉素、替考拉宁、利奈唑胺,估计真菌感染可能者联合应用抗真菌药物如氟康唑、伏立康唑、伊曲康唑、米卡芬净等。抗感染 2~3 天效果不佳及时调整[1]。院内获得性肺炎抗菌药疗程一般为至少 10~14 天,非发酵菌和金黄色葡萄球菌感染根据情况延长疗程。肺脓肿、吸入性肺炎抗菌药疗程至少 1~2 个月。这是以抗菌药有效为前提的,如果无效或疗效不明显,则疗程可能会被拖得更长[2]。3 月 9 日痰培养示鲍曼不动杆菌,根据药敏结果停亚胺培南西司他丁钠,换用头孢哌酮舒巴坦钠 1.5 g bid iv gtt(3 月 11 日—3 月 25 日)是适宜的,但针对严重感染可至少予头孢哌酮舒巴坦钠 3 g bid iv gtt。3 月 25 日两肺可闻及痰鸣音,提示肺部感染仍未好转,停头孢哌酮舒巴坦后却未予其他抗菌药如美罗培南＋万古霉素,可使感染加重。3 月 26 日体温上升至 38.0℃,予吲哚美辛栓 50 mg 纳肛。

二、3 月 20 日粪隐血＋＋,发生上消化道出血的主要原因

(1) 予二羟丙茶碱 0.25 g qd iv gtt(3 月 11 日—3 月 27 日),对胃肠道有较强的刺激作用,有舒张外周血管和胃肠道平滑肌的作用,可能引发消化性溃疡,并使活动性消化性溃疡患者的出血加重[3]。

(2) 患者存在心脑血管意外和严重感染脓毒血症两个应激源,加上机械通气一个危险因素,按规定至少应予奥美拉唑钠 40 mg 或泮托拉唑钠 40 mg qd iv gtt[4],实际上未给予,直到 3 月 20 日发生了上消化道出血。

三、患者发生误吸的原因

3 月 27 日 12:40,患者出现呼吸急促、呕吐胃内容物约 100 ml,因此发生了误吸,加重了肺炎和脑缺氧。主要可能原因如下。

（1）患者78岁高龄，加上脑出血后遗症，喉的感知觉减退，咽反射降低，使食物、口腔分泌物、呕吐物易误吸入呼吸道[5]。

（2）患者存在肺部感染、**气管切开术后**、右侧丘脑出血后遗症期、近期前间壁下壁心肌梗死、心功能Ⅲ级（NYHA），可引发胃肠道淤血，消化功能进一步减退，胃排空时间延长，易致食物反流，恶心呕吐。另一方面可进一步造成患者气急和呼吸困难，呼吸系统疾病使气管黏膜对异物清除能力减低，咳嗽反射下降，不能及时清除异物，从而使误吸的风险增高[6]。

（3）3月24日予拔出气管套管。气管拔管后也易发生误吸，即插管拔除后发生延迟性误吸的原因是会厌反射未完全恢复，出现胃内容物反流误吸[6]。

（4）予二羟丙茶碱0.25 g qd iv gtt（3月11日—3月27日），对胃肠道有刺激性，可造成呕吐。可因松弛平滑肌而增加误吸风险（见上海信宜制药有限公司药品说明书）。3月26日因体温38.0℃予吲哚美辛栓50 mg纳肛，非甾体抗炎药对胃肠道也有刺激性，可造成呕吐（见上海现代制药股份有限公司药品说明书）。

四、3月27日23：00发生癫痫的主要原因

（1）患者有脑出血后遗症、高血压病2级（极高危），3月30日CT示再次脑出血，存在诱发癫痫的疾病基础[7]。

（2）予甲氯芬酯0.25 g bid iv gtt（3月27日—3月31日），对处于抑制状态的中枢神经系统有明显兴奋作用，可能诱发惊厥（见湖南五洲通药业有限责任公司产品说明书）。

（3）予纳洛酮16 mg qd静脉推泵（3月27日—3月29日），有报道术后使用纳洛酮以抑制阿片类药物效应可引发癫痫大发作，此患者虽不属于术后应用纳洛酮，但诱发癫痫大发作的可能性不能排除（见北京华素制药股份有限公司药品说明书）。

（4）将二羟丙茶碱增加为0.25 g tid iv（3月27日—4月8日），此药有中枢兴奋作用，可诱发惊厥（见上海信谊金朱药业有限公司药品说明书）。

（5）予帕尼培南倍他米隆1 g tid iv gtt（3月27日—4月2日），此剂量超过了药品说明书规定的最大剂量，使帕尼培南在体内蓄积，致使脑脊液浓度过高，可诱发痉挛、癫痫（见第一三共制药有限公司药品说明书）。在未停用帕尼培南倍他米隆前，尽管予丙戊酸钠，但癫痫仍发作。在停用后癫痫被控制，在一定程度上提示帕尼培南倍他米隆剂量过大在诱发癫痫中的作用。

五、3月30日再发脑出血的主要原因

（1）患者有高血压史，平时最高160/90 mmHg，3月余前发生右侧丘脑出血并有前间壁、下壁心肌梗死，属于高血压病2级（极高危）[8]。应予ACEI控制血压，患者入院后血压偏高，肾功能正常，没有使用ACEI的禁忌证，却未予ACEI。血压增高可增加脑出血的风险。另外也未予他汀类降脂药。

（2）3月27日中午因误吸导致急性呼吸衰竭，使交感神经兴奋，血压可能骤然增高[8]。

（3）3月27日23：00患者因发生癫痫，使血压骤然增高引发脑出血的可能性虽然比较小，但也不能完全排除（发生脑出血之后诱发癫痫的可能性比较大）。

（4）予纳洛酮16 mg qd 静脉推泵（3月27日—3月29日），有报道术后使用纳洛酮以抑制阿片类药物效应可引发高血压，此患者虽不属于术后应用纳洛酮，但引发高血压的可能性不能排除（见北京华素制药股份有限公司药品说明书）。

【病例总结】

（1）呼吸机相关性肺炎应及时开始正确的抗菌药治疗，一般应联合应用广谱抗菌药，覆盖耐药革兰阴性杆菌和革兰阳性球菌。抗感染2～3天效果不佳及时调整。抗菌药疗程一般为至少10～14天，非发酵菌和金黄色葡萄球菌感染根据情况延长疗程。

（2）两个应激源，加上机械通气一个危险因素，按规定至少应予奥美拉唑钠40 mg或泮托拉唑钠40 mg qd iv gtt。

（3）患者有高血压史，平时最高血压160/90 mmHg，入院后虽然舒张压低于90 mmHg，但收缩压始终高于140 mmHg，3个月前发生过脑出血和心肌梗死，因此符合极高危高血压病标准。按规定，极高危患者必须使用降压药物强化治疗，血压应控制在130/80 mmHg以下。而实际上入院后未予包括ACEI在内的任何降压药，有增加患者再次发生脑出血的危险。

（4）帕尼培南倍他米隆成人通常每日1 g，分2次给药；对重症和难治性感染者，可增至每日2 g，分2次给药（见第一三共制药有限公司药品说明书）。而实际予每日3 g，剂量过大，可在较大程度上增加诱发癫痫的可能性。

（5）在患者发生癫痫后，在未停用帕尼培南倍他米隆的情况下予丙戊酸钠，而帕尼培南倍他米隆因使丙戊酸钠血药浓度下降等原因，不能与丙戊酸钠同时使用（见第一三共制药有限公司药品说明书）。

未遵守上述用药注意事项，可能与患者病情恶化有相关性。

参考文献

[1] 刘琳,张湘燕.加拿大成人医院获得性肺炎和呼吸机相关肺炎临床诊治指南要点和解读[J].临床内科杂志,2016,33(1)：21－22.

[2] 曹彬,蔡柏蔷.美国胸科协会和美国感染协会对医院内获得性肺炎诊治指南的修订[J].中华内科杂志,2005,44(12)：945－948.

[3] 李德爱,战淑惠,李扬,等.实用消化内科药物治疗学[M].北京：人民卫生出版社,2003：302－303.

[4] 应激性溃疡防治专家组.应激性溃疡防治专家建议（2015版）[J].中华医学杂志,2015,95(20)：1555－1557.

[5] 刘金平,刘伟萍.49例高龄老年人误吸原因分析及护理措施[J].护理实践与研究,2011,8(9)：

97 - 98.

［6］ 章文婕,杨红美.老年患者误吸原因分析及护理[J].全科护理,2011,9(5)：1234 - 1235.

［7］ 匡培根.神经系统疾病药物治疗学[M].北京：人民卫生出版社,2003：339 - 340,669 - 670.

［8］ 叶任高,陆再英.内科学：6 版[M].北京：人民卫生出版社,2005：247 - 252.

2.2　与未予阿司匹林配伍禁忌相关的急性心肌梗死

【概述】

一例老年男性患者,因肝脓肿? 胆囊炎? 高血压病 3 级(极高危组)、2 型糖尿病、近期脑梗死、帕金森病、冠心病? 入院。治疗过程中患者发生急性左心衰竭、急性心肌梗死及心室颤动最终死亡。通过此病例分析,探讨以下两方面：① 9 月 23 日患者发生急性左心衰竭及急性心肌梗死的主要原因。② 9 月 24 日 11:30 患者突发心室颤动的主要原因。

【病史介绍】

患者 82 岁,男性,因肝脓肿? 胆囊炎? 高血压病 3 级(极高危组)、2 型糖尿病、近期脑梗死、帕金森病、冠心病? 于 9 月 16 日入院。查体血压 120/68 mmHg,皮肤巩膜可见轻度黄染,心率 88 次/min,律不齐,可闻及期前收缩 4～6 次/min。

【临床经过】

予阿司匹林肠溶片 100 mg qd po(9 月 16 日—9 月 23 日)抗血小板,氯沙坦钾 100 mg qd po(9 月 16 日—9 月 23 日)降压,单硝酸异山梨酯缓释片 40 mg qd po(9 月 16 日—9 月 23 日)扩冠,头孢哌酮舒巴坦钠 3 g＋生理盐水 100 ml bid iv gtt (9 月 16 日—9 月 24 日)、奥硝唑 0.5 g(100 ml 含氯化钠 0.83 g) bid iv gtt (9 月 16 日—9 月 23 日)、万古霉素 0.5 g＋生理盐水 100 ml bid iv gtt (9 月 17 日—9 月 19 日)抗感染；**前列地尔(保达新)40 μg＋人正规胰岛素 2 U＋5% 葡萄糖 100 ml qd iv gtt (9 月 17 日—9 月 23 日)**改善微循环；多巴丝肼 0.25 g tid po (9 月 16 日—9 月 23 日)治疗帕金森病。

9 月 17 日,查心肌酶稍偏高,考虑心肌缺血表现。谷丙转氨酶 156 IU/L (<64 IU/L),γ-谷氨酰转肽酶 439 IU/L(3～66 IU/L),碱性磷酸酶 357 IU/L(40～129 IU/L),总胆红素 58.4 μmol/L(6.0～20.0 μmol/L),直接胆红素 46.8 μmol/L(0～6.0 μmol/L)。表现为肝功能损害、梗阻性黄疸。查肌酐 62 μmol/L(59～104 μmol/L),肾功能正常。**心电图示心房颤动**,室性期前收缩。胸部 CT 示慢性支气管炎伴感染,主动脉、冠脉钙化。上腹部增强 CT 示肝门部胆管结石。

9月19日,患者无发热,右上腹胀痛不适较前明显好转,呃逆症状基本消失,皮肤巩膜黄染较前减轻。查体血压 134/68 mmHg,双肺未闻及明显干湿啰音,心率 62 次/min,律不齐,可闻及期前收缩 3 次/min。动态心电图示窦性心律、**阵发性心房纤维颤动**、频发房性期前收缩,成对,短阵房性心动过速;频发多源性室性期前收缩,二联律三联律,成对,短阵室性心动过速。

9月20日,查谷丙转氨酶 59 IU/L(<64 IU/L),γ-谷氨酰转肽酶 473 IU/L(3～66 IU/L),总胆红素 19.3 μmol/L(6.0～20.0 μmol/L),直接胆红素 14.1 μmol/L(0～6.0 μmol/L)。

9月21日,患者中午进食月饼后,出现反复中上腹胀痛不适加重,且患者诉既往有胃部不适,**予奥美拉唑钠(洛赛克)＋人正规胰岛素 2 U＋5% 葡萄糖 100 ml bid iv gtt(9 月 21 日—9 月 23 日)**抑酸护胃。

9月22日9:00,患者无发热,无胸闷气急,仍有中上腹不适,血压 132/80 mmHg,双肺未闻及明显干湿啰音,心率 76 次/min,律不齐,可闻及期前收缩 3 次/min,各瓣膜区未闻及病理性杂音。查肌红蛋白(急诊)45.12 ng/ml(<75 ng/ml),肌酸磷酸激酶同工酶(急诊)1.22 ng/ml(0.10～4.94 ng/ml),高敏肌钙蛋白(急诊)0.03 ng/ml(0～0.03 ng/ml)。

9月22日21:30,患者近 2 日进食月饼、肉丝等,出现上腹部疼痛,胀痛为主,呈持续性。普外科会诊考虑胆囊炎,胆石症。予盐酸布桂嗪 100 mg 1 次肌内注射,**山莨菪碱 10 mg 1 次肌内注射后**,腹痛缓解。

9月23日1:00,患者出现气促,端坐呼吸,大汗淋漓,神志欠清,呼之不应,血压 170/80 mmHg,双肺可闻及中等量的干湿啰音,心率 150 次/min,双下肢无水肿。结合患者心电图、心肌梗死三项等,考虑急性左心衰竭。立即予心电监测、去乙酰毛花苷 C、呋塞米、甲泼尼龙琥珀酸钠、二羟丙茶碱静脉推注,舌下含硝酸甘油等治疗,心率在 120 次/min,指末血氧饱和度 60%。予无创呼吸机辅助呼吸。10 分钟后指末血氧饱和度 85% 左右。心内科急会诊,考虑频发室性期前收缩、房性期前收缩、短阵室性心动过速,予利多卡因静脉泵入。20 分钟后患者指末血氧饱和度 94% 左右,心率 90 次/min。4:00,患者呼之应答。5:00,患者血压下降为 80/50 mmHg,予多巴胺 180 mg 静脉泵入,血压在 110/70 mmHg 左右。

9:00,患者活动后呼吸急促,心电监护示频发多形性室性期前收缩。SPO₂ 94%,BP 122/86 mmHg,R 20 次/min。右肺可闻及湿啰音,心率 86 次/min,律不齐。转中心 ICU 进一步监护治疗。查肌红蛋白(急诊)563.30 ng/ml(<75 ng/ml),肌酸磷酸激酶同工酶(急诊)151.70 ng/ml(0.10～4.94 ng/ml),高敏肌钙蛋白(急诊)1.960 ng/ml(0～0.03 ng/ml)。肌酐 59 μmol/L,钙 1.90 mmol/L,谷丙转氨酶 98 IU/L(<64 IU/L),γ-谷氨酰转肽酶 1 332 IU/L(3～66 IU/L),总胆红素 19.4 μmol/L(6.0～20.0 μmol/L),直接胆红素 17.2 μmol/L(0～6.0 μmol/L)。

9月24日8:00,患者精神一般,无创呼吸机辅助呼吸中,脱机后胸闷、呼吸急促明显,有饥饿感,心电监护示 HR 78 次/min,律欠齐,可见多形性室性期前收缩,SPO$_2$ 100%,BP 123/61 mmHg,R 18 次/min。查 C 反应蛋白 84 mg/L(<8 mg/L),白细胞计数 15.46×10^9/L(4.0×10^9/L~10.0×10^9/L),血红蛋白 130.0 g/L(110.0~150.0 g/L),中性粒细胞百分比 90.1%(50%~70%)。

患者随访心电图患者示有心肌缺血、心肌梗死三项均明显升高,**不能除外急性冠脉综合征**,急性胆囊炎,胆管结石诊断成立。**予中长链脂肪乳 250 ml 1 次静脉滴注**(7:00),**10%葡萄糖 250 ml+ 多烯磷脂酰胆碱 10 ml+10%氯化钾** 7.5 ml **1 次静脉滴注**(7:00),复方氨基酸注射液(20AA)+ 10%氯化钾 7.5 ml 一次静脉滴注(9:00)。

11:30,患者突发胸闷、气急,随后心电监护提示室性心动过速、心室颤动,血压测量不出,血氧饱和度进行性下降至 70%。立即予气管插管,呼吸机辅助通气,持续心外按压,反复肾上腺素、阿托品静脉推注;碳酸氢钠纠酸;甘露醇脱水降颅压。心电图提示:心率 96 次/min,可见频发短阵室性心动过速,血压 119/74 mmHg,血氧饱和度 100%。

11:35,心内科医师会诊,考虑冠心病,**急性心肌梗死**,心肺复苏后,急性左心衰竭,心功能Ⅳ级(Killip)。目前无再灌注治疗指征,予硫酸氢氯吡格雷、阿司匹林肠溶片。

13:00,患者目前昏迷状态,经口气管插管呼吸机辅助呼吸中。心电监护示 HR 102 次/min,律不齐,SPO$_2$ 100%,BP 114/60 mmHg,R 18 次/min。两肺满布湿啰音,散在哮鸣音。

18:06,患者心跳、呼吸停止,瞳孔散大至边,心电图呈一直线,宣告临床死亡。

【病例用药分析】

一、9 月 23 日患者发生急性左心衰竭及急性心肌梗死的主要原因

(1)患者心房颤动,CHA$_2$DS$_2$-VASc 评分=心力衰竭 1 分+高血压 1 分+82 岁(≥75 岁)2 分+2 型糖尿病 1 分+脑梗死后 2 分+冠心病 1 分=8 分[1],栓塞风险极高;HAS-BLED 评分=高血压 1 分+肝功能异常 1 分+脑梗死后 2 分+86 岁 1 分=5 分[1],出血风险也高。按规定至少应予阿司匹林,可予华法林。根据 Caprini 评估表,患者深静脉血栓形成风险极高危:82 岁(年龄≥75 岁)3 分+1 个月内缺血性脑卒中 5 分+(卧床>72 h)2 分=10 分≥5 分,属于极高危,按规定应予低分子肝素抗血栓形成[2]。根据 Pauda 评分,患者深静脉血栓形成风险也属于高危:(卧床>72 h)3 分+82 岁 1 分+急性感染 1 分=5 分≥4 分,属于深静脉血栓形成风险高危,按规定应予低分子肝素抗血栓形成[2],实际上未给予,使包括急性心肌梗死在内的栓塞风险大大增加。

(2)患者存在高血压病 3 级(极高危组)、2 型糖尿病、脑梗死后、帕金森病、冠心病,可造成心肌损害,引起心肌舒缩功能障碍,使心脏压力负荷过重[3]。加上急性胆囊炎等比较严重的感染,可通过多种途径加重心脏负荷[3]。

（3）予前列地尔（保达新）40 μg＋人正规胰岛素 2 U＋5％葡萄糖 100 ml qd iv gtt（9月 17 日—9 月 23 日），前列地尔为外源性前列腺素 E_1（PGE_1），是一种血管扩张剂及抑制血小板聚集剂，可改善微循环，但具有负性频率作用，可能会减少心脏输出[2]。前列地尔只能与生理盐水配伍，5％葡萄糖 pH 偏低，可能导致 α-环糊精包裹的前列地尔输液中不溶性微粒的数量大大增加，并且体积增大；将奥美拉唑钠（洛赛克）与人正规胰岛素配伍，奥美拉唑钠禁止与其他药物配伍，而胰岛素为蛋白质多肽，当与奥美拉唑钠配伍后，也可能使输液中不溶性微粒的数量大大增加，并且体积增大；医院输液器滤过孔径通常在 5 μm 以上，仅能滤过大的微粒。因此大量不溶性微粒通过静脉输液经血液循环进入肺部微循环，与血小板接触释放出 TXA_2。TXA_2 具有强烈的缩血管作用，并促使血小板凝聚、粒细胞聚集与脱颗粒反应，增加肺血管阻力、促使肺血栓形成和肺动脉高压，从而使呼吸衰竭加重，并加重心脏负荷。另有部分微粒可通过微循环中间微动脉直接进入肺静脉，再由左心房进入左心室，并由主动脉进入冠状动脉[4]。

（4）予多巴丝肼 0.25 g tid po（9 月 16 日—9 月 23 日），该药可能使心律失常加重（见上海罗氏制药有限公司药品说明书），加重心脏负荷。

（5）9 月 22 日 21:30 予山莨菪碱 10 mg 一次肌内注射，该药为单间受体阻滞剂，可使心率加快，增加心肌耗氧量（见上海第一生化药业有限公司药品说明书）。

二、9 月 24 日 11:30 患者突发心室颤动的主要原因

（1）在发生了急性冠脉综合征心肌酶上升的情况下，未能及时加用氯吡格雷。

（2）存在急性心肌梗死、高血压病 3 级（极高危组）、2 型糖尿病、脑梗死后、帕金森病、冠心病、感染等诱发致死性心律失常的疾病基础。

（3）予 10％葡萄糖 250 ml＋多烯磷脂酰胆碱 10 ml＋10％氯化钾 7.5 ml 一次静脉滴注（7:00），多烯磷脂酰胆碱只能用不含电解质的输液配置，加入电解质，可能使不溶性微粒的数量大大增加，并且体积增大。可能造成循环障碍，增加心脏负荷[5]。

（4）予中长链脂肪乳 250 ml 一次静脉滴注（7:00），容易发生脂肪超载，在血管内形成泥状物，使血黏度增高，甚至损伤血管内皮，形成血栓[5]。

（5）予复方氨基酸注射液（20AA）＋10％氯化钾 7.5 ml 一次静脉滴注（9:00），其渗透压为 875 mOsm，超过血渗透压的 3 倍，可加重心脏负荷[5]。

【病例总结】

（1）CHA_2DS_2-VASc 评分 8 分，HAS-BLED 评分 5 分，按规定至少应予阿司匹林，可予华法林。Caprini 评分≥5 分、Pauda 评分≥4 分，按规定应予低分子肝素。

（2）患者存在肝功能损害，谷丙转氨酶和 γ-谷氨酰转肽酶偏高，而前列地尔（保达新）不可用于转氨酶或 γ-谷氨酰转肽酶升高的患者（见德国许瓦兹制药集团药品说明书）；前列地尔（保达新）只能与生理盐水配伍（见德国许瓦兹制药集团药品说明书）；奥美拉唑钠(洛赛克)禁止与其他药物配伍(见阿斯利康制药有限公司药品说明书)。多烯磷脂酰胆碱只能用不含电解质的葡萄糖溶液稀释(见赛诺菲万安特北京制药有限公司药品说明书)。

(3) 患者急性左心衰竭发作,存在急性冠脉综合征和急性心肌梗死可能性,而中长链脂肪乳有栓塞者禁用(见广州百特侨光医疗用品有限公司药品说明书)。

未遵守上述用药注意事项,可能与患者病情恶化有相关性。

参考文献

［1］ 臧小彪,张树龙.心房颤动抗凝治疗出血风险 HAS—BLED 评分系统的综合评价[J].中华心律失常学杂志,2012,16(5):338-340.

［2］ 中华医学会呼吸病学分会肺栓塞与肺血管病学组,中国医师协会呼吸医师分会肺栓塞与肺血管病工作委员会,全国肺栓塞与肺血管病防治协作组.肺血栓栓塞症诊治与预防指南[J].中华医学杂志,2018,98(14):1060-1087.

［3］ 金惠铭,王建枝.病理生理学:6 版[M].北京:人民卫生出版社,2004:214-216.

［4］ 卢海儒,文友民.中药注射剂的不良反应[M].北京:中国医药科技出版社,2006:71-72.

［5］ 陈主初.病理生理学[M].北京:人民卫生出版社,2001:328-329,371-372.

2.3 结肠癌化疗死亡

【概述】

一例高血压合并结肠癌病史的患者,因行第二次化疗入院,化疗后患者发生猝死。通过此病例分析,探讨患者发生猝死的原因。

【病史介绍】

患者 58 岁,女性,于 1 月 22 日诊断为右半结肠梗阻、右半结肠癌,病理检查证实为中分化腺癌。于 2 月 4 日全麻下行根治性右半结肠切除术,手术顺利,术后患者恢复可,并接受化疗一次,方案为(奥沙利铂)艾恒 200 mg(d1)＋亚叶酸钙 200 mg(d1～d5)＋氟脲苷 1 000 mg(d1～d5),3 月 13 日患者再次入院准备第二次化疗,方案同前。患者有高血压 2 年余,平时不服药。否认胃病、心脏病、糖尿病、脑血管病、肾病、慢性支气管炎等慢性疾病史。查血红蛋白 110.0 g/L(110.0～150.0 g/L),中性粒细胞百分比 48.5%(50.0%～70.0%),血小板计数 $181.0×10^9$/L($100×10^9$/L～$300×10^9$/L),红细胞计数 $4.11×10^{12}$/L($3.50×10^{12}$/L～$5.00×10^{12}$/L),白细胞计数 $4.36×10^9$/L($4.0×10^9$/L～$10.0×10^9$/L)。

【临床经过】

3月14日8:00,患者一般情况可,无腹痛腹胀,无恶心呕吐,进食可。查体无贫血貌,全腹平软,无压痛,无反跳痛及肌紧张,听诊肠鸣音正常。查血钾 3.98 mmol/L(3.50~5.30 mmol/L),钠 142.0 mmol/L(135.0~147.0 mmol/L),氯 106.1 mmol/L(98.0~107.0 mmol/L),肌酐 58 μmol/L(45~84 μmol/L)。

予(奥沙利铂)艾恒 200 mg+5%葡萄糖注射液 1 000 ml 1 次静脉滴注,亚叶酸钙 200 mg+5%葡萄糖注射液 250 ml 1 次静脉滴注,**氟脲苷 1 000 mg+5%葡萄糖 500 ml 1 次静脉滴注**;另外,予 5%葡萄糖注射液 750 ml 1 次静脉滴注,胸腺肽 100 mg+生理盐水 100 ml 2 次静脉滴注,**地塞米松磷酸钠 5 mg 1 次静脉推注**,重组人粒细胞刺激因子 75 mg 1 次皮下注射。

3月15日2:30,患者上卫生间时,突发晕倒,呼之不应,双侧瞳孔 0.3 cm,对光反射消失,心率 120 次/min,血压 120/90 mmHg,**自主呼吸停止**。立即予皮球面罩通气,请麻醉科插管,开放静脉,予尼可刹米、洛贝林静脉推注。2:40,患者动脉搏动消失,予胸外按压,2 分钟后,桡动脉、颈动脉搏动恢复,心电监护示心率 130 次/min,血氧饱和度 97%,血压 87/40 mmHg,予多巴胺 120 mg 静脉滴注。需呼吸机辅助通气转 ICU。

5:00,心电监护提示心率 117 次/min,室性期前收缩二联率,电解质提示血钾 2.5 mmol/L(3.50~5.30 mmol/L),钠 134 mmol/L(135.0~147.0 mmol/L),氯 104 mmol/L(98.0~107.0 mmol/L)。予抗心律失常、纠正电解质紊乱、清除炎症介质、保护胃黏膜、补钾、脱水降颅压、醒脑、抗渗出、保护脑细胞、纠正代谢性酸中毒等治疗。

6:00,患者神志不清,气管插管呼吸机支持通气中,心电监护示心率 84 次/min,律齐,血氧饱和度 100%,血压 150/104 mmHg。双瞳孔等大同圆直径 0.3 cm,对光反射消失,双肺呼吸音粗,干湿啰音不明显。查肌钙蛋白(急诊)0.200 ng/ml(0~0.03 ng/ml),肌红蛋白(急诊)177.10 ng/ml(<75 ng/ml),肌酸磷酸激酶同工酶(急诊)5.98 ng/ml(0.10~4.94 ng/ml)。14:00,肌钙蛋白 1.940 ng/ml(0~0.03 ng/ml),肌红蛋白 105.30 ng/ml(<75 ng/ml),肌酸磷酸激酶同工酶 27.08 ng/ml(0.10~4.94 ng/ml),**D－二聚体 5.755 mg/L(<0.3 mg/L)**,考虑心源性,呼吸心跳停止可能性大。

16:30,患者呈现中枢性尿崩表现,血钠血氯呈现逐渐升高趋势,予垂体后叶素 6 mg 每日 8 次皮下注射(3月15日—3月17日)浓缩尿液、升高血压。

3月16日,患者深昏迷中,查肌钙蛋白(急诊)0.802 ng/ml(0~0.03 ng/ml),肌红蛋白(急诊)69.55 ng/ml(<75 ng/ml),肌酸磷酸激酶同工酶(急诊)35.04 ng/ml(0.10~4.94 ng/ml)。APTT 测定值 31.8 s(24.0~43.0 s),D－二聚体 1.640 mg/L(<0.3 mg/L),纤维蛋白原 2.020 g/L(2.00~4.00 g/L),凝血酶原时间测定 12.2 s(11.0~15.0 s)。

3月18日,患者深昏迷中,予呼吸暂停试验为阳性,表明脑干功能丧失。

3月19日,患者深昏迷中,查肌钙蛋白 0.522 ng/ml(0～0.03 ng/ml),肌红蛋白 254.10 ng/ml(<75 ng/ml),肌酸磷酸激酶同工酶 4.06 ng/ml(0.10～4.94 ng/ml)。

3月22日,患者深昏迷中,强痛刺激无反应。左侧瞳孔 0.4 cm,右侧瞳孔 0.3 cm,对光反射消失。血钾 4.9 mmol/L(3.50～5.30 mmol/L),钠 155 mmol/L (135.0～147.0 mmol/L),氯 125 mmol/L(98.0～107.0 mmol/L)。

3月23日,3:50,心率降至 48 次/min,血压 58/23 mmHg。经抢救无效,患者无自主心律恢复,5:05,心电图呈一直线宣布死亡。

【病例用药分析】

患者猝死的可能原因

(1) 根据 Caprini 评估表,患者深静脉血栓形成风险高:58 岁(年龄 41～60 岁)1 分＋大肠中分化腺癌 2 分＋卧床的内科病史 1 分＋予糖皮质激素 1 分＝5 分≥5 分,属于高危风险,按规定应予低分子肝素抗血栓形成[1]。根据 Pauda 评分,患者深静脉血栓形成风险也属于高危:大肠中分化腺癌 3 分＋予糖皮质激素 1 分＝4 分≥4 分,属于深静脉血栓形成风险高危,按规定应予低分子肝素抗血栓形成[1]。且患者无使用低分子肝素的禁忌证。实际上未给予,再加上静脉滴注化疗药,是血栓性深静脉炎、肺栓塞的危险因素[2],可增加包括肺动脉栓塞在内的各种栓塞的风险。患者 D-二聚体比较高,而晕厥可以是肺栓塞的唯一或首发症状[2],因此肺栓塞的可能性不能排除,但缺乏 CT、MRI、肺动脉造影等方面的证据。患者有高血压史,可使脑血管发生缺血和变性,容易形成微动脉瘤,从而发生脑出血。高血压促使脑动脉粥样硬化,可并发脑血栓形成,但也缺乏 CT、MRI 等证据。患者 3 月 22 日左侧瞳孔 0.4 cm,右侧瞳孔 0.3 cm,可能有脑疝,但这是因心肺复苏脑缺氧时间过长引发的严重脑损伤所致。

(2) 患者所用的化疗药氟脲苷心脏毒性发生率 1%～18%,与剂量大小以及联用其他抗恶性肿瘤药物有关[3]。临床表现为心律失常、心肌缺血、心绞痛、心力衰竭,甚至猝死[3]。而肌钙蛋白、肌红蛋白、肌酸磷酸激酶同工酶增高,表明患者确有心肌缺血坏死、急性心肌损害。患者体重仅 52 kg,身高 156 cm,按照体表面积公式可计算出体表面积(m²)＝0.006 1×身高(cm)＋0.012 8×体重(kg)－0.152 9＝1.46 m²。而注射用氟脲苷静脉滴注一般按体重 1 次 15 mg/kg(见浙江海正药业股份有限公司药品说明书),故应当是 750 mg 一次静脉滴注,而实际用到了 1 000 mg 一次静脉滴注;奥沙利铂推荐剂量为 130 mg/m²,每 3 周 1 次静脉滴注(见江苏恒瑞医药股份有限公司药品说明书),故应当是 130×1.46＝190 mg 1 次静脉滴注,而实际用到了 200 mg 1 次静脉滴注。化疗药相对于体表面积剂量过大更有可能引发心肌损害。

(3) 患者存在比较严重的低钾血症(2.5 mmol/L),可能原因是因化疗而静脉滴注了 5%葡萄糖 2 500 ml,生理盐水 200 ml,使细胞外钾转移到细胞内,肾小管钠钾交换使钾排出增多[1],另外还有进食少、使用了儿茶酚胺类药等。低钾血症可引起心肌坏死、纤维化,引发心室颤动、心搏骤停等致死性心律失常[3]；此外还可能引发肌无力，腱反射减弱或消失，甚至膈肌、呼吸肌麻痹、呼吸停止[3]。

（4）抗恶性肿瘤药物可能引发间质肺炎、肺纤维化、急性肺水肿等，临床表现主要有呼吸急促、进行性呼吸困难等[2]。但也缺乏 CT、MRI 等证据。

【病例总结】

Caprini 评分≥5 分、Pauda 评分≥4 分，按规定应予低分子肝素；应按照患者体表面积给予化疗药剂量。

未遵守上述用药注意事项，可能与患者猝死有相关性。

参考文献

［1］ 中华医学会呼吸病学分会肺栓塞与肺血管病学组，中国医师协会呼吸医师分会肺栓塞与肺血管病工作委员会，全国肺栓塞与肺血管病防治协作组.肺血栓栓塞症诊治与预防指南［J］.中华医学杂志，2018，98(14)：1060‐1087.
［2］ 叶任高，陆再英.内科学：6 版［M］.北京：人民卫生出版社，2005：226‐227，247‐251，848‐851.
［3］ 解斌，董震海，王建忠.合理用药问答：4 版［M］.北京：人民卫生出版社，2008：714‐716，738‐740.

2.4　违反溶栓禁忌证致脑出血、酚磺乙胺剂量过大致急性心肌梗死

【概述】

一例有高血压合并糖尿病病史的患者，因脑梗死、高血压病 2 级（极高危）、2 型糖尿病入院。经过治疗患者发生脑梗死后脑出血及急性心肌梗死。通过此病例分析，主要探讨以下两点：① 患者发生脑出血的主要原因。② 患者发生急性心肌梗死的主要原因。

【病史介绍】

患者 71 岁，女性，因脑梗死、高血压病 2 级（极高危）、2 型糖尿病于 8 月 24 日入院。患者发现血压升高 30 余年，收缩压最高 160 mmHg，平素未口服降压药。2 型糖尿病病史 20 余年，平素不规则皮下注射胰岛素，血糖控制欠佳。**1月因脑梗死入院**，无明显后遗症。8 年前行双眼白内障手术。否认近半年手术、重要外伤史。

【临床经过】

21:50，患者目前仍有右侧肢体乏力，无恶心呕吐，无意识丧失，无肢体抽搐。患者查

凝血指标、**心肌梗死三项正常**，肌酐 92 μmol/L（45～84 μmol/L），血糖 10.5 mmol/L（3.10～6.40 mmol/L）。心电图示窦性心动过缓，Ⅰ度房室传导阻滞，ST 段异常。**头颅 CT 未见出血，头颅 MRI 提示左侧基底节区急性梗死，故定性为脑梗死。**予依达拉奉抗自由基，甘露醇脱水脑保护，七叶皂苷钠减轻脑水肿，奥美拉唑防止应激性溃疡等治疗。

22:10，患者血压 170/74 mmHg，发病＜6 小时，符合溶栓适应证，无溶栓禁忌证，向家属充分告知溶栓风险，家属同意（溶栓指征：发病时间＜6 小时，年龄＜75 岁，6 月内无心肌梗死、卒中、手术外伤史，目前血压＜185/110 mmHg，普通 CT 扫描未出现新发梗死灶、排除脑出血，无严重意识障碍，家属知情认可并签字）。

22:20，**予阿替普酶 5 mg 于 1 分钟内静脉推注，45 mg 静脉推泵 60 分钟**。密切观察患者生命体征及神经系统症状体征变化。

8 月 25 日 4:50，患者右侧肢体乏力较前加重，无意识丧失，无肢体抽搐，体温正常。心率 85 次/min，律齐。血压 170/85 mmHg。予联系头颅 CT 检查了解颅内情况，有无出血可能。

6:00，头颅 CT 提示左侧基底节区可见渗血，血肿破入左侧脑室，目前心电监护提示心率 85 次/min，血压 174/94 mmHg，血氧饱和度 95%。**予酚磺乙胺（止血敏）2 g ＋生理盐水 100 ml 一次静脉滴注止血**。另外予加强降颅内压、利尿治疗。

7:20，患者右侧肢体乏力无进一步加重，无恶心呕吐，无意识丧失。心率 82 次/min，律齐。

8:30，患者精神稍萎靡，右侧肢体仍乏力，不能言语，无意识丧失，体温正常，心电监护示心率 80 次/min，血压 170/72 mmHg，血氧饱和度 95%。心电波形改变提示可能存在心肌梗死。

9:00，心肌梗死三项肌红蛋白（急诊）116.40 ng/ml，肌酸磷酸激酶同工酶（急诊）10.14 ng/ml，高敏肌钙蛋白（急诊）0.307 ng/ml，均明显升高。**心电图口头报告提示Ⅱ、Ⅲ、AVF ST 段改变，与入院前心电图存在动态改变。心内科会诊认为心肌梗死诊断成立，转 ICU 治疗**。予多索茶碱 0.2 g 每日 1 次静脉滴注（8 月 25 日—8 月 26 日）舒张支气管，另外予脱水、抗渗出、改善脑功能、抗感染、化痰等治疗。9 月 9 日，患者病情稳定，转回神经内科继续治疗。

【病例用药分析】

一、8 月 25 日 4:50，患者发生脑出血的主要原因

（1）患者有血压升高 30 余年，平素未口服降压药。脑血管内膜可能受损，形成微动脉瘤、夹层动脉瘤等，当血压升高时，可引发破裂出血[1]。

（2）患者可能有陈旧性脑梗死（1 月份因脑梗死入院）。在脑出血的病因中，有脑梗死后出血学说，脑组织因缺血性梗死，组织变性，减轻了该动脉周围组织的支持力，当使用抗凝剂或溶栓剂后,则容易诱发脑出血[1]。

(3) 阿替普酶催化裂解纤溶酶原成纤溶酶,降解纤维蛋白凝块,从而发挥溶栓作用,因此诱发出血是其主要的不良反应[2]。

故推测患者在脑梗死后的基础上,阿替普酶诱发了其脑出血。

二、8 月 25 日 8:30,患者发生急性心肌梗死的主要原因

(1) 患者有长期高血压病 2 级(极高危)、2 型糖尿病病史,很可能存在冠心病,是急性心肌梗死的危险因素[3]。

(2) 因脑梗死和脑出血使颅内压增高,可能使交感神经兴奋性增加,血压、心率升高,左心室负荷加重[3]。

(3) 酚磺乙胺为止血药,可使血管收缩,增强血小板的聚集性和黏附性,促进血小板释放凝血活性物质,加上单次剂量过大,可在较大程度上使血黏度增高[3]。

【病例总结】

(1) 患者有 2 型糖尿病病史 20 余年,1 月份因脑梗死入院。而阿替普酶药品说明书在"治疗急性缺血性脑卒中时的补充禁忌"中规定:**有脑卒中史并伴有糖尿病者禁用。**

(2) 酚磺乙胺作用时间持续 4~6 小时,静脉注射的半衰期为 1.9 小时。故规定每次 0.25~0.75 g,每日 2~3 次静脉滴注(见上海第一生化药业有限公司药品说明书)。而实际剂量为每次 2 g,每日 1 次静脉滴注。上述用法用量使酚磺乙胺的单次剂量过大,而频次不足,造成每日在一段时间内体内血药浓度过高,促凝血作用过强,有可能引发包括急性心肌梗死在内的血管栓塞性疾病;而每日其余时间却没有凝血作用,影响止血疗效。

未遵守上述用药注意事项,可能与患者发生脑梗死后脑出血及急性心肌梗死有相关性。

参考文献

[1] 匡培根.神经系统疾病药物治疗学[M].北京:人民卫生出版社,2003:339-340.

[2] 杨世杰.药理学[M].北京:人民卫生出版社,2001:194-195,370-371.

[3] 叶任高,陆再英.内科学:6 版[M].北京:人民卫生出版社,2005:283-284.

2.5　多西他赛过量致粒细胞缺乏症、感染性心内膜炎

【概述】

一例老年女性患者因左乳癌术后(浸润性导管癌 T1N0M0)一月入院第一次化疗。化

疗后患者发生粒细胞缺乏症、脑炎、感染性心内膜炎、急性左心衰竭、皮疹等。通过此病例分析,主要探讨以下几个方面:① 患者化疗后 5 月 1 日发生感染和 5 月 5 日发生粒细胞缺乏症的主要原因。② 5 月 3 日因体温正常停头孢西丁钠,5 月 4 日体温上升到 39.5℃的主要原因。③ 5 月 11 日发生脑炎可能,之后血培养出金黄色葡萄球菌,考虑感染性心内膜炎的主要原因。④ 6 月 1 日患者发生急性左心衰竭的原因。⑤ 患者皮疹的可能原因。

【病史介绍】

患者 70 岁,女性,因左乳癌术后(浸润性导管癌 T1N0M0)一月于 4 月 28 日入院第一次化疗。否认冠心病、高血压病、糖尿病病史。体检两肺未闻及明显干、湿啰音,心界不大,心率 75 次/min,律齐,各瓣膜区未闻及病理性杂音,体温正常,BP 120/70 mmHg。

【临床经过】

4 月 29 日,患者一般情况好,无发热,白细胞计数 3.73×10⁹/L(4.0×10⁹/L～10.0×10⁹/L),偏低,中性粒细胞百分比 50.4%(50%～70%),**谷丙转氨酶 97 IU/L(＜64 IU/L)**稍高,肾功能正常。**予多西他赛(艾素)120 mg 一次静脉滴注,吡柔比星 60 mg 一次静脉推注化疗。**同时予重组人粒细胞刺激因子 150 μg 一次皮下注射升白细胞,另外予止吐抗过敏等对症处理化疗不良反应。

5 月 1 日,患者体温 38.9℃,白细胞计数 11.61×10⁹/L(4.0×10⁹/L～10.0×10⁹/L),中性粒细胞百分比 92.6%(50%～70%)。考虑感染因素造成,**予头孢西丁钠 2 g bid iv gtt(5 月 1 日—5 月 2 日)**抗感染治疗。

5 月 3 日,患者体温正常,胃纳稍差,白细胞计数 1.97×10⁹/L(4.0×10⁹/L～10.0×10⁹/L),中性粒细胞百分比 59.5%(50%～70%)。**停头孢西丁钠。**患者出现白细胞下降,予重组人粒细胞刺激因子 150 μg bid ih(5 月 3 日—5 月 8 日),另外予补充电解质、各种维生素、静脉输液等支持治疗。

5 月 4 日,患者体温 39.5℃,精神萎,胃纳极差,有恶心、呕吐。**予头孢曲松钠 2 g bid iv gtt(5 月 4 日—5 月 7 日)**抗感染。

5 月 5 日,患者最高体温 40.0℃,精神萎,胃纳极差,进食后有恶心、呕吐。**白细胞计数 0.32×10⁹/L(4.0×10⁹/L～10.0×10⁹/L),中性粒细胞百分比 12.5%(50%～70%)。**

5 月 7 日,患者体温 37.9℃,白细胞计数 1.49×10⁹/L(4.0×10⁹/L～10.0×10⁹/L),中性粒细胞百分比 36.2%(50%～70%)。患者白细胞逐步上升,处于化疗后骨髓造血功能恢复期,故停重组人粒细胞刺激因子及补液,**停头孢曲松钠。**

5 月 11 日 7:00,患者体温 38.7℃,伴头痛,精神萎靡,呕吐一次,呕吐物有胆汁。BP 120/65 mmhg,予吸氧,冰袋物理降温。

8:49,患者出现间歇性意识模糊,白细胞计数 $10.19×10^9/L(4.0×10^9/L～10.0×10^9/L)$,中性粒细胞百分比 92.7%(50%～70%),提示感染存在。

10:30,患者再度意识障碍,呼之不应,大小便失禁,急测体温 39.5℃,立即送检血培养,心电监护示血压 110/80 mmHg,心率 102 次/min。11:30,**头颅 CT 提示脑梗死,不排除脑炎可能。**临时予头孢西丁钠 2 g 1 次静脉滴注。并予脱水、降颅内压、抗渗出等治疗。

12:30,患者意识障碍,呼之不应,大小便失禁,心电监护示血压 95/60 mmHg,心率 110 次/min。神经内科会诊认为患者免疫力低下导致脑炎不排除。急查脑电图提示脑炎可能。转入中心 ICU 治疗。**予莫西沙星氯化钠 0.4 g qd iv gtt(5 月 11 日—5 月 14 日)抗感染。**

5 月 12 日,脑脊液检查示白细胞计数 $310×10^6/L$,中性粒细胞百分比 94%。考虑患者脑梗死诊断明确,化疗可能对血脑屏障存在破坏,且存在明确头痛,发热症状,综合考虑不排除颅内感染。

5 月 13 日,患者神志转清,但言语不清,血压 110/62 mmHg。予多巴胺 150 mg 静脉推泵维持(5 月 13 日—5 月 16 日)。

5 月 14 日,心脏超声示重度二尖瓣关闭不全,少量三尖瓣反流,肺动脉压 52 mmHg,主动脉钙化伴少量反流。**连续两次血培养示金黄色葡萄球菌**,对利奈唑胺敏感。查体心率 85 次/min,律齐,心尖区可闻及 2/6 收缩期杂音。综合分析,应注意感染性心内膜炎可能。**停莫西沙星氯化钠,予利奈唑胺 0.6 g bid iv gtt(5 月 14 日—5 月 26 日)抗感染。**

5 月 18 日和 5 月 22 日,第三、第四次血培养示金黄色葡萄球菌,对利奈唑胺敏感。

5 月 26 日,**静脉导管细菌培养阴性,考虑菌血症已控制,利奈唑胺使用已 12 天,予停用。**

5 月 29 日,患者体温 38.3℃,白细胞计数 $12.63×10^9/L(4.0×10^9/L～10.0×10^9/L)$。予头孢西丁钠 2 g tid iv gtt(5 月 30 日—6 月 2 日)控制感染。

5 月 30 日,白细胞计数 $20.0×10^9/L(4.0×10^9/L～10.0×10^9/L)$,肌酐 59 μmol/L(45～84 μmol/L)。

6 月 1 日 7:00,患者进食后呼吸急促,SPO_2 下降至 85%,心电监护示心率 125 次/min,血压 142/71 mmHg,双肺可闻及明显湿啰音,心尖区可闻及 2/6 收缩期杂音。予抗心力衰竭治疗。16:00,复查心脏超声示重度二尖瓣关闭不全,少中量三尖瓣反流。心内科会诊考虑急性左心衰竭,**亚急性感染性心内膜炎?**

6 月 2 日,停头孢西丁钠,**予万古霉素 0.5 g tid iv gtt(6 月 2 日—6 月 17 日)抗感染。**

6 月 6 日—6 月 17 日,患者一般情况可,无气急、胸闷,神志清楚,精神可,无明显头痛,双肺可闻及湿啰音。

6 月 17 日,停万古霉素,予头孢西丁钠 2 g tid iv gtt(6 月 17 日—6 月 20 日)。

6 月 21 日,患者躯干部多处皮疹,考虑药物过敏,患者存在感染性心内膜炎可能,目前使用抗生素治疗已经 40 天,故停头孢西丁钠,并予西替利嗪等对症治疗。

6 月 23 日,患者全身皮疹连成片,面部亦存在皮疹,瘙痒明显。予地塞米松磷酸钠 10 mg qd iv gtt(6 月 23 日—6 月 26 日),磷霉素钠 4 g bid iv gtt(6 月 23 日—7 月 3 日)。

6 月 25 日,患者全身皮疹较前明显好转。

7 月 3 日,患者无胸闷心悸等情况,神志清楚,无发热,皮疹消退。心电监护示心率 75 次/min,血压 121/70 mmHg,SPO_2 100%。双肺可闻及少许湿啰音,心尖区可闻及 2～3/6 级收缩期杂音,右侧上肢肌力 4 级,左侧 4 级,右上肢痛温觉减退。予出院,门诊随访。

【病例用药分析】

一、患者化疗后 5 月 1 日发生感染和 5 月 5 日发生粒细胞缺乏症的主要原因

(1) 4 月 29 日予多西他赛(艾素)120 mg 一次静脉滴注,吡柔比星 60 mg 一次静脉推注。多西他赛为紫杉醇类抗肿瘤药,抑制细胞有丝分裂,吡柔比星为蒽环类抗癌药,嵌入 DNA 核酸碱基对间,干扰 DNA 合成,阻止 mRNA 合成。这两种抗癌药可抑制患者免疫力,并均可直接作用于骨髓,影响细胞代谢,当达到一定剂量时可抑制白细胞生长发育[1]。

(2) 肝功能有损害的患者,如果谷丙转氨酶超过正常值上限 1.5 倍,同时伴有碱性磷酸酶超过正常值上限 2.5 倍,存在发生严重不良反应的高度危险,包括致死的脓毒症,以及发热性中性粒细胞减少症。因此,这些患者不应使用多西他赛,并且在基线和每个化疗周期前要检测肝功能。中性粒细胞减少是最常见的不良反应,多西他赛治疗期间经常对血细胞数目进行监测。当患者中性粒细胞数目恢复至 >1 500 个/mm³ 以上时才能接受多西他赛的治疗(见浙江海正药业股份有限公司药品说明书)。4 月 29 日谷丙转氨酶 97 IU/L(<64 IU/L),已超过正常值上限 1.5 倍,但未监测碱性磷酸酶。白细胞计数 1 880 个/mm³,虽已大于 1 500 个/mm³ 但因偏低仍有一定风险。当时因监测肝功能并进行保肝治疗,待肝功能恢复后再予多西他赛化疗。

(3) 患者身高 155 cm,体重 55 kg,可计算出体表面积为 1.5 m²,按药品说明书规定,多西他赛推荐剂量为 75 mg/m²,每 3 周 1 次(见江苏恒瑞医药股份有限公司药品说明书),据此可推算出多西他赛应为 112 mg,而实际使用量为 120 mg,剂量偏大;另外,按药品说明书规定,吡柔比星静脉推注一次 25～40 mg/m²,高龄者酌情减量(见深圳万乐药业有限公司药品说明书),据此可推算出吡柔比星应为 37.5～60 mg,实际使用量为 60 mg,已达最大允许量,加上患者老年,化疗前可能有肝功能损害(谷丙转氨酶偏高)等因素,剂量也可能偏大。

故由于多西他赛、吡柔比星相对于患者身高、体重、年龄等剂量偏大,加上患者存在肝功能损害,化疗抑制了患者免疫力,引发了 5 月 1 日感染;抑制骨髓增殖,引发了 5 月 5 日粒细胞缺乏症。

二、5月3日因体温正常停头孢西丁钠,5月4日体温上升到39.5℃的主要原因

(1)过早停用抗菌药物。根据抗菌药物临床应用指导原则2015版,对非复杂性血流感染,疗程一般需用药至体温恢复正常后7~10天;复杂性血流感染需全身使用抗菌药物4~6周[2]。而患者为化疗后免疫力低下者的感染,在体温正常后立即停药,显然抗菌药物疗程不足。

(2)中性粒细胞缺乏引发的感染,常规使用抗铜绿假单胞菌β内酰胺类药物如头孢他啶、头孢吡肟、哌拉西林他唑巴坦钠、头孢哌酮舒巴坦钠、碳青霉烯类,对血流动力学不稳定者可联合抗革兰阳性球菌的药物[2]。

(3)头孢西丁钠对铜绿假单胞菌不敏感,且使用频次不足。患者肾功能正常,肌酐清除率在50 ml/min以上,头孢西丁钠为时间依赖性抗菌药物,按规定对中、重度感染,每日总量应6~8 g,每日应至少分3次使用(见扬子江药业集团有限公司药品说明书)。而实际予2 g每日2次静脉滴注,显然给药间隔过长。

三、5月11日发生脑炎可能,之后血培养出金黄色葡萄球菌,考虑感染性心内膜炎的主要原因

(1)过早停用了抗菌药物。5月4日开始予头孢曲松钠2 g每日2次静脉滴注,5月5日发生粒细胞缺乏症,5月7日因体温降到37.9℃、白细胞逐步上升而停头孢曲松钠。患者是因化疗引发粒细胞缺乏症基础上诱发的感染,按规定,患者体质差,感染症状较重者,在病情好转体温正常后,一般继续用药7~10天[2]。而实际体温尚未完全恢复正常即停头孢曲松钠。

(2)吡柔比星为蒽环类抗癌药,对心脏的毒性作用较强,可在使用过程中或使用后立即引起心肌病变,尤其在剂量偏大时[1]。加上菌血症可能未被控制,诱发了感染性心内膜炎。

四、6月1日患者发生急性左心衰竭的原因

5月26日考虑菌血症已控制,停利奈唑胺,5月29日体温再次上升,6月1日发生了急性左心衰竭,其主要原因仍是过早停用了抗菌药物。患者是感染性心内膜炎可能,按规定使用抗菌药物宜在4~6周以上[2],而实际上从5月11日到5月26日共16天,显然疗程不足,使感染性心内膜炎出现反复。

五、患者皮疹的可能原因

6月21日发现皮疹,停头孢西丁钠后6月25日皮疹消退,故皮疹很可能是头孢西丁钠引发的变态反应(见扬子江药业集团有限公司药品说明书),患者5月1日~5月2日使用头孢西丁钠,被致敏,6月17日开始再次使用头孢西丁钠,被激发。

【病例总结】

(1)肝功能损害的患者,如果谷丙转氨酶超过正常值上限1.5倍,同时伴有碱性磷酸酶超过正常值上限 2.5 倍,不应使用多西他赛。应根据患者体表面积调整多西他赛、吡柔比星的剂量。

（2）对非复杂性血流感染,疗程一般需用药至体温恢复正常后 7～10 天;复杂性血流感染需全身使用抗菌药物 4～6 周。

未遵守上述注意事项,不排除与患者病情恶化有相关性。

参考文献

［1］ 贾公孚,谢惠民.药害临床防治大全［M］.北京：人民卫生出版社,2002：316－318,528－532.
［2］ 《抗菌药物临床应用指导原则》修订工作组.抗菌药物临床应用指导原则 2015 版.国卫办医发［2015］43 号附件,2015：94－100,128－129.

2.6　与药物因素相关的肾功能衰竭、上消化道出血

【概述】

一例高血压合并糖尿病病史的老年女性,因左肱骨近端骨折、左股骨粗隆间粉碎性骨折、糖尿病、高血压病入院。治疗后发生感染进行性加重、慢性肾功能不全、上消化道出血、肢体抽搐、感染性休克等。通过此病例分析,主要探讨以下几方面：① 患者感染加重的原因。② 患者发生慢性肾功能不全急性加重的原因。③ 4 月 7 日第一次发生上消化道大出血的主要原因。④ 4 月 7 日—4 月 12 日,患者发生肢体抽搐的主要原因。⑤ 5 月 1 日出现感染性休克的主要原因。⑥ 4 月 27 日—5 月 9 日,第二次发生上消化道大出血的主要原因。

【病史介绍】

患者 74 岁,女性,因左肱骨近端骨折、左股骨粗隆间粉碎性骨折、糖尿病、高血压病于 3 月 25 日入院。既往高血压病史 20 年,平素血压正常,未予治疗。糖尿病史 20 余年,血糖控制不佳。白细胞计数 $10.29 \times 10^9/L$（$4.0 \times 10^9/L$～$10.0 \times 10^9/L$）,中性粒细胞百分比 82.2%（50%～70%）,血红蛋白 63.0 g/L（110.0～150.0 g/L）,葡萄糖 16.46 mmol/L（3.10～6.40 mmol/L）,**肌酐** 180 μmol/L（45～84 μmol/L）,血气分析示氧气分压 62.3 mmHg（83.0～108.0 mmHg）。

【临床经过】

予**头孢替安** 4 g qd iv gtt（3 月 25 日—4 月 5 日）抗感染,**N－L 丙氨酰－L－谷氨酰** 20 g+

生理盐水 500 ml qd iv gtt(3 月 25 日—3 月 31 日)补充营养,另外予胰岛素皮下注射控制血糖。

3 月 26 日 9:00,患者一般情况好,右脚第四脚趾坏疽,余趾末梢血运佳。胸片示两肺纹理增多。空腹血糖 15.8 mmol/L(3.10～6.40 mmol/L),白细胞计数 12.0×10⁹/L(4.0×10⁹/L～10.0×10⁹/L),血红蛋白 59.0 g/L(110.0～150.0 g/L),输入红细胞悬液 800 ml 及血浆 200 ml 纠正贫血。

3 月 27 日,患者一般情况尚可,饮食欠佳,白细胞计数 15.80×10⁹/L(4.0×10⁹/L～10.0×10⁹/L),中性粒细胞百分比 84.7%(50%～70%),血红蛋白 105.0 g/L(110.0～150.0 g/L)。尿隐血+++,尿蛋白++,尿葡萄糖++++,镜检白细胞 1～3/HP。**予诺氟沙星 0.1 g tid po 抗尿路感染(3 月 28 日—4 月 5 日)。**

3 月 29 日,**予美洛西康 7.5 mg bid po(3 月 29 日—4 月 5 日)。**

3 月 30 日 10:00,患者一般情况好,空腹血糖 5.7 mmol/L(3.10～6.40 mmol/L),C 反应蛋白 127 mg/L(<8 mg/L),血沉 93 mm/h(<20 mm/h)。

3 月 31 日,空腹血糖 10.2 mmol/L(3.10～6.40 mmol/L),钾 2.9 mmol/L(3.50～5.30 mmol/L),予氯化钾片 0.75 g tid po(3 月 31 日—4 月 3 日),10%氯化钾 15 ml 加入补液中静脉滴注(3 月 31 日—4 月 3 日),另外予右足坏疽换药。

4 月 3 日,白细胞计数 20.61×10⁹/L(4.0×10⁹/L～10.0×10⁹/L),中性粒细胞百分比 93.7%(50%～70%),血红蛋白 107.0 g/L(110.0～150.0 g/L)。**予左氧氟沙星 0.2 g bid iv gtt (4 月 3 日—4 月 5 日)加强抗感染。**

4 月 4 日,肌酐 369 μmol/L(45～84 μmol/L)。

4 月 5 日 10:00,患者精神差,心电监护示 HR 89 次/min,BP 125/68 mmHg,R 16 次/min。查体两肺可闻及散在湿啰音,右脚第四脚趾坏疽、破溃,右第二趾至第五趾根部青紫、破溃,破溃处上覆脓苔,多量渗液。查空腹血糖 7.4 mmol/L(3.10～6.40 mmol/L)。中性粒细胞百分比 89.7%(50%～70%),白细胞计数 21.40×10⁹/L(4.0×10⁹/L～10.0×10⁹/L),钾 5.68 mmol/L(3.50～5.30 mmol/L)。请 ICU 医师会诊,诊断为慢性肾功能不全急性加重、高钾血症、尿路感染、肺部感染、糖尿病足干性坏疽,转 ICU 监护治疗。

13:00,白细胞计数 23.40×10⁹/L(4.0×10⁹/L～10.0×10⁹/L),中性粒细胞百分比 92.3%(50%～70%),血红蛋白 70.0 g/L(110.0～150.0 g/L)。钙 1.86 mmol/L(2.15～2.55 mmol/L),镁 0.67 mmol/L(0.65～1.05 mmol/L)。**考虑抗感染效果不佳,换用哌拉西林他唑巴坦钠 4.5 g tid iv gtt(4 月 5 日—4 月 15 日),**予 5%葡萄糖 250 ml+参麦 60 ml+胰岛素 4 U qd iv gtt (4 月 5 日—4 月 8 日)降低血液黏稠度。另外予化痰、膀胱冲洗、利尿等治疗。

4 月 6 日,患者精神较萎,肌酐 399 μmol/L(45～84 μmol/L),CVP 17 cmH₂O (5～10 cmH₂O),予加强利尿。

4月7日8:00,患者呼之睁眼,嗜睡状态,予甲氯芬酯1 g qd iv gtt(4月7日—4月10日)。

11:00,患者右侧肢体抽搐,目前肾功能持续恶化,无尿,血红蛋白50.0 g/L(110.0~150.0 g/L),予输红细胞悬液,输血浆补充凝血因子。16:45,行CRRT(血滤)治疗(4月7日—4月17日)。**胸片示慢性支气管炎伴感染。**

17:00,患者反复解柏油样黑便约400 ml。头颅CT提示双侧基底节区、脑桥多发腔隙性脑梗死,双侧额颞部硬膜下少量积液。神内科急会诊,考虑目前意识模糊状态,感染代谢性脑病,**予奥美拉唑钠160 mg 静脉推泵(4月7日—4月11日)、40 mg 静脉推泵(4月11日—4月17日)、奥美拉唑镁肠溶片40 mg 每日1次口服抑酸(4月17日—4月27日)**治疗,另外,患者存在足部坏疽,考虑存在球菌感染,**予万古霉素1 g bid iv gtt(4月7日—4月11日)抗感染,**七叶皂苷钠30 mg qd iv gtt(4月7日—4月10日)抗渗出。

4月8日8:00,患者嗜睡状态,呼之能醒,可闻及散在湿啰音,右第二趾至第五趾根部出现坏疽、破溃,破溃处上覆脓苔。患者处于高消耗状态,予肠外营养支持治疗(4月8日—4月10日)。

4月9日,患者神志转清,精神较萎,双侧肢体仍有不自主震颤,肌酐242 μmol/L(45~84 μmol/L)。中段尿培养示热带念珠菌和屎肠球菌(D群),屎肠球菌对利奈唑胺、替考拉宁敏感。予利奈唑胺0.6 g bid iv gtt(4月9日—4月17日),卡泊芬净70 mg 首剂,以后50 mg qd iv gtt(4月10日—4月13日)抗感染。

4月10日,患者神志清楚,精神萎,双侧肢体仍有不自主震颤。**停万古霉素、甲氯芬酯、七叶皂苷钠。**

4月11日—4月12日,患者神志清楚,精神萎,双侧肢体仍有不自主震颤。

4月13日,患者精神尚可,**大便已转黄,**双手水肿较前明显消退。两肺未闻及干湿啰音,心率82次/min。白细胞计数13.04×10⁹/L(4.0×10⁹/L~10.0×10⁹/L),中性粒细胞百分比83.1%(50%~70%),血红蛋白85.00 g/L(110.0~150.0 g/L)。患者经抗感染治疗后血象明显下降,考虑抗感染有效,但因卡泊芬净价格贵且为自费,故按家属要求停用。

4月15日,胸片示两肺感染,左侧胸腔积液。患者右脚第四脚趾坏疽,右第二趾至第五趾根部坏疽,较前明显扩大。考虑有截肢指征,但无截肢手术条件。**停哌拉西林他唑巴坦钠。**

4月17日,白细胞计数9.45×10⁹/L(4.0×10⁹/L~10.0×10⁹/L),中性粒细胞百分比85.2%(50%~70%),血红蛋白77.00 g/L(110.0~150.0 g/L),停CRRT(4月17日—4月21日),予布美他尼静脉推泵(4月17日—4月19日),肌酐325 μmol/L(45~84 μmol/L),停利奈唑胺。

4月21日,患者精神较萎,胃纳差,最高腋温38.3℃,肌酐503 μmol/L(45~84 μmol/L)。患者血肌酐进行性升高,今继续予行CRRT。患者有发热,肺部可闻及痰鸣音,考虑患者目前同时存在肺部感染、尿路感染及右足坏疽,**重新予哌拉西林他唑巴坦钠 2.25 g tid iv gtt(4 月 21 日—4 月 26 日)**。继续 CRRT 治疗(4 月 21 日—5 月 9 日)。

4 月 26 日,患者仍有发热,考虑肺部感染、泌尿系统感染、糖尿病足感染,**停哌拉西林他唑巴坦钠,予头孢哌酮舒巴坦钠** 1.5 g qd iv gtt (4 月 26 日—4 月 27 日)、1.5 g bid iv gtt (4 月 27 日—5 月 10 日),**氟康唑** 0.2 g qd iv gtt(4 月 26 日—4 月 27 日)抗真菌感染,加用米诺环素 0.1 g qd po (4 月 26 日—5 月 10 日)抗鲍曼不动杆菌感染。

4 月 27 日,患者精神萎,最高腋温 38.2℃,**粪隐血+++。予泮托拉唑钠 40 mg 每日 2 次静脉推泵(4 月 27 日—4 月 30 日)、160 mg 每日 1 次静脉推泵(4 月 30 日—5 月 9 日)**抑酸,输注红细胞悬液和新鲜冰冻血浆(4 月 27 日—5 月 9 日)。

5 月 1 日 9:00,患者精神萎靡,右脚第四脚趾坏疽,右第二趾至第五趾根部坏疽。**黑便 6 次**,量约 700 ml。肌酐 419 μmol/L(45～84 μmol/L)。患者血压下降,除低血容量外,考虑存在感染性休克。

18:07,患者呼吸浅慢,SPO_2 迅速下降至 70%。继而心率迅速下降至 40 次/min,喉镜暴露声门见喉咽部大量痰痂。考虑上呼吸道梗阻,予粗吸痰管充分负压吸引,接呼吸机机械通气。

5 月 4 日,患者神志不清,呼之不应,体温最高 38.4℃,解黑便 800 ml。血压下降,予升压药维持。

5 月 9 日,患者昏迷,有发热,**右脚第三、第四脚趾坏疽,右第二趾至第五趾根部坏疽扩大,破溃处有脓性分泌物**。患者病情危重,随时有死亡危险,向家属交代。

5 月 10 日 21:50,患者死亡。

【病例用药分析】

一、患者感染加重的原因

患者 3 月 25 日入院时感染并不明显,而之后感染进行性加重,4 月 5 日进展为肺部感染、糖尿病足干性坏疽,主要原因如下。

(1)患者有严重骨折、糖尿病、高血压等疾病基础,可能使免疫力低下。

(2)患者有糖尿病足,由于下肢动脉硬化,加之周围神经病变使血管运动减弱,导致足部供血不足,局部组织缺血和抵抗力下降,任何足部微小的创伤,均可引起感染面形成溃烂,又因患者痛觉减退或消失,不能及时察觉病变,常常使溃疡加大。而大面积的感染需要更多的血液供应,如超出血管所承受的代偿负荷,便出现足坏疽[1]。

(3)3 月 25 日—4 月 5 日,予头孢替安 4 g 每日 1 次静脉滴注,此药属第二代头孢菌素,为时间依赖性抗生素,血清半衰期仅为 0.6～1.1 小时,因此规定每日应分 2～4 次给药(见哈药集团制药总厂药品说明书)。而实际每日仅 1 次给药,很可能使 T＞MIC 在 50% 以下,减弱头孢替安抗菌效力。

（4）3 月 28 日—4 月 5 日，予诺氟沙星 0.1 g 每日 3 次口服，此药为喹诺酮类抗菌药，虽具广谱抗菌作用，但仅适用于敏感菌所致的尿路感染、前列腺炎、肠道感染（见上海三维制药有限公司药品说明书），故很可能对肺部感染和糖尿病足感染无效。

（5）按照《抗菌药物临床应用指导原则》，对于临床效果不显著的急性感染，48～72 小时应考虑换药或调整药物剂量，如 72 小时后，疗效仍不明显，应及时更换抗菌药物。糖尿病足伴有毒血症状者，静脉使用哌拉西林他唑巴坦钠或碳青霉烯类；怀疑 MRSA 时使用糖肽类或利奈唑胺[2]。患者从 3 月 25 日入院到 4 月 3 日共 10 天时间，白细胞计数和中性粒细胞百分比进行性上升，提示予头孢替安 4 g qd iv gtt（3 月 25 日—4 月 5 日）＋诺氟沙星 0.1 g tid po（3 月 28 日—4 月 5 日）抗感染效果不佳，应及时更换抗菌药如哌拉西林他唑巴坦钠，但一直未予调整。4 月 3 日，白细胞计数 20.61×10⁹/L，中性粒细胞百分比 93.7％，此时很可能出现了毒血症状，应予哌拉西林他唑巴坦＋利奈唑胺。实际上予左氧氟沙星 0.2 g bid iv gtt（4 月 3 日—4 月 5 日），很可能使感染得不到控制并且不断加重。

二、患者发生慢性肾功能不全急性加重的原因

4 月 5 日发生慢性肾功能不全急性加重，之后进展为肾功能衰竭需要依靠血滤维持的主要原因如下。

（1）患者 74 岁高龄，有严重骨折、高血压、糖尿病、糖尿病足坏疽、肺部感染，并且感染进行性加重，存在引发肾功能衰竭的疾病基础[3]。

（2）予头孢替安 4 g qd iv gtt（3 月 25 日—4 月 5 日），此药主要以原型经肾排泄，分泌在肾小管，最初使肾小管状缘微纤毛含量减少，继而微粒体肿胀坏死，其肾毒性常在剂量偏大时容易发生[4]。

（3）予诺氟沙星 0.1 g tid po（3 月 28 日—4 月 5 日），左氧氟沙星 0.2 g bid iv gtt（4 月 3 日—4 月 5 日），并且从 4 月 3 日—4 月 5 日，此两种抗菌药同时给患者使用，它们都属于喹诺酮类，溶解度小，容易在肾脏形成结晶，引起尿路刺激和阻塞，出现尿闭等症状，从而损伤肾功能[4]。

（4）予美洛西康 7.5 mg bid po（3 月 29 日—4 月 5 日），此药为非甾体抗炎药，可抑制前列腺素的合成，减少对肾脏的保护作用[4]。

（5）予万古霉素 1 g bid iv gtt（4 月 7 日—4 月 11 日），此药主要以原型从肾脏排泄，有比较严重的肾毒性，在大剂量用药时尤易发生。主要损害肾小管，临床上早期可有蛋白尿、管型尿，继而可出现尿量改变、氮质血症等[4]。

（6）予七叶皂苷钠 30 mg qd iv gtt（4 月 7 日—4 月 10 日），《马丁代尔大药典》推荐成人静脉使用七叶皂苷钠最大日剂量应为 20 mg，如使用更大剂量则可能出现急性肾功能衰竭，如联合应用其他具有肾脏毒性的药物也可导致急性肾功能衰竭（见无锡凯夫制药有限公司药品说明书），而患者实际剂量已达每日 30 mg。

三、4月7日第一次发生上消化道大出血的主要原因

（1）患者存在严重创伤（左肱骨近端骨折、左股骨粗隆间粉碎性骨折）和脓毒症（糖尿病足坏疽、肺部感染，并且感染进行性加重）两个应激源，合并使用非甾体抗炎药美洛西康7.5 mg bid po（3月29日—4月5日）和急性肾功能衰竭两个危险因素，可造成胃、十二指肠黏膜的急性病变[5]。具备两个应激源＋两个危险因素，应予奥美拉唑钠 40 mg q12h iv gtt、泮托拉唑钠 40 mg q12h iv gtt、兰索拉唑钠 30 mg q12h iv gtt、埃索美拉唑 40 mg q12h iv gtt[5]。实际上未予质子泵抑制剂。

（2）予氯化钾片 0.75 g tid po（3月31日—4月3日），对胃肠道有强烈的刺激作用，可引起恶心、呕吐、胸痛（食管刺激）、腹痛、腹泻，甚至消化性溃疡及出血，在原有胃肠道疾病者更易发生（见天津力生制药股份有限公司产品说明书）。

四、4月7日—4月12日，患者发生肢体抽搐的主要原因

（1）患者有高血压、慢性肾功能不全急性加重、感染恶化，又有低钙血症、高钾血症等电解质紊乱，存在诱发代谢性脑病的疾病基础[4]。

（2）予甲氯芬酯 1 g qd iv gtt（4月7日—4月10日），有中枢兴奋作用，大剂量时可诱发惊厥。甲氯芬酯一次 0.1～0.25 g，每日3次静脉滴注，实际予 1 g 每日1次静脉滴注，剂量过大（见湖南五洲通药业有限责任公司产品说明书）。

（3）患者慢性肾功能不全急性加重，予哌拉西林他唑巴坦钠 4.5 g tid iv gtt（4月5日—4月15日），4月4日肌酐 369 μmol/L，可计算出肌酐清除率为 11 ml/min，哌拉西林他唑巴坦钠应该是 4.5 g 每日2次静脉滴注（见惠氏制药有限公司药品说明书），而实际予哌拉西林他唑巴坦钠 4.5 g 每日3次静脉滴注（4月5日—4月15日），使之在体内蓄积，使脑脊液浓度过高而导致抽搐、青霉素脑病[6]。

五、5月1日出现感染性休克的主要原因

（1）患者有严重骨折、糖尿病、高血压等疾病基础，可能使免疫力低下。

（2）患者有糖尿病足坏疽感染，并且不断扩大。

（3）予头孢哌酮舒巴坦钠 1.5 g 每日1次静脉滴注（4月26日—4月27日）、1.5 g 每日2次静脉滴注（4月27日—5月10日）。患者虽有肾功能衰竭，但头孢哌酮钠大部分经胆汁排泄，只有舒巴坦经肾脏排泄需要减少剂量，并且患者每日血滤可清除部分头孢哌酮舒巴坦钠。因此实际剂量偏小，可能达不到应有的抗菌效力。

（4）4月5日换用哌拉西林他唑巴坦钠 4.5 g 每日3次静脉滴注（4月5日—4月15日），CRRT 时每日可予 2.25 g q6h iv gtt，提示剂量足够。4月7日联合万古霉素 1 g bid iv gtt（4月7日—4月11日），CRRT 时每日可予 1 g qd iv gtt[6]，提示已经超量。4月9日予利奈唑胺 0.6 g bid iv gtt（4月9日—4月17日），卡泊芬净 70 mg 首剂，以后 50 mg 每日1次静脉滴注（4月10日—4月13日）。4月13日白细胞计数 $13.04×10^9$/L，中性粒细胞百分比 83.1%，血象有下降考虑抗感染有效，4月15日胸片示两肺感染，坏疽较前明

显扩大,停哌拉西林他唑巴坦钠,4月17日停利奈唑胺。从4月17日至4月21日,在有两肺感染、坏疽扩大的情况下未予任何抗菌药,可使感染进一步加重和恶化。4月21日体温上升,肺部可闻及痰鸣音,重新予哌拉西林他唑巴坦钠2.25 g每日3次静脉滴注(4月21日—4月26日),头孢哌酮舒巴坦钠1.5 g每日1次静脉滴注(4月26日—4月27日)、1.5 g每日2次静脉滴注(4月27日—5月10日)。通常应改用足量的碳青霉烯类如亚胺培南西司他丁钠或美罗培南等。

六、4月27日—5月9日,第二次发生上消化道大出血的主要原因

患者存在严重创伤(左肱骨近端骨折、左股骨粗隆间粉碎性骨折)和脓毒症(糖尿病足坏疽、肺部感染,感染未能得到有效控制并且进行性加重)两个应激源,发生了急性肾功能衰竭1个危险因素,可造成胃、十二指肠黏膜的急性病变[5]。具备两个应激源+1个危险因素,应予奥美拉唑钠40 mg q12h iv gtt、泮托拉唑钠40 mg q12h iv gtt、兰索拉唑钠30 mg q12h iv gtt、埃索美拉唑40 mg q12h iv gtt[5]。实际上在4月27日停用了奥美拉唑镁肠溶片。

【病例总结】

(1) 按照《抗菌药物临床用用指导原则》,对于临床效果不显著的急性感染,48~72小时应及时调整抗菌药。糖尿病足伴有毒血症状者,静脉使用哌拉西林他唑巴坦钠或碳青霉烯类,怀疑MRSA时使用糖肽类或利奈唑胺。在两肺感染未被控制且坏疽较前明显扩大的情况下,不应停用抗菌药。

(2) 具备两个应激源+1个以上危险因素,应予奥美拉唑钠40 mg q12h iv gtt、泮托拉唑钠40 mg q12h iv gtt、兰索拉唑钠30 mg q12h iv gtt、埃索美拉唑40 mg q12h iv gtt。

(3) 头孢替安成人每日0.5~2 g,对成人败血症可增至每日4 g,应分2~4次静脉滴注(见哈药集团制药总厂药品说明书)。左氧氟沙星和诺氟沙星同属第三代喹诺酮类抗菌药,联合使用在一定程度上属于重复用药。非透析严重肾功能不全者禁用美洛昔康片(见昆山龙灯瑞迪制药有限公司药品说明书)。甲氯芬酯应该是0.1~0.25 g,每日3次静脉滴注(见海南五洲通药业有限责任公司药品说明书)。七叶皂苷钠最大日剂量应为20 mg,而实际上予七叶皂苷钠30 mg每日1次静脉滴注(4月7日—4月10日),而且肾功能不全者禁用七叶皂苷钠(见无锡凯夫制药有限公司药品说明书)。

未遵守上述用药注意事项,不排除与患者病情恶化死亡有相关性。

参考文献

[1] 王润秀,林源,黎信森,等.糖尿病足溃疡47例外科治疗体会[J].中国实用外科杂志,2001,21(3):159.

[2] 《抗菌药物临床用用指导原则》修订工作组.抗菌药物临床用用指导原则2015年版.北京:人民卫

生出版社,2015：106－109.

[3]　金惠铭,王建枝.病理生理学：6版[M].北京：人民卫生出版社,2004：154－155,267.

[4]　贾公孚,谢惠民.药害临床防治大全[M].北京：人民卫生出版社,2002：416－421,496－505,515－522,1582－1583,1590－1591.

[5]　应激性溃疡防治专家组.应激性溃疡防治专家建议(2015版)[J].中华医学杂志,2015,95(20)：1555－1557.

[6]　章旭.慢性肾功能衰竭并发抗生素脑病19例[J].现代诊断与治疗,2005,16(1)：56－57.

[7]　彭文星.徐晓宇,钱思翀,等.抗菌药物在持续性血液置换治疗中的应用[J].临床药物治疗杂志,2017,15(4)：11－14.

2.7　麻痹性肠梗阻

【概述】

一例老年女性,因左股骨颈骨折、脑梗死、2型糖尿病入院。入院后全麻下行左侧人工股骨头置换术,术后发生麻痹性肠梗阻、高钾血症、肾功能衰竭等。通过此病例分析,主要探讨以下几个方面：① 11月19日患者发生麻痹性肠梗阻的主要原因。② 11月19日发生高钾血症的原因。③ 11月20日肌酐上升到347 μmol/L,发生肾功能衰竭的主要原因。

【病史介绍】

患者77岁,女性,因左股骨颈骨折、脑梗死、2型糖尿病于10月22日入院。予阿司匹林肠溶片100 mg qd po(10月22日—10月27日)、复方利血平1粒tid po(10月22日—10月27日)。10月27日全麻下行左侧人工股骨头置换术,术中失血300 ml,输注红细胞悬液400 ml,血浆2 U,术后转入ICU监护。心电监护提示心率86次/min,**血压115/65 mmHg**,留置导尿引流出脓尿。予头孢西丁钠2 g＋NS 100 ml bid iv gtt(10月27日—10月30日)预防感染；七叶皂苷钠20 mg＋NS 250 ml qd iv gtt(10月27日—10月30日)抗渗出；**低分子肝素钙0.4 ml qd ih(10月28日—11月5日)(11月9日—11月18日)**预防血栓。

【临床经过】

10月29日,患者体温正常,**肌酐163 μmol/L(45～84 μmol/L)**,钙2.03 mmol/L(2.15～2.55 mmol/L),白细胞计数13.21×10^9/L(4.0×10^9/L～10.0×10^9/L),血红蛋白87.0 g/L(110.0～150.0 g/L),中性粒细胞百分比79.4％(50％～70％)。再次给予输红细

胞悬液 2 U。

10 月 30 日，考虑患者左人工半髋置换术后，合并糖尿病，**停头孢西丁钠，改用头孢替安** 2 g＋NS 100 ml bid iv gtt（10 月 30 日—11 月 5 日）预防感染。

11 月 1 日，**予氨氯地平 5 mg qd po（11 月 1 日—11 月 19 日）**。

11 月 6 日，患者体温 38.5℃，饮食差，**频繁腹泻**，量少，诉会阴部疼痛不适，尿量少。予左氧氟沙星 0.2 g bid po（11 月 6 日—11 月 19 日），临时予吲哚美辛栓 50 mg 一次纳肛。

11 月 7 日，患者体温 38℃，饮食一般，诉肛门失禁，大便次数多。

11 月 8 日，患者诉腹胀，肛门脱出，查电解质提示低钾，予氯化钾片 0.5 g tid po（11 月 8 日—11 月 18 日），螺内酯片 20 mg bid po（11 月 8 日—11 月 19 日）、呋塞米片 20 mg bid po（11 月 8 日～11 月 19 日），**头孢替安 2 g＋NS 100 ml bid iv gtt（11 月 8 日～11 月 16 日）**。

11 月 9 日，患者气急，腹胀，体温 37.1℃，**肌酐 102 μmol／L（45～84 μmol／L）**，血气分析提示缺氧，代谢性酸中毒，过度通气。DIC 筛查未提示明显异常，普外科会诊考虑为腹式呼吸导致腹部不适，暂无特殊处理。呼吸科会诊予面罩给氧。

11 月 12 日，患者神志清楚，体温 36.3℃，饮食一般，仍诉肛门失禁，大便次数多。**予美洛昔康片 7.5 mg bid po（11 月 12 日—11 月 19 日）**止痛。中医外科会诊认为患者有手术禁忌，中医内科会诊后予中药帖 14 帖每日 1 次口服。

11 月 15 日，患者神志清楚，体温 36.5℃，肛门脱垂好转，大便次数仍较多。

11 月 17 日，临时予硫酸镁粉 25 g 口服。

11 月 18 日，患者神志清楚，体温 36.0℃，肛门脱垂好转，大便次数仍较多，会阴部肿胀。**停低分子肝素钙，予阿司匹林肠溶片 100 mg qd po（11 月 18 日—11 月 19 日）**。

11 月 19 日，患者今晨出现腹胀，肛门停止排气，肠鸣音消失，脐周压痛。查白细胞计数 30.67×10^9／L（4.0×10^9／L～10.0×10^9／L），血红蛋白 113.0 g／L（110.0～150.0 g／L），中性粒细胞百分比 88.0%（50%～70%）。钾 6.5 mmol／L（3.50～5.30 mmol／L），钠 125 mmol/L（135.0～147.0 mmol/L），氯 88 mmol/L（98.0～107.0 mmol/L）。腹部 B 超示肠腔扩张，**考虑麻痹性肠梗阻**，予停止补钾、聚乙烯苯磺钠散降钾，清洁灌肠，临时予头孢替安 4 g 1 次静脉滴注。患者仍旧存在腹胀，呼吸急促，心率加快。消化外科会诊，予禁食、胃肠减压。ICU 会诊认为存在严重感染，转 ICU 治疗。**予头孢哌酮舒巴坦钠 1.5 g＋NS 100 ml bid iv gtt（11 月 19 日—12 月 1 日）**、氟康唑 200 mg qd iv gtt（11 月 19 日—11 月 29 日）。另外，予肥皂水灌肠，胃管内麻油或石蜡油注入，补液支持，纠正电解质紊乱。

11 月 20 日 8:00，患者灌肠后解糊状便 2 次，腹胀及脐周绞痛好转。心电监护示 HR 80 次／min，BP 94/50 mmHg。查钠 128 mmol/L（135.0～147.0 mmol/L），钾 4.7 mmol/L（3.50～5.30 mmol/L），肌酐 347 μmol/L（45～84 μmol/L）。胸片示慢性支气管炎伴少许

感染,予万古霉素 250 mg＋NS 100 ml qd iv gtt(11 月 20 日—11 月 30 日),粪隐血＋＋＋,停阿司匹林肠溶片,予奥美拉唑钠 40 mg＋NS 100 ml qd iv gtt(11 月 20 日—12 月 3 日)。

11 月 21 日,患者大便 3 次,为黄色稀糊便,肠鸣音可闻及 3 次/min。脐周压痛,钠 133 mmol/L(135.0～147.0 mmol/L),钾 4.1 mmol//L(3.50～5.30 mmol/L)。

11 月 22 日,肌酐 279 μmol/L(45～84 μmol/L),粪隐血＋＋＋。

11 月 23 日,白细胞计数 14.03×10⁹/L(4.0×10⁹/L～10.0×10⁹/L),中性粒细胞百分比 82.5%(50%～70%),血红蛋白 82.00 g/L(110.0～150.0 g/L)。

11 月 25 日,患者解大便 2 次,为黄色稀糊便,目前无明显腹胀,无脐周绞痛,无发热。肌酐 173 μmol/L(45～84 μmol/L)。

11 月 27 日,患者大便通畅,粪隐血＋＋,无明显腹胀,无腹痛,血气分析正常。

11 月 29 日,肌酐 163 μmol/L(45～84 μmol/L),白细胞计数 9.36×10⁹/L(4.0×10⁹/L～10.0×10⁹/L),中性粒细胞百分比 70.2%(50%～70%),血红蛋白 82.0 g/L(110.0～150.0 g/L)。

12 月 1 日,患者胃纳可,无腹胀,无脐周绞痛,大便通畅,无发热,粪隐血＋,白细胞计数 7.30×10⁹/L(4.0×10⁹/L～10.0×10⁹/L),中性粒细胞百分比 70.1%(50%～70%),血红蛋白 80.0 g/L(110.0～150.0 g/L)。转骨科普通病房。

12 月 3 日出院。

【病例用药分析】

一、11 月 19 日患者发生麻痹性肠梗阻的主要原因

(1) 患者 11 月 19 日钾 6.5 mmol/L,存在高钾血症,可能使胃肠道平滑肌出现肌无力甚至肌麻痹[1]。

(2) 予氨氯地平 5 mg 每日 1 次口服(11 月 1 日—11 月 19 日),氨氯地平可能拮抗肠壁细胞钙离子内流,减少肠平滑肌的兴奋性[2]。

(3) 因基础疾病长期服用非甾体抗炎药,入院后继续服用阿司匹林肠溶片和美洛昔康片,可能引起肠黏膜糜烂、溃疡,继而黏膜下层纤维增生变性,导致肠狭窄,影响肠腔内容物通过[2]。

(4) 11 月 17 日予硫酸镁粉 25 g 口服,可局部刺激肠壁而影响直肠正常的反射,形成便秘继而发生低位性肠梗阻[2]。

(5) 患者高龄,存在骨折、脑梗死、2 型糖尿病等,因此不排除可能有肠系膜血管栓塞或血栓形成,使肠管血运障碍,继而发生肠麻痹[3]。

(6) 10 月 27 日术后先后予头孢西丁钠 2 g＋NS 100 ml bid iv gtt(10 月 27 日—10 月 30 日)、头孢替安 2 g＋NS 100 ml bid iv gtt (10 月 30 日—11 月 5 日)预防感染。术后予抗菌药预防感染通常不超过 48 小时,实际上持续使用了 9 天。11 月 6 日患者体温

38.5℃,频繁腹泻,长时间预防性使用抗生素很可能发生了抗生素相关性肠炎。致病菌主要是艰难梭菌,应尽量停用抗生素,并且可予甲硝唑 0.4 g tid po 或(和)万古霉素 0.125 mg qid po(10~14 天)[4]。实际上予左氧氟沙星 0.2 g bid po (11 月 6 日—11 月 19 日)、头孢替安 2 g+NS 100 ml bid iv gtt (11 月 8 日—11 月 16 日),可能使抗生素相关性肠炎加重(11 月 20 日粪隐血+++可能与抗生素相关性肠炎加重有关),引发麻痹性肠梗阻[3]。

二、11 月 19 日发生高钾血症的原因

(1)患者肾功能不全进行性加重,使肾脏排钾不断减少[1],加上予氯化钾 0.5 g tid po (11 月 8 日—11 月 18 日)。

(2)患者存在比较严重的基础疾病,可能使组织破坏增加,钾从破坏的组织细胞中释放出来[1]。

(3)予螺内酯片 20 mg bid po (11 月 8 日—11 月 19 日)、呋塞米片 20 mg bid po (11 月 8 日—11 月 19 日)。对肾功能正常的心力衰竭患者,饮食正常且无额外补钾的情况下,呋塞米:螺内酯=1:2 对钾的影响最小[5]。实际上是 1:1,加上患者肾功能不全进行性加重(11 月 20 日肌酐上升到 347 μmol/L),发生了肾功能衰竭,可导致严重高钾血症。

三、11 月 20 日肌酐上升到 347 μmol/L,发生肾功能衰竭的主要原因

(1)予头孢替安 2 g bid iv gtt(10 月 30 日—11 月 5 日)(11 月 8 日—11 月 16 日)4 g qd iv gtt (11 月 19 日),头孢替安每日最大剂量为 4 g,主要以原型经肾排泄,分泌在肾小管,最初使肾小管状缘微纤毛含量减少,继而微粒体肿胀坏死,其肾毒性常在剂量偏大时容易发生(见哈药集团制药总厂药品说明书)。患者 77 岁高龄,又有肾功能不全,显然剂量偏大。

(2)予左氧氟沙星 0.2 g 每日 2 次口服(11 月 6 日—11 月 19 日),患者原先存在肾功能不全,可能使左氧氟沙星在肾脏蓄积并形成结晶,引起尿路刺激和阻塞,出现尿闭等症状,从而使肾功能恶化[2]。

(3)予美洛昔康 7.5 mg 每日 2 次口服(11 月 12 日—11 月 19 日)、阿司匹林肠溶片 100 mg 每日 1 次口服(10 月 22 日—10 月 27 日)(11 月 18 日—11 月 19 日),这两种药均为非甾体抗炎药,抑制对肾脏有保护作用的前列腺素的合成,对肾功能造成损害[2]。

(4)予呋塞米 20 mg bid po (11 月 8 日—11 月 19 日),与美洛昔康、阿司匹林合用,使患者因利尿剂脱水发生肾功能衰竭的可能性增加(见昆山龙灯瑞迪制药有限公司药品说明书)。

(5)患者存在 2 型糖尿病、糖尿病肾病等疾病基础,加上抗生素相关性肠炎加重产生细菌毒血症,可对肾功能造成损害[6]。

【病例总结】

（1）术后予抗菌药预防感染通常不超过 48 小时。

（2）发生抗生素相关性肠炎后应尽量停用抗生素，并且可予甲硝唑 0.4 g tid po 或（和）万古霉素 0.125 mg qid po（10—14 天）。

（3）对肾功能正常的心力衰竭患者，饮食正常且无额外补钾的情况下，呋塞米∶螺内酯＝1∶2 对钾的影响最小。

（4）头孢替安对成人败血症可增至每日 4 g，老年患者应按其肾功能减退情况减量。

（5）美洛昔康应避免与阿司匹林等非甾体抗炎药合用。

未遵守上述用药注意事项，可能与患者病情恶化有相关性。

参考文献

［1］ 王礼振.临床输液学［M］.北京：人民卫生出版社，1998：68－75.

［2］ 贾公孚，谢惠民.药害临床防治大全［M］.北京：人民卫生出版社，2002：357－358，416－425，497－498.

［3］ 吴在德，吴肇汉.外科学：6 版［M］.北京：人民卫生出版社，2005：475－476.

［4］ 桑德福.热病抗微生物治疗指南：43 版［M］.北京：中国协和医科大学出版社，2014：17－18.

［5］ 代铁成，赵月.不同剂量利尿剂联合应用对心力衰竭患者血钾的影响［J］.心血管康复医学杂志，2010，19(6)：636－638.

［6］ 叶任高，陆再英.内科学：6 版［M］.北京：人民卫生出版社，2005：536－541.

2.8　脑出血后发生急性心肌梗死

【概述】

一例老年男性患者因右侧基底节区高血压性脑出血、高血压病 3 级（极高危组）、2 型糖尿病入院。治疗后患者发生急性心肌梗死最终死亡。通过此病例分析，探讨患者突发急性心肌梗死的药物原因。

【病史介绍】

患者 88 岁，男性，因右侧基底节区高血压性脑出血、高血压病 3 级（很高危组）、2 型糖尿病于 1 月 10 日入院。查体血压 190/100 mmHg，嗜睡，反应迟钝，对答部分切题，双肺未闻及干湿啰音，心率 80 次/min，左侧肢体肌力 0 级。予甲氯芬酯 0.5 g＋5％葡萄糖 250 ml qd iv gtt（1 月 10 日—1 月 14 日）、纳洛酮 8 mg＋生理盐水 250 ml qd iv gtt；奥拉西坦 4 g＋生理盐水 250 ml qd iv gtt（1月10日—1月14日）；**蛇毒血凝酶 1 kU bid iv（1月 10 日—1月 11 日）**；脂溶性维生素（Ⅱ）2 支＋能量合剂 2 支＋维生素 C 2 g＋维生素 B$_6$ 200 mg＋10％氯化钾 10 ml＋5％葡萄糖 500 ml qd iv gtt；氨氯地平 5 mg qd po（1月 10 日—1月 14 日）、依那普利 10 mg qd po（1月10日—1月14日）、**硝普钠 50 mg 每日 1 次静脉推泵（1 月 10 日、1 月 11 日、1 月 14 日）**；二甲双胍 250 mg tid po（1月10日—1月14日）等治疗。

【临床经过】

1月11日，查肌酐 99 μmol／L（59～104 μmol／L），尿隐血＋＋＋＋，镜检红细胞＋＋／HPF，葡萄糖 6.66 mmol／L（3.10～6.40 mmol／L），中性粒细胞百分比 92.6％（50％～70％），白细胞计数 22.03×10^9／L（4.0×10^9／L～10.0×10^9／L），血红蛋白 121.0 g／L（110.0～150.0 g／L），血小板计数 239.0×10^9／L（100×10^9／L～300×10^9／L）。另外，查电解质、肝功能等基本正常。予甘油果糖氯化钠 250 ml qd iv gtt（1月11日—1月14日）。

1月12日，患者心电监护中，呼吸较急促，**血压 140／90 mmHg**。嗜睡，反应迟钝，对答部分切题，左侧肢体肌力 0 级。

1月13日，予头孢米诺 1 g＋生理盐水 100 ml bid iv gtt（1月13日—1月14日）。

1月14日 8：00，**予二羟丙茶碱 0.25 g 临时 1 次静脉推注**，去乙酰毛花苷 C 0.4 mg 临时一次静脉推注，呋塞米 20 mg 临时 1 次静脉推注。

14：00，患者心电监护中，一般情况差，呼吸急促，36 次／min，两下肺可闻及少许湿啰音，心率 107 次／min，律不齐。呼之有反应，对答尚切题，言语不清，**血压 127／74 mmHg，硝普钠推泵维持治疗**。查肌红蛋白 830.90 ng／ml（＜75 ng／ml），肌酸磷酸激酶同工酶 8.73 ng／ml（0.10～4.94 ng／ml），高敏肌钙蛋白 0.945 ng／ml（0～0.03 ng／ml），结合心电图**诊断为急性心肌梗死**，转中心 ICU 监护治疗。

1月15日，查肌酐 143 μmol／L（59～104 μmol／L）。予呼吸机支持、抗感染、控制血压、减少心肌耗氧、抑酸护胃、脱水、扩冠、调脂、活血化瘀、肠内营养等治疗。但患者病情进行性恶化，家属放弃一切抢救措施，于 1月 29 日死亡。

【病例用药分析】

患者发生急性心肌梗死的主要原因

急性心肌梗死的基本病因是交感神经兴奋性增加，血压、心率增高，左心室负荷明显加重；循环量不足等致心排量骤降，冠状动脉灌流量锐减；血黏度增高等因素导致在冠状动脉粥样硬化的基础上斑块破裂出血及血栓形成[1]。

（1）此患者存在高血压病 3 级（很高危组），2 型糖尿病，很可能有冠心病，是急性心肌梗死的危险因素[1]。

（2）患者有比较严重的感染，可增加心脏负荷[2]。

（3）患者右侧基底节区脑出血，有颅内压增高，可使血压增高，加重心脏负荷[3]。

（4）予甲氯芬酯 0.5 g 每日 1 次静脉滴注（1 月 10 日—1 月 14 日），甲氯芬酯成人每次应 0.1～0.25 g，每日 3 次静脉滴注。单次剂量过大可引起心悸、心率加快、血压升高（见湖南五洲通药业有限责任公司药品说明书），从而加重心脏负荷。

（5）予纳洛酮 8 mg 每日 1 次静脉滴注（1 月 10 日—1 月 14 日），应将纳洛酮 2 mg 加入 500 ml 以上液体中，使浓度达到 0.004 mg/ml 之后静脉滴注。纳洛酮为阿片类受体拮抗剂，剂量较大时可能使心率加快，增加心肌耗氧量，可能诱发心肌梗死。已经有纳洛酮引起急性心肌梗死的报道[4]。

（6）予奥拉西坦 4 g 每日 1 次静脉滴注（1 月 10 日—1 月 14 日），奥拉西坦可能引起精神兴奋，心率加快（见广东世信药业有限公司药品说明书），加重增加心肌耗氧量。

（7）予蛇毒血凝酶 1 kU 每日 2 次静脉推注（1 月 10 日—1 月 11 日），含巴曲酶和凝血因子 X 激活物，可能促进血液凝固（见兆科药业有限公司药品说明书）。由于止血药物治疗脑出血临床疗效尚不确定，且可能增加血栓栓塞的风险，不推荐常规使用（Ⅰ 级推荐，A 级证据）[5]。

（8）予脂溶性维生素（Ⅱ）2 支＋能量合剂 2 支＋维生素 C 2 g＋维生素 B_6 200 mg＋10％氯化钾 10 ml＋5％葡萄糖 500 ml 每日 1 次静脉滴注，其中包含维生素 K_1 0.15 mg（见成都天台山制药有限公司药品说明书），维生素 K_1 促进肝脏合成各种凝血因子 Ⅱ、Ⅶ、Ⅸ、Ⅹ，可能在冠状动脉粥样硬化狭窄和斑块的基础上形成血栓。维生素 C 参与胶原蛋白的合成，可降低毛细血管的通透性，加速血液的凝固，刺激凝血功能。每日予维生素 C 1～4 g，可引起深静脉血栓形成，血管内凝血，可干扰抗凝药的抗凝效果（见上海禾丰制药有限公司药品说明书）。

（9）1 月 14 日 8:00，予二羟丙茶碱 0.25 g 临时一次静脉推注。茶碱舒张支气管的作用机制之一是促进内源性肾上腺素释放，可引发心动过速，有增加心肌氧耗量和心脏负荷的作用（见上海信谊金朱药业有限公司药品说明书）。

（10）当急性脑出血收缩压＞220 mmHg 时，应积极使用静脉降压药物降低血压；当患者收缩压＞180 mmHg 时，可使用静脉降压药物控制血压，根据患者临床表现调整降压速度，160/90 mmHg 可作为参考的降压目标值（Ⅲ 级推荐，C 级证据）。早期积极降压是安全的，其改善患者预后的有效性还有待进一步验证（Ⅲ 级推荐，B 级证据）[5]。实际上 1 月 14 日当血压降至 127/74 mmHg 时，仍在予硝普钠 50 mg 静脉推泵。血压降得过低可减少冠状动脉血供而加重缺血，增加急性心肌梗死的风险。

【病例总结】

（1）甲氯芬酯成人每次应 0.1～0.25 g，每日 3 次静脉滴注（见湖南五洲通药业有限责任公司药品说明书)。

（2）应将纳洛酮 2 mg 加入 500 ml 以上液体中，使浓度达到 0.004 mg/ml 之后静脉滴注（见北京华素制药股份有限公司药品说明书）。

（3）每日予维生素 C 1～4 g，可引起深静脉血栓形成，血管内凝血，可干扰抗凝药的抗凝效果。

（4）止血药物对脑出血患者不推荐常规使用（Ⅰ级推荐，A 级证据）。

（5）急性脑出血患者 160/90 mmHg 可作为参考的降压目标值（Ⅲ级推荐，C 级证据）。

未遵守上述用药注意事项，可能与患者发生急性心肌梗死可能有相关性。

参考文献

［1］ 叶任高，陆再英.内科学：6 版［M］.北京：人民卫生出版社，2005：283 - 284.
［2］ 陈主初.病理生理学［M］.北京：人民卫生出版社，2001：328 - 329，371 - 372.
［3］ 吴在德，吴肇汉.外科学：6 版［M］.北京：人民卫生出版社，2005：250 - 253.
［4］ 王佩燕，费建伟.纳洛酮引起严重心血管副反应 2 例［J］.中华内科杂志，1994，33(6)：412 - 414.
［5］ 中华医学会神经病学分会，中华医学会神经病学分会脑血管病学组.中国脑出血诊治指南（2014）［J］.中华神经内科杂志，2015，48(6)：435 - 444.

2.9　与药物因素相关的多次急性左心衰竭、上消化道出血

【概述】

一例老年男性患者，因慢性肾小球肾炎、尿毒症、CKD5 期、2 型糖尿病、原发性高血压病 3 级（极高危）、慢性支气管炎伴感染？脑梗死后、脑垂体微腺瘤、三系下降原因待查入院。治疗后患者发生急性左心衰竭、洋地黄中毒、消化道出血等最终死亡。通过此病例分析，主要探讨以下几个方面：① 7 月 1 日之后患者三系降得更低，虽经积极补充效果却不明显的主要可能原因。② 7 月 9 日开始多次发生急性左心衰竭的主要原因。③ 7 月 22 日开始又多次发生急性左心衰竭的主要原因。④ 7 月 22 日患者心率血压降低发生房室传导阻滞的原因。⑤ 患者洋地黄中毒的原因。⑥ 患者抗感染治疗是否合理。⑦ 患者上消化道大出血的原因。

【病史介绍】

患者 77 岁，男性。因慢性肾小球肾炎、尿毒症、CKD5 期、2 型糖尿病、原发性高血压病 3 级（极高危）、慢性支气管炎伴感染？脑梗死后、脑垂体微腺瘤、三系下降原因待查（再

生障碍性贫血？脾功能亢进？)于6月19日入院。患者诉乏力,查体明显贫血貌,眼睑水肿,双肺呼吸音清,未闻及干湿啰音,心率82次/min,律齐,血压120/80 mmHg。**予奥美拉唑钠40 mg每日1次静脉滴注(6月19日—7月23日)抑酸,福辛普利钠10 mg每日1次口服(6月19日—7月23日)降压**,另外予重组人促红细胞生成素、红细胞悬液纠正贫血,重组人粒细胞刺激因子升白细胞,重组人白介素-11升血小板,血液透析等治疗。

【临床经过】

6月25日,患者无咳嗽、咳痰,无发热,神清,气平,心率86次/min,血压140/70 mmHg。查白细胞计数2.81×10^9/L($4.0 \times 10^9 \sim 10.0 \times 10^9$/L),中性粒细胞百分比67.6%(50%～70%),红细胞计数1.88×10^{12}/L(3.50×10^{12}/L～5.00×10^{12}/L),血红蛋白59.0 g/L(110.0～150.0 g/L),血小板计数15.0×10^9/L($100 \times 10^9 \sim 300 \times 10^9$/L)。患者血清铁偏高,排除小细胞低色素贫血,上腹部CT未见脾大,排除脾功能亢进导致三系下降。患者胸片提示两下肺少许炎症,痰培养提示嗜水气单胞菌＋肺炎克雷伯菌肺炎亚种,药敏提示头孢类均敏感,予头孢克洛0.25 g tid po(6月25日—7月8日)。

6月29日,口腔科会诊考虑患者牙根尖周脓肿,但因血小板偏低,暂不予脓肿切排术,**予甲硝唑0.4 g tid po(6月29日—7月7日)**。

7月1日,**白细胞计数**1.49×10^9/L(4.0×10^9/L～10.0×10^9/L),红细胞计数1.06×10^{12}/L(3.50×10^{12}/L～5.00×10^{12}/L),**血红蛋白36.0 g/L(110.0～150.0 g/L),血小板计数**3.0×10^9/L(100×10^9/L～300×10^9/L)。予单采血小板1U静脉滴注纠正低血小板血症(7月1日,7月4日,7月8日,7月13日,7月14日,7月22日)。

7月7日9:00,患者诉夜间胸闷,气促明显,需高枕卧位。查体明显贫血貌,右肺可闻及哮鸣音,两肺未闻及湿啰音,四肢皮肤散在紫红色瘀斑,血压130/70 mmHg。予二羟丙茶碱静脉滴注。查白细胞计数1.62×10^9/L(4.0×10^9/L～10.0×10^9/L),中性粒细胞百分比64.9%(50%～70%),红细胞计数1.84×10^{12}/L(3.50×10^{12}/L～5.00×10^{12}/L),血红蛋白56.0 g/L(110.0～150.0 g/L),血小板计数13.0×10^9/L(100×10^9/L～300×10^9/L)。患者牙痛好转,**停甲硝唑**。

11:00,**心电图示心房扑动**(心房率250次/min,心室率75次/min),**予普罗帕酮100 mg tid po(7月7日—7月10日)**。

7月8日9:00,**患者咳嗽、咳痰明显,最高体温37.7℃**。查体明显贫血貌,双肺可闻及湿啰音,血压140/70 mmHg。**予复方甲氧那明2粒 tid po(7月8日—7月23日)解痉,头孢哌酮舒巴坦钠1.5 g bid iv gtt(7月8日—7月22日)抗感染**。CT示慢性支气管炎伴感染,两侧胸腔积液,左侧明显,部分包裹,心脏增大。白细胞计数1.46×10^9/L(4.0×10^9/L～10.0×10^9/L),红细胞计数1.78×10^{12}/L(3.50×10^{12}/L～5.00×10^{12}/L),血红蛋白54.0 g/L(110.0～150.0 g/L),血小板计数10.0×10^9/L(100×10^9/L～300×10^9/L)。

7月9日1:50,患者突发胸闷气促,端坐呼吸,血压218/114 mmHg,心率98次/min,律不齐,两肺满布哮鸣音及湿啰音。予吸氧、平喘,硝普钠50 mg静脉推泵降压。2:40,心电监护示血压94/66 mmHg,心率64次/min,律不齐,血氧饱和度95%,暂停硝普钠推泵。

7:40,患者气促,端坐呼吸,两肺可闻及干湿啰音,予去乙酰毛花苷C 0.2 mg静脉推注。

8:00,患者仍诉胸闷,气促,不能平卧,血压165/100 mmHg,心率105次/min,呼吸26次/min。予硝酸甘油20 mg静脉推泵(7月9日—7月17日,7月19日,7月22日)。

7月10日9:00,骨髓穿刺病理提示骨髓再生障碍,予红细胞悬液200 ml纠正贫血。16:10,患者突发胸闷、气促,不能平卧,心电监护示房扑律,血压158/70 mmHg,心率104次/min,血氧饱和度97%,呼吸28次/min。请心内科急会诊,**停普罗帕酮**,予地高辛0.125 mg qd po(**7月10日—7月23日**),硝酸异山梨酯30 mg静脉推泵(7月10日—7月11日)。

7月13日,血液科会诊予十一酸睾酮胶丸40 mg qd po(7月13日—7月23日)。**查肌酐521 μmol/L**(59~104 μmol/L)。白细胞计数$2.22×10^9$/L($4.0×10^9$/L~$10.0×10^9$/L),红细胞计数$2.01×10^{12}$/L($3.50×10^{12}$/L~$5.00×10^{12}$/L),血红蛋白60.0 g/L(110.0~150.0 g/L),**血小板计数$2.0×10^9$/L**($100×10^9$/L~$300×10^9$/L),中性粒细胞百分比61.7%(50%~70%)。

7月20日,予单硝酸异山梨酯缓释胶囊40 mg qd po(7月20日—7月23日)。

7月22日9:00,7月20日痰培养示铜绿假单胞菌,对头孢哌酮舒巴坦、哌拉西林他唑巴坦钠、左氧氟沙星等敏感。肺CT示慢性支气管炎伴感染,右上肺炎症,左侧包裹性胸腔积液,心影增大。**考虑应用头孢哌酮舒巴坦已多日,感染无明显好转,根据药敏予左氧氟沙星0.2 g bid iv gtt(7月22日—7月23日)。**

17:20,患者**用力解便后**出现胸闷气促,端坐呼吸,心电监护示血压166/78 mmHg,心率89次/min,两肺满布哮鸣音及湿啰音。**予去乙酰毛花苷C 0.2 mg静脉推注。**

18:54,患者**再次用力解便后**出现胸闷气促,不能平卧,心电监护示血压158/76 mmHg,心率92次/min,呼吸30次/min,两肺满布哮鸣音及湿啰音。予抗心力衰竭对症处理。

21:23,患者轻微活动后再次出现胸闷气促,血压150/68 mmHg,心率106次/min,两肺满布哮鸣音及湿啰音,**予去乙酰毛花苷C 0.2 mg静脉推注**。心内科会诊停硝酸甘油,**改硝普钠50 mg+NS 50 ml静脉推泵**,走速1 ml/h。并予吗啡10 mg皮下注射镇静。

22:23,患者气促无缓解,心电监护提示158/70 mmHg,心率104次/min,呼吸32次/min,血氧饱和度96%,两肺满布哮鸣音及湿啰音。血气分析提示代谢性酸中毒并呼谢性碱中毒。**予去乙酰毛花苷 C 0.2 mg 静脉推注**。

22:49,患者心率突然降至 50 次/min,血压 60/38 mmHg,血氧饱和度 89%,呼吸 15 次/min,患者神志欠清,呼之不应。查体浅昏迷,左侧瞳孔约 0.5 cm,右侧瞳孔不规则,直径约 0.4 cm,两肺散在湿啰音、哮鸣音。**停用硝普钠**,予多巴胺 100 mg＋生理盐水 30 ml 静脉推泵升压,**行气管插管维持呼吸,人工辅助通气。**

23:15,患者目前自主呼吸减退,心电监护示心率 48 次/min,血压 50/36 mmHg,血氧饱和度 87%,呼吸 10 次/min。**心电图示Ⅲ度房室传导阻滞,交界性逸搏心律,完全性右束支传导阻滞,异常 Q 波。**予多巴胺 20 mg、重酒石酸间羟胺 1 支静脉推注升压,尼可刹米 1 支兴奋呼吸。

23:20,患者心率 48 次/min,血压 70/45 mmHg,予阿托品 1.0 mg 静脉推注提高心率。

7 月 23 日 00:01,患者经抢救后,呼吸较前好转,神志不清,呼之不应,心电监护提示血压 94/48 mmHg,心率 112 次/min,血氧饱和度 99%,转 ICU。

10:00,患者神志转清,**经口气管插管呼吸机支持**,心电监护示心率 60～90 次/min。**胃管内可以引出咖啡样胃液**,气管内可吸出血性痰。予哌拉西林他唑巴坦钠 4.5 g tid iv gtt(7 月 23 日—)抗感染,**予奥美拉唑钠 40 mg bid iv gtt(6 月 19 日—7 月 23 日)抑酸**,另外予纠正贫血、补充血小板等治疗。

7 月 25 日,地高辛浓度测定 3.0 μg/L(0.6～2.0 μg/L),考虑患者存在地高辛中毒。白细胞计数 0.87×10^9/L(4.0×10^9/L～10.0×10^9/L),红细胞计数 1.71×10^{12}/L(3.50×10^{12}/L～5.00×10^{12}/L),血红蛋白 49.0 g/L(110.0～150.0 g/L)。输注红细胞悬液纠正贫血(7 月 25 日—8 月 5 日),输血浆补充凝血因子(7 月 25 日—8 月 5 日)。

7 月 26 日,**患者嗜睡状态,经口气管插管呼吸机支持**。心电监护示心率 74 次/min,SPO_2 97%,BP 127/55 mmHg,双肺闻及散在湿啰音。查肌酐 452 μmol/L(59～104 μmol/L),**血清地高辛浓度测定 3.72 μg/L(0.6～2.0 μg/L)**。

7 月 29 日,**患者经口气管插管呼吸机支持**,心电监护示心率 58 次/min,BP 158/70 mmHg。查体嗜睡,刺激睁眼,左肺闻及散在湿啰音。白细胞计数 1.52×10^9/L(4.0×10^9/L～10.0×10^9/L),红细胞计数 2.23×10^{12}/L(3.50×10^{12}/L～5.00×10^{12}/L),血红蛋白 66.0 g/L(110.0～150.0 g/L),血小板计数 4.0×10^9/L(100×10^9/L～300×10^9/L),中性粒细胞百分比 70.3%(50%～70%)。

8 月 2 日,入量为 1 570 ml,尿量为 0 ml,**胃管内持续引流出大量血性胃液**,予输红细胞悬液 400 ml 纠正贫血,血浆 200 ml 补充凝血因子,血小板单采 1 U 纠正血小板减低。为减轻患者痛苦,家属商量后要求放弃血液透析治疗、临终前胸外按压、电除颤以及输血治疗。

8 月 3 日,**血清地高辛浓度测定 2.2 μg/L(0.6～2.0 μg/L)**。

8月5日11:36,心电监护提示心率突然减慢至30次/min左右,血压40/22 mmHg,气管插管辅助通气中血氧饱和度测不出。家属要求放弃抢救,11:44,患者心电图呈一直线宣布临床死亡。

【病例用药分析】

一、7月1日之后患者三系降得更低,虽经积极补充效果却不明显的主要原因

(1)免疫力低下引发严重感染未能得到有效控制。细菌毒血症造成三系进一步降低。

(2)予甲硝唑0.4 g每日3次口服(6月29日—7月7日),此药为硝基咪唑衍生物,杀菌机制是通过抑制细菌的DNA合成。可能通过抑制DNA复制或干扰核酸的代谢,阻碍造血干细胞的增殖,进而可能引起白细胞及中性粒细胞减少、骨髓抑制,个别患者可引发再生障碍性贫血[1]。可能是这个原因,药品说明书规定,血液病患者禁用甲硝唑(见上海信谊万象药业股份有限公司药品说明书)。

二、7月9日开始多次发生急性左心衰竭的主要原因

(1)患者有尿毒症、原发性高血压病3级(极高危)、严重贫血等诱发心力衰竭的疾病基础[2]。

(2)患者肺部感染恶化,贫血进一步加重(主要原因可能是三系进一步下降),加重了心脏负荷,削弱心肌的舒缩功能而诱发心力衰竭[2]。

(3)予复方甲氧那明2粒每日3次口服(7月8日—7月23日),此药每粒由甲氧那明12.5 mg、那可丁7 mg、氨茶碱25 mg及马来酸氯苯那敏2 mg配制而成(见上海三共制药有限公司产品说明书)。甲氧那明作用类似麻黄碱,主要激动肾上腺素β受体,对肾上腺素α受体作用极弱,可使血压升高[2],氨茶碱可促进内源性肾上腺素释放,因此甲氧那明和氨茶碱均有增加心肌氧耗量的作用,可引起心肌病变,出现灶性坏死,使心肌舒缩功能障碍,从而诱发急性左心衰竭[3]。

(4)予普罗帕酮100 mg每日3次口服(7月7日—7月10日),普罗帕酮为Ⅰc类抗心律失常药,常规剂量下对心肌收缩力有轻至中度的抑制作用,可减少搏出量,降低左室射血分数。在左室功能受损或有潜在心功能减退的患者可诱发心力衰竭。有在静脉滴注普罗帕酮过程中发生急性左心衰竭的报道[1]。

三、在停用普罗帕酮,予抗感染、抗心力衰竭等治疗后,患者心力衰竭症状一度好转。但7月22日开始又多次发生急性左心衰竭的主要原因

(1)虽然停用了普罗帕酮,但仍继续使用复方甲氧那明,可增加心肌耗氧量、加重心脏负荷。

(2)因在7月23日停用地高辛后,在相隔两天后的7月25日血清地高辛浓度仍高达3.0 μg/L(0.6~2.0 μg/L),则7月22日在停用地高辛的前1天可推测地高辛浓度有可能

高于 3.0 μg/L。故由于地高辛中毒，使原有的心力衰竭加重[1]。

（3）予十一酸睾酮胶丸 40 mg 每日 1 次口服（7 月 13 日—7 月 23 日），此药有引发水钠潴留，加重心脏负荷的作用（见法国 Catalent France Beinheim S.A. 药品说明书）。

（4）严重贫血、感染等未得到有效控制。

四、7 月 22 日患者心率血压降低发生房室传导阻滞的原因

在先后 3 次予去乙酰毛花苷 C 0.2 mg 静脉推注，并予硝普钠 50 mg 静脉推泵后，7 月 22 日 22:49，患者心率突然降至 50 次/min，血压 60/38 mmHg，心电图示Ⅲ度房室传导阻滞。其中的主要原因如下。

（1）在可能已经发生地高辛中毒的情况下，先后 3 次予去乙酰毛花苷 C 0.2 mg 静脉推注，去乙酰毛花苷 C 通过在体内代谢成地高辛而起作用（见上海旭东海普药业有限公司药品说明书），可使地高辛中毒更加严重，引发高度房室传导阻滞（见上海信谊药厂有限公司药品说明书）。

（2）患者发生Ⅲ度房室传导阻滞，心率降至 50 次/min，使心排血量显著减少，再加上硝普钠有强大的舒张血管作用，还加上福辛普利钠和单硝酸异山梨酯缓释胶囊的舒张血管作用，使患者血压降得过低，造成重要脏器如大脑的供血不足，使患者神志不清。

五、患者洋地黄中毒的原因

地高辛消除半衰期平均为 36 小时，每日 1 次口服 7～10 天可达稳态血药峰浓度。患者肾功能衰竭（7 月 13 日肌酐 521 μmol/L）使半衰期显著延长，予地高辛 0.125 mg 每日 1 次口服（7 月 10 日—7 月 23 日），血药浓度显著上升，7 月 23 日可能仍未达到稳态峰浓度。予奥美拉唑钠 40 mg 每日 1 次静脉滴注（6 月 19 日—7 月 23 日）、福辛普利钠 10 mg 每日 1 次口服（6 月 19 日—7 月 23 日），均可提高地高辛的血药浓度（见上海信谊药厂有限公司药品说明书）。地高辛过量反而加重心力衰竭，而因患者急性左心衰竭未缓解，先后 3 次予去乙酰毛花苷 C 0.2 mg 静脉推注，可诱发洋地黄中毒。

六、患者抗感染治疗是否合理

患者为中性粒细胞缺乏伴发的严重感染。由于免疫功能低下，感染的症状和体征常不明显，感染灶也不明确。其病情凶险感染相关死亡率高。应尽早使用抗铜绿假单胞菌类药物，头孢他啶、头孢吡肟、哌拉西林他唑巴坦钠、头孢哌酮舒巴坦钠、碳青霉烯类可作为首选。对于血流动力学不稳定者，可联合抗革兰阳性球菌的药物。抗感染 2～3 天效果不佳及时调整[4]。

7 月 8 日患者咳嗽、咳痰明显，最高体温 37.7℃，予头孢哌酮舒巴坦钠 1.5 g 每日 2 次静脉滴注（7 月 8 日—7 月 22 日）。之后患者心力衰竭发作一直未被控制，提示头孢哌酮舒巴坦钠抗感染效果不佳，应及时调整抗菌药。但直到 7 月 22 日才根据药敏予左氧氟沙星 0.2 g 每日 2 次静脉滴注（7 月 22 日—7 月 23 日）。药敏结果只是一个参考，当时应改用哌拉西林他唑巴坦钠(或美罗培南)＋万古霉素(根据肌酐清除率减少剂量),对感染的控制可能更有利。

七、患者上消化道大出血的原因

患者严重感染存在脓毒症、多脏器功能障碍综合征(肾衰心力衰竭)、心脑复苏后 3 个应激源,还有机械通气超过 48 h、凝血机制障碍 2 个危险因素。根据专家共识,具备 1 个应激源＋2 个(或以上)危险因素的非 ICU 患者,应予奥美拉唑钠 40 mg q12h iv gtt 或泮托拉唑钠 40 mg q12h iv gtt 或兰索拉唑 30 mg q12h iv gtt 或埃索美拉唑 40 mg q12h iv gtt[3]。实际上予奥美拉唑钠 40 mg 每日 1 次静脉滴注(6 月 19 日—7 月 23 日),质子泵抑制剂的量不足。上述因素引发了 7 月 23 日上消化道大出血。

【病例总结】

(1)患者存在三系减少,再生障碍性贫血,而血液病患者禁用甲硝唑(见上海信谊万象药业股份有限公司药品说明书),违反此禁忌证可能与患者三系降得更低有一定的相关性。

(2)严重心血管疾病患者禁用复方甲氧那明胶囊(见上海三共制药有限公司产品说明书)、严重充血性心力衰竭者禁用盐酸普罗帕酮片(见上海华氏制药有限公司药品说明书),违反这两个禁忌证与患者 7 月 9 日—7 月 10 日急性左心衰竭不能有效控制有一定的相关性。

(3)血管紧张素转换酶抑制剂福辛普利钠和奥美拉唑钠可使地高辛血药浓度增高,对肾功能不全、老年及虚弱者在常用剂量及血药浓度时就可有中毒反应,要在血药浓度及心电监测下调整剂量(见上海信谊药厂有限公司药品说明书),而实际情况是,医师可能未做到药品说明书的要求,这与患者地高辛中毒有一定相关性。

(4)有 3 个应激源＋2 个危险因素质子泵抑制剂量不足可能引发了消化道大出血。针对粒细胞缺乏症基础上并发的严重感染未能及时调整抗菌药使感染得不到有效控制甚至加重。

违反禁忌证、不遵守上述用药注意事项,可能与患者死亡有相关性。

参考文献

[1] 叶任高,陆再英.内科学:6 版[M].北京:人民卫生出版社,2005:283-284.

[2] 贾公孚,李涛,许莉.药物毒性反应防治手册[M].北京:人民卫生出版社,2004:246-249,299-300,357-358.

[3] 金惠铭,王建枝.病理生理学:6 版[M]. 北京:人民卫生出版社,2004:33-37,214-216.

[4] 陈新谦,金有豫,汤光.新编药物学:15 版[M].北京:人民卫生出版社,2003:105-106,410.

[5] 《抗菌药物临床应用指导原则》修订工作组.抗菌药物临床应用指导原则 2015 版[M].北京:人民卫生出版社,2015:128-129.

［6］　应激性溃疡防治专家组.应激性溃疡防治专家建议（2015 版）［J］.中华医学杂志,2015,95（20）：1555－1557.

2.10　抗菌药物使用不当致感染性休克死亡

【概述】

一例老年女性患者,因胆总管结石、急性胆管炎、高血压病、2 型糖尿病、脑梗死后遗症入院。治疗后患者发生感染性休克、严重低血糖,最后先出现呼吸衰竭,然后循环衰竭而死亡。通过此病例分析,主要探讨以下几个方面：① 患者发生感染性休克的原因。② 2 月 25 日 7：00 发生严重低血糖的主要原因。③ 2 月 26 日患者出现呼吸衰竭、循环衰竭而死亡的原因。

【病史介绍】

患者 74 岁,女性,因胆总管结石、急性胆管炎、高血压病、2 型糖尿病、脑梗死后遗症于 2 月 19 日入院。查体神志不清,气促,体温不能测出,皮肤巩膜明显黄染,心率 101 次/min,血压 101/70 mmHg。白细胞计数 $15.98×10^9$/L（$4.0×10^9$/L～$10.0×10^9$/L）,中性粒细胞百分比 93.5%（50% ～ 70%）,肌酐 202 μmol/L（$45 ～ 84 \mu$mol/L）,葡萄糖 15.07 mmol/L（3.10～6.40 mmol/L）。在全麻下行胆囊切除＋胆总管探查＋T 管引流术,**术中予头孢替安 2 g 静脉推注**,术后转 ICU 进一步监护治疗。予头孢西丁钠 2 g ＋NS 100 ml tid iv gtt（2 月 19 日—2 月 21 日）、奥硝唑氯化钠 0.5 g bid iv gtt（2 月 19 日—2 月 26 日）、七叶皂苷钠 20 mg＋NS 100 ml qd iv gtt（2 月 19 日—2 月 21 日）,另外予抑酸保护胃黏膜、保肝、改善循环、化痰等治疗。

【临床经过】

2 月 21 日,患者神志清楚,鼻导管吸氧中,心电监护示血氧饱和度 100%,心率 80 次/min,血压 132/80 mmHg。查体全身皮肤黏膜黄染,引流管通畅。白细胞计数 $15.98×10^9$/L（$4.0×10^9$/L～$10.0×10^9$/L）,中性粒细胞百分比 87.9%（50%～70%）,血红蛋白 80.0 g/L（110.0～150.0 g/L）,血小板计数 $50.0×10^9$/L（$100×10^9$/L～$300×10^9$/L）。患者一般情况可,转回消化外科继续治疗,**予 10% 氯化钾 15 ml 加入补液中静脉滴注（2 月 21 日—2 月 23 日）**。

2 月 22 日,患者神志清楚,气促,体温 39.4℃,心率 99 次/min,双下肢水肿Ⅱ度。T 管引流 250 ml 金黄色胆汁,腹腔引流 500 ml 淡黄色液体。血气分析示氧气分压

61.9 mmHg（83.0～108.0 mmHg），钾 4.93 mmol/L（3.50～5.30 mmol/L），**肌酐 177 μmol/L（45～84 μmol/L）**，葡萄糖 15.56 mmol/L（3.10～6.40 mmol/L），钙 1.81 mmol/L（2.15～2.55 mmol/L），镁 0.81 mmol/L（0.65～1.05 mmol/L）。**停头孢西丁钠，改为头孢 哌酮舒巴坦钠 3 g＋NS 100 ml bid iv gtt（2 月 22 日—2 月 23 日）。**

2 月 23 日 8:00，患者神志清楚，气促，体温 38.2℃，心率 98 次/min，双肺呼吸音清，未 闻及干湿啰音，双下肢水肿Ⅱ度。T 管引流 450 ml 金黄色胆汁，腹腔引流 650 ml 淡黄色 液体。血气分析氧气分压 67.4 mmHg（83.0～108.0 mmHg），白细胞计数 15.13×10⁹/L （4.0×10⁹/L～10.0×10⁹/L），中性粒细胞百分比 86.9%（50%～70%），血红蛋白 82.0 g/L （110.0～150.0 g/L），钾 5.36 mmol/L（3.50～5.30 mmol/L）。**患者白细胞仍较高，仍有发 热，停头孢哌酮舒巴坦钠，改为头孢美唑钠 1 g＋NS 100 ml bid iv gtt（2 月 23 日—2 月 24 日）**，患者存在高钾血症，予聚磺苯乙烯钠散 15 g qd po（2 月 23 日—2 月 25 日）降钾。为 加强营养，予中长链脂肪乳 250 ml＋8.5%复方氨基酸 500 ml＋10%葡萄糖 500 ml＋10% 氯化钠 60 ml＋维生素 K₁ 20 mg＋脂溶性维生素 2 支（2 月 23 日—2 月 25 日）qd iv gtt， 患者开始进食低脂流质，予阿卡波糖 50 mg 三餐中口服（2 月 23 日—2 月 25 日）。20:00， 予胰岛素 50 U 静脉推泵。

2 月 24 日 6:00，予胰岛素 60 U 静脉推泵。22:00，再次予胰岛素 60 U 静脉推泵。 **15:00，停头孢美唑钠，改用头孢哌酮钠 2 g＋NS 100 ml bid iv gtt（2 月 24 日—2 月 25 日）。** 23:10，患者血压 87/45 mmHg，呼吸 32 次/min，张口呼吸，呼之反应差，血氧饱和度 89%，心率 98 次/min。予多巴胺 160 mg 静脉推泵。

2 月 25 日 7:00，患者即刻出现点头样呼吸，**手指血糖 1.7 mmol/L（3.10～6.40 mmol/L）**， 心率 90 次/min，血压 65/30 mmHg，予 25%葡萄糖 20 ml 静脉推注、**异丙肾上腺素 2 mg 静脉推注**，复测血糖 3.5 mmol/L（3.10～6.40 mmol/L），心率 120 次/min，血压 98/ 70 mmHg，转 ICU 治疗。

7:30，患者神志不清，呼之不应，心电监护示心率 150 次/min，血压 60/20 mmHg，血 氧饱和度 80%。查体双肺可闻及大量痰鸣音及湿啰音，双下肢Ⅰ度水肿。予气管插管，呼 吸机辅助通气，多巴胺、去甲肾上腺素维持血压。

10:30，患者神志不清，心电监护示心率 92 次/min，血压 100/70 mmHg，血氧饱和度 90%。**双肺可闻及大量痰鸣音及湿啰音**，双下肢Ⅰ度水肿。肌酐 297 μmol/L（45～ 84 μmol/L），血红蛋白 61.9 g/L（110.0～150.0 g/L），中性粒细胞百分比 83.1%（50%～ 70%），白细胞计数 24.80×10⁹/L（4.0×10⁹/L～10.0×10⁹/L），血小板计数 125×10⁹/L （100×10⁹/L～300×10⁹/L）。血气分析示 pH 6.89（7.35～7.45），二氧化碳分压 71.0 mmHg（35～45 mmHg），氧气分压 59.0 mmHg（83.0～108.0 mmHg）。**胆汁培养示 大肠埃希菌**，对头孢哌酮舒巴坦钠敏感，停头孢哌酮钠，予头孢哌酮舒巴坦钠 1.5 g＋NS 100 ml bid iv gtt（2 月 25 日—2 月 26 日），另外，予 25%硫酸镁 10 ml＋三磷酸腺苷二钠

40 mg＋辅酶 A 100 U＋胰岛素 8 U qd iv gtt（2 月 25 日—2 月 26 日）。

19:00,患者家属了解患者病情后,对预后差表示理解,并要求放弃呼吸机、临终抢救。2 月 26 日 10:51,患者心电图呈一直线,宣告临床死亡。

【病例用药分析】

一、患者发生感染性休克的原因

2 月 24 日 23:10,患者血压 87/45 mmHg,呼吸 32 次/min,张口呼吸,血氧饱和度 89%,可能发生了感染性休克。

（1）患者为老年女性,存在胆总管结石、急性胆管炎,合并高血压病、2 型糖尿病、脑梗死后遗症、肾功能不全等基础疾病,存在诱发感染性休克的疾病基础[2]。

（2）先后使用的抗菌药物可能对致病菌不敏感,或者疗程不足,致使感染得不到有效控制甚至进行性加重与恶化。根据抗微生物治疗指南,胆源性感染病原体通常为肠杆菌科、肠球菌、拟杆菌等。对严重感染,在细菌培养＋药敏结果出来之前,按经验用药应首选 β 内酰胺类/β 内酰胺酶抑制剂(哌拉西林他唑巴坦钠、替卡西林克拉维酸、头孢哌酮舒巴坦钠)、碳青霉烯类(亚胺培南西司他丁钠、美罗培南、比阿培南)。备选方案为第三代、第四代头孢菌素＋克林霉素(或甲硝唑)、莫西沙星(或环丙沙星)＋甲硝唑等。如感染可能危及生命,则应首选碳青霉烯类,并且应加用万古霉素以覆盖革兰阳性菌[1]。患者入院后行胆囊切除＋胆总管探查＋T 管引流术,术中予头孢替安 2 g 一次静脉推注,术后立即换用头孢西丁钠 2 g 每日 3 次静脉滴注(2 月 19 日—2 月 21 日),头孢西丁钠属于第二代头孢霉素,抗菌谱类似第二代头孢菌素,对革兰阴性菌作用强,对革兰阳性菌抗菌性能弱,对厌氧菌有良好作用,2 月 19 日肌酐 202 μmol/L,可计算出肌酐清除率为 20 ml/min,头孢西丁钠最多 2 g 每日 2 次静脉滴注(见扬子江药业集团有限公司药品说明书),显然使用剂量已经过大。而在剂量过大的情况下 2 月 22 日患者体温仍上升到 39.4℃,感染反而加重,说明头孢西丁钠对致病菌耐药,及时更换为头孢哌酮舒巴坦钠 3 g bid iv gtt（2 月 22 日—2 月 23 日)符合抗菌药物指导原则。该抗菌药第三代头孢菌素联合 β 内酰胺酶抑制剂,头孢哌酮钠为第三代头孢菌素,对所有对头孢哌酮钠敏感的细菌均有抗菌活性,并且可使头孢哌酮钠的最低抑菌浓度(MIC)至少降低 4 倍,大大提高头孢哌酮钠对细菌的敏感度,而且扩大了头孢哌酮钠的抗菌谱。头孢哌酮舒巴坦钠单独应用能够治疗大多数感染(见辉瑞制药有限公司药品说明书)。在肌酐清除率为 20 ml/min 时,头孢哌酮舒巴坦钠 3 g bid iv gtt 剂量也是适宜的(见辉瑞制药有限公司药品说明书)。在使用头孢哌酮舒巴坦钠的第二天,即 2 月 23 日 8:00,患者体温 38.2℃,有所下降,说明此药可能有效,本应继续使用,再观察一段时间。但医师却换用头孢美唑钠 1 g bid iv gtt(2 月 23 日—2 月 24 日)。头孢美唑钠也属于第二代头孢霉素,抗菌谱和抗菌活性与先前所用头孢西丁钠相似[3],而头孢西丁钠已经显示无效,故改用头孢美唑钠很可能也是无效,使患者感染进一步加重。

（3）在使用头孢美唑钠的第二天，改用头孢哌酮钠 2 g bid iv gtt（2 月 24 日—2 月 25 日）。头孢哌酮钠与先前使用的头孢哌酮舒巴坦钠相比，无论是抗菌谱还是抗菌活性都要小得多，对此患者的致病菌很可能不敏感，从而使感染继续恶化。

二、2 月 25 日 7:00 发生严重低血糖的主要原因

（1）2 月 24 日 6:00 和 22:00，2 次予胰岛素静脉推泵。

（2）患者因严重疾病神志模糊，几乎不进食，加上予阿卡波糖 50 mg 三餐中口服（2 月 23 日—2 月 25 日），患者严重肾功能不全，可能造成阿卡波糖在体内蓄积。此药为 α 糖苷酶抑制剂，可减少葡萄糖的吸收（见拜耳医药保健有限公司药品说明书）。

（3）患者感染性休克脓毒血症，肾功能不全进行性加重，可使肾糖异生减少，肾廓清胰岛素能力减低，容易引发低血糖[4]。

三、2 月 26 日 10:00，患者先出现呼吸衰竭，然后循环衰竭而死亡的原因

（1）患者有急性胆管炎、脑梗死后遗症、2 型糖尿病、Ⅰ 型呼吸衰竭等疾病基础（在吸氧的情况下氧气分压 61.9 mmHg），又相继发生肺部感染、感染性休克。大量研究表明，感染性休克时，有效抗菌药每延迟 1 小时使用，其病死率将显著增加[2]。实际未及时更换更强力的抗菌药物，直到 2 月 25 日胆汁培养出大肠埃希菌，对头孢哌酮舒巴坦钠敏感后，才改为头孢哌酮舒巴坦钠抗感染，又延误了抢救时机。加上发生了严重低血糖，可使呼吸衰竭加重[4]。

（2）患者 74 岁高龄，加上肾功能不全进行性加重（2 月 25 日上升到 297 μmol/L），其肾脏排镁能力显著降低，静脉滴注 25% 硫酸镁 10 ml（2 月 25 日—2 月 26 日）容易引起高镁血症或者暂时性高镁血症（尤其是在静脉滴注过程中），因镁离子对神经肌肉的阻断作用，可能引发呼吸肌麻痹。高镁血症还能降低呼吸中枢的兴奋性，引起呼吸抑制[5]。

【病例总结】

（1）严重的胆源性感染，按经验用药应首选 β 内酰胺类/β 内酰胺酶抑制剂、碳青霉烯类，如感染可能危及生命应首选碳青霉烯类加万古霉素。

（2）呼吸系统疾病及肾功能不全患者禁用硫酸镁注射液。

（3）根据 2 月 25 日肌酐 297 μmol/L，可计算出肌酐清除率 14 ml/min，而肌酐清除率＜25 ml/min 者禁用阿卡波糖。

未遵守上述用药注意事项，可能与患者病情恶化有相关性。

参考文献

［1］　Jay P. Sanford. 桑德福抗微生物治疗指南［M］.北京：中国协和医科大学出版社，2011：15 - 16，35 - 44.

［2］ 刘京涛,马朋林.循证与认知:感染性休克指南2012更新［J］.中国急救医学,2013,33(1):5-7.

［3］ 陈新谦,金有豫,汤光.新编药物学:15版［M］.北京:人民卫生出版社,2006:62-64,70-72.

［4］ 王建枝,殷莲华.病理生理学:8版［M］.北京:人民卫生出版社,2013:26-31,72-74.

［5］ 王礼振.临床输液学［M］.北京:人民卫生出版社,1998:74-76,162-163.

2.11 与活血中药过多剂量过大相关的上消化道大出血休克

【概述】

一例慢性支气管炎合并冠心病病史的患者,因双侧基底节区腔隙性脑梗死、慢性支气管炎急性发作、冠心病CABG术后、2型糖尿病、应激性溃疡伴出血入院。患者入院后多次发生低血糖并发生消化道大出血。通过此病例分析,主要探讨以下几个方面:① 患者多次发生低血糖的主要原因。② 3月16日凌晨患者发生上消化道大出血休克的原因。③ 患者慢性支气管炎急性发作的抗感染治疗是否合理。

【病史介绍】

患者66岁,男性,有慢性支气管炎史10年,冠心病史10年,时有胸闷心悸,有糖尿病史多年,1月行CABG手术。因头晕1天伴双侧肢体活动不利、咳嗽咯痰、呕咖啡色液体50 ml于次年3月14日入院,临床诊断为双侧基底节区腔隙性脑梗死、**慢性支气管炎急性发作**、冠心病CABG术后、2型糖尿病、应激性溃疡伴出血。9:00,体温37℃,血压150/80 mmHg,两肺底闻及湿啰音,心率90次/min。予禁食、**氨曲南2 g＋生理盐水100 ml bid iv gtt(3月14日—3月16日)**抗感染;参麦40 ml＋生理盐水500 ml(3月14日—3月15日)补气;**法莫替丁20 mg＋生理盐水250 ml qd iv gtt(3月14日—3月15日)**、醋酸去氨加压素12 μg＋生理盐水250 ml qd iv gtt(3月14日—3月16日)抑酸止血;**疏血通6 ml＋生理盐水250 ml qd iv gtt(3月14日—3月15日)**,中药汤剂:**地龙15 g、川芎15 g、红花9 g、桃仁9 g、当归12 g、黄芪30 g**活血化瘀治疗。

【临床经过】

18:00,患者时有恶心,两肺底闻及湿啰音,测快速血糖1.6 mmol/L(3.10～6.40 mmol/L),予静脉补充葡萄糖。

3月15日8:00,患者精神不振,两肺底闻及湿啰音,心率90次/min,C反应蛋白25 mg/L(<8 mg/L),白细胞计数$10.74×10^9$/L($4.0×10^9$/L～$10.0×10^9$/L),血红蛋白

89.0 g/L(110.0～150.0 g/L),中性粒细胞百分比 82.3%(50%～70%),葡萄糖 1.28 mmol/L(3.10～6.40 mmol/L)。心电图示窦性心动过速、房性期前收缩、符合陈旧性下壁心肌梗死的心电图改变,轻度 T 波异常。予静脉补充葡萄糖。

16:00,患者头晕,胃脘不适,出冷汗,两肺底闻及湿啰音,心率 88 次/min,测血糖 3.4 mmol/L(3.10～6.40 mmol/L),予静脉补充葡萄糖。

22:00,患者头晕,胸闷心悸,血压 120/70 mmHg,两肺底闻及湿啰音,心率 88 次/min。测血糖 3.4 mmol/L(3.10～6.40 mmol/L),予静脉补充葡萄糖。

3 月 16 日 3:00,**患者解柏油样大便 500 ml,呕吐咖啡色液体 100 ml。血压 100/60 mmHg**,四肢湿冷,两肺底闻及湿啰音,心率 90 次/min,**呕吐物隐血＋＋＋**。予告病危、一级护理、心电监护。消化内科急会诊予奥美拉唑 40 mg＋生理盐水 100 ml q12h iv gtt(3 月 16 日—4 月 8 日)、生长抑素 24 小时静脉推泵止血(3 月 16 日—3 月 19 日),输全血和红细胞悬液(3 月 16 日—3 月 19 日)等抢救。8:00,患者头晕,胸闷心悸,神清淡漠,两肺底闻及湿啰音,尿量减少,提示血容量不足。患者目前病情危重,随时存在生命危险,转 ICU 治疗。

3 月 17 日,心电监护示心率 111 次/min,律齐,血压 139/82 mmHg,**体温 39℃,胃镜示十二指肠球部溃疡伴出血**。予哌拉西林他唑巴坦钠 4.5 g tid iv gtt(3 月 17 日—3 月 25 日)、4.5 g bid iv gtt(3 月 25 日—4 月 7 日)抗感染,另外予单硝酸异山梨酯减轻心脏负荷、富马酸比索洛尔减缓心率、培哚普利降压、阿托伐他汀钙稳定斑块(3 月 17 日—4 月 24 日)等治疗。

3 月 18 日 9:00,心电监护示心率 127 次/min,血压 131/72 mmHg。询问患者有高血压病史多年,最高血压不详,血压控制不佳,因此属高血压病 3 级(极高危组)。18:00,患者精神较萎靡,心率 120 次/min,体温 38.6℃。

3 月 19 日 9:00,心电监护示心率 112 次/min,血压 130/70 mmHg,**解暗红色大便 30 ml**。

3 月 20 日,心电监护示心率 118 次/min,血压 127/60 mmHg,体温正常。3 月 24 日,**CT 示肺部炎症**。

3 月 25 日,患者未再有消化道出血,一般情况平稳,转消化内科继续治疗。

4 月 23 日,患者体温正常,白细胞和中性粒细胞正常,感染被控制,始终未再有消化道出血,于 4 月 24 日出院。

【病例用药分析】

一、患者入院后多次发生低血糖的主要原因

(1) 因上消化道出血而禁食。

(2) 每日静脉滴注生理盐水共 1 450 ml,而没有静脉补充葡萄糖。

(3) 患者有糖尿病史多年,低血糖自身防御机制可能减弱[1]。

二、3月16日凌晨患者发生上消化道大出血休克的原因

（1）予疏血通 6 ml qd iv gtt（3月14日—3月15日），疏血通包含地龙和水蛭，均具有促纤溶、抑制血小板聚集、溶血栓、抗凝等作用，其中水蛭的抗凝作用优于肝素和口服抗凝剂[2]。

（2）予中药汤剂，包括地龙 15 g、川芎 15 g、红花 9 g、桃仁 9 g、当归 12 g、黄芪 30 g。除地龙有抗凝作用外，川芎、红花、桃仁、当归均具有抑制血小板聚集和抗血栓形成作用[3]。

（3）予法莫替丁 20 mg qd iv gtt（3月14日—3月15日），法莫替丁为 H_2 受体阻滞剂，半衰期为 2.3～4 小时，抑酸作用可维持 12 小时，每日只用 1 次，将有一半时间没有抑酸作用（见上海信谊金朱药业有限公司药品说明书），显著影响止血效果。

（4）维持胃内 pH＞6 是治疗上消化道溃疡出血的关键，可部分恢复血小板聚集功能，使凝血反应得以进行；使胃蛋白酶失活，稳定已形成的血栓；持续阻止胃酸分泌，巩固内镜治疗疗效。因此对上消化道大量出血者，推荐大剂量 PPI（8 mg/h 维持 72 小时），常规剂量予 1 次 40 mg 每日 2 次静脉滴注。实际上未给予，可使上消化道出血得不到有效控制。

（5）患者双侧基底节区腔隙性脑梗死、慢性支气管炎急性发作、冠心病 CABG 术后，感染加重，3月17日体温 39℃，不能除外存在脓毒血症；又发生了低血容量性休克，作为应激源可使糖皮质激素和儿茶酚胺分泌增多，交感神经系统强烈兴奋，使胃肠血管收缩，血流量减少，胃肠黏膜保护屏障削弱，造成胃肠黏膜损害，导致消化道出血[5]。

三、患者慢性支气管炎急性发作的抗感染治疗是否合理

患者有慢性支气管炎史 10 年，冠心病史 10 年，糖尿病史多年，1月行 CABG 手术，反复就诊。患者很可能近期有住院治疗，并接受过抗菌药物治疗，病情严重（FEV1＜30％）。存在铜绿假单胞菌感染高危因素，首选哌拉西林/他唑巴坦钠（或头孢哌酮舒巴坦钠、头孢他啶、头孢吡肟、抗铜绿假单胞菌碳青霉烯类）。可联合一种抗假单胞菌喹诺酮类（环丙沙星或左氧氟沙星）或氨基糖苷类（阿米卡星，庆大霉素或妥布霉素）[6]，实际上予氨曲南。根据《2013 铜绿假单胞菌下呼吸道感染诊治专家共识》，氨曲南对铜绿假单胞菌敏感性只有 51.7％，不是首选，对革兰阳性菌和厌氧菌无效，因此属于窄谱抗菌药，可能使患者肺部感染得不到有效控制，甚至使感染加重。

【病例总结】

（1）患者因腔隙性脑梗死、慢性支气管炎急性发作、陈旧性心肌梗死、CABG 术后、高血压病 3 级（极高危组）、应激性溃疡伴出血入院。疏血通有出血倾向者禁用（见牡丹江友博药业有限责任公司药品说明书），疏血通包含地龙，而中药汤剂中也有地龙 15 g，有可能使地龙剂量偏大；川芎、红花、桃仁对出血患者均不宜使用。

（2）法莫替丁应 20 mg 每日 2 次静脉滴注（见上海信谊金朱药业有限公司药品说

明书）。

（3）对慢性支气管炎急性发作存在铜绿假单胞菌感染高危因素的患者，首选哌拉西林/他唑巴坦钠（或头孢哌酮舒巴坦钠、头孢他啶、头孢吡肟、碳青霉烯类），可联合一种抗假单胞菌喹诺酮类或氨基糖苷类。

未遵守上述用药注意事项，可能与患者病情加重有相关性。

参考文献

［1］ 叶任高,陆再英.内科学：6 版［M］.北京：人民卫生出版社,2005：815 - 816.

［2］ 贾公孚,谢惠民. 药害临床防治大全［M］. 北京：人民卫生出版社,2002：416 - 421,1860 - 1862.

［3］ 沈映君.中药药理学［M］.北京：人民卫生出版社,2005：632 - 635,674 - 678.

［4］ 中华内科杂志编委会,中华消化杂志编委会,中华消化内镜杂志编委会. 急性非静脉曲张性上消化道出血诊治指南(2009)［J］. 2009,29(10)：682 - 686.

［5］ 应激性溃疡防治专家组.应激性溃疡防治专家建议(2015 版)［J］.中华医学杂志,2015,95(20)：1555 - 1557.

［6］ 中华人民共和国卫生部医政司,卫生部合理用药专家委员会.国家抗微生物治疗指南. 北京：人民卫生出版社,2014：15 - 16.

2.12 违规使用氨曲南致重症肺炎

【概述】

一例冠心病合并高血压病史的老年男性患者,因双下肺炎、冠心病、原发性高血压病 2 级(高危)入院。治疗后进展为重症肺炎,出现急性肾功能不全,猝死。通过此病例分析主要探讨以下几个方面：① 患者发生重症肺炎的主要可能原因。② 3 月 10 日出现急性肾功能不全的主要原因。③ 3 月 12 日患者猝死的主要原因。

【病史介绍】

患者 88 岁,女性,1 月 30 日因受凉后出现咳嗽、咯痰不畅,咽喉疼痛,伴有胸闷不适。在社区医院就诊,胸片示**双下肺炎**。**予抗感染等治疗**(具体不详),但疗效不佳。患者为求进一步治疗,2 月 2 日来院门诊,体温 37℃,呼吸 19 次/min,心率 78 次/min,血压 120/70 mmHg,表情自然,呼吸尚平稳,对答切题,两下肺闻及湿啰音。有冠心病病史多年,原发性高血压病 2 级病史 10 年。拟双下肺炎、冠心病、原发性高血压病 2 级(高危)收入院。**予氨曲南 2 g bid iv gtt (2 月 2 日—2 月 3 日）、氨曲南 2 g tid iv gtt(2 月 3 日—2 月 4 日）**、疏血通 6 ml qd iv gtt,氨氯地平 2.5 mg qd po (2 月 2 日—2 月 5 日),另外,予利尿、中药辨证等治疗。

【临床经过】

2月3日,患者仍有咳嗽、胸闷气急,体温36.8℃,神志清,表情自然,呼吸尚平稳,两下肺闻及湿啰音,心率78次/min,律齐。查白细胞计数 11.80×10^9/L(4.0×10^9/L～10.0×10^9/L),中性粒细胞百分比79.0%(50%～70%)。心脏超声提示左室舒张功能减低,符合冠心病诊断。**CT示两肺炎症,双侧胸腔积液。**

2月4日9:00,患者咳嗽仍有,咯痰不畅,胸闷气急,动辄加重。**体温38℃**,神志清,呼吸稍促,对答切题,两肺闻及湿啰音,心率88次/min,律齐。

15:00,患者胸闷心慌,体温37.8℃,血压120/70 mmHg,神志清,呼吸较促,平卧位,两肺闻及湿啰音,心率113次/min,律齐。**停氨曲南,予左氧氟沙星0.2 g qd iv gtt(2月4日—2月5日)。**

2月5日15:00,患者咳嗽咯痰,胸闷心慌,体温37.2℃,血压120/70 mmHg,神志清,呼吸较促,平卧位。两肺闻及湿啰音。心率112次/min,律齐。心电图示窦性心动过速,房性期前收缩,提示左心室肥大,ST－T波异常。请呼吸内科会诊认为**患者肺部感染严重,转ICU。**

17:00,患者神志清,呼吸30次/min,平卧位,两肺闻及湿啰音,散在干啰音。心率109次/min,律齐。查白细胞计数 23.98×10^9/L(4.0×10^9/L～10.0×10^9/L),中性粒细胞百分比84.8%(50%～70%),**肌酐78 µmol/L**($45～84\ \mu mol$/L)。

停左氧氟沙星,予帕尼培南倍他米隆1 g bid iv gtt(2月5日—2月11日)、阿奇霉素0.5 g qd iv gtt(2月5日—2月11日),另外,予无创呼吸机辅助通气、化痰、解痉平喘、扩冠、预防应激性溃疡治疗。21:00,血氧饱和度进行性下降至85%,予丙泊酚镇静,**经口气管插管,接呼吸机辅助通气**(2月5日—2月18日)。

2月7日,患者重症肺炎、呼吸衰竭诊断明确,予甲泼尼龙琥珀酸钠80 mg bid iv gtt(2月7日—2月12日)、40 mg bid iv gtt(2月12日—2月19日)、40 mg qd iv gtt(2月19日—2月21日)。

2月8日,患者血常规提示血小板进行性下降,考虑与感染消耗有关,**加用万古霉素500 mg qd iv gtt(2月8日—2月16日)。**

2月9日,查血红蛋白87.0 g/L(110.0～150.0 g/L),予输注新鲜冰冻血浆和红细胞悬液纠正贫血。

2月10日,肺部CT示两肺炎症伴部分肺间质改变,双侧胸腔积液,主动脉及冠脉粥样硬化,炎症有所吸收,但有新渗出病灶。

2月11日,患者精神一般,最高腋温37.5℃,血象及氧合情况无明显改善。目前无明确的革兰阴性杆菌及衣原体、支原体感染证据,**停用帕尼培南倍他米隆和阿奇霉素,改为**

哌拉西林三唑巴坦钠 4.5 g q8h iv gtt(2 月 11 日—2 月 13 日),予单硝酸异山梨酯缓释片 50 mg qd po (2 月 11 日—3 月 12 日)。

2 月 13 日,痰(吸出的深部痰可信度高)培养示脑膜败血性黄杆菌,对头孢哌酮舒巴坦钠敏感,停哌拉西林三唑巴坦钠,予头孢哌酮舒巴坦钠 3 g bid iv gtt(2 月 13 日—2 月 28 日)。

2 月 16 日,多次痰培养热带念珠菌,停万古霉素,予氟康唑 0.2 g qd iv gtt(2 月 16 日—2 月 25 日)。2 月 18 日,患者氧合情况可,停呼吸机。

2 月 22 日,心电图示 QT 延长,ST-T 异常(提示心肌供血不足)。

2 月 23 日,查肌酐 33 μmol/L(45～84 μmol/L),钙 1.91 mmol/L(2.15～2.55 mmol/L),镁 0.81 mmol/L(0.65～1.05 mmol/L),患者存在低血钙,予补钙。

2 月 25 日,患者精神尚可,胃纳欠佳,心电监护示心率 82 次/min,律齐,SPO$_2$ 100%,BP 122/70 mmHg,R 18 次/min。胸水 B 超示双侧胸腔微量积液。患者目前病情稳定,转普通病房继续治疗。

2 月 26 日,患者两肺闻及湿啰音,散在干啰音,心率 100 次/min,律齐,有少量咳嗽咳痰。予万古霉素 400 mg+NS 100 ml bid iv gtt(2 月 26 日—3 月 8 日)、复方甲氧那明 1 粒 tid po(2 月 25 日—3 月 12 日)、多索茶碱 0.3 g+5% GS 100 ml qd iv gtt(2 月 26 日—3 月 11 日)、硝酸异山梨酯 10 mg+5% GS 100 ml qd iv gtt(2 月 26 日—3 月 11 日)、螺内酯 20 mg qd po(2 月 26 日—3 月 12 日)、呋塞米 20 mg qd po(2 月 26 日—3 月 12 日)。

2 月 28 日,血气分析示轻度低氧血症,BNP 升高,提示心功能欠佳。血常规示中性粒细胞百分比明显升高,提示有感染征象,查肌酐 37 μmol/L(45～84 μmol/L)。停头孢哌酮舒巴坦钠,改用帕尼培南倍他米隆 0.5 g+NS 100 ml bid iv gtt(3 月 1 日—3 月 8 日)。

3 月 1 日,患者体温波动,最高 38.3℃,考虑合并真菌感染的可能性较大,予氟康唑 200 mg qd iv gtt(3 月 1 日—3 月 11 日)。予吲哚美辛栓 50 mg 纳肛。

3 月 4 日,患者复查胸部 CT 示炎症仍存在,且较弥漫,但与老片比较已有明显吸收,故证明目前治疗有效。

3 月 5 日,血气分析示低氧较明显,B 型钠尿肽前体升高提示心功能欠佳,肌酐 62 μmol/L(45～84 μmol/L),中性粒细胞百分比仍升高,血沉及 C 反应蛋白仍加快提示感染仍存在。

3 月 7 日,患者体温反跳,最高 38.6℃,呼吸频率 20 次/min,两肺闻及湿啰音,未闻及干啰音,心率 92 次/min,律齐,查肌酐 87 μmol/L(45～84 μmol/L),B 型钠尿肽前体进一步升高,提示心功能欠佳。予吲哚美辛栓 50 mg 纳肛。

3 月 8 日,停万古霉素和帕尼培南倍他米隆,予依替米星氯化钠 0.08 g bid iv gtt(3 月 8 日—3 月 11 日)。

3 月 9 日,患者神志清,呼吸频率 18 次/min,两肺闻及湿啰音,心率 90 次/min,律齐。

心电图示窦性心动过速，ST 段 T 波异常，左心室高电压。

3 月 10 日，查钠 149.0 mmol/L（135.0～147.0 mmol/L），钾 4.85 mmol/L（3.50～5.30 mmol/L），**肌酐 118 μmol/L（45～84 μmol/L）**，氯 107.9 mmol/L（98.0～107.0 mmol/L）。白细胞计数 $27.47×10^9$/L（$4.0×10^9$～$10.0×10^9$/L），中性粒细胞百分比 86.9%（50%～70%），白细胞及中性粒细胞百分比明显升高提示感染征象。

3 月 11 日，患者近几日仍有体温波动，**予吲哚美辛栓 50 mg 纳肛**。一般情况尚可，神志清，呼吸频率 18 次/min，平卧位，两肺闻及湿啰音，散在干啰音，心率 84 次/min，律齐。

3 月 12 日 8:00，患者即刻突发呼之不应，脉搏未触及，自主呼吸停止，查体示双瞳散大，对光反应消失，大动脉搏动消失。宣告临床死亡。

【病例用药分析】

一、患者发生重症肺炎的主要可能原因

患者因双下肺炎、冠心病、原发性高血压病 2 级（高危）于 2 月 2 日入院。2 月 5 日因恶化为重症肺炎而转 ICU。

（1）患者入院时胸片示双下肺炎，病变已累及 1 个肺叶以上[1]。

（2）患者已经 88 岁高龄，存在冠心病、原发性高血压病 2 级（高危）等基础疾病，其本身免疫功能低下[1]。

（3）需要住院的老年合并有基础疾病的社区获得性肺炎，致病菌一般有肺炎链球菌、流感嗜血杆菌、需氧革兰阴性杆菌、金黄色葡萄球菌、肺炎支原体衣原体。初始经验治疗通常予第二、第三代头孢菌素（或阿莫西林克拉维酸钾、氨苄西林他唑巴坦）单用或联合大环内酯类（或呼吸喹诺酮类）[2]。实际上入院当天予氨曲南 2 g bid iv gtt（2 月 2 日—2 月 3 日）、氨曲南 2 g tid iv gtt（2 月 3 日—2 月 4 日）。氨曲南为单环 β-内酰胺类抗生素，对革兰阴性菌抗菌活性强，而对革兰阳性菌和厌氧菌无抗菌活性[3]，因此很可能致病菌为革兰阳性菌和（或）厌氧菌，对氨曲南耐药。

（4）2 月 4 日肺炎加重后停氨曲南，予左氧氟沙星 0.2 g qd iv gtt（2 月 4 日—2 月 5 日）。左氧氟沙星对大多数革兰阳性菌、阴性菌以及军团菌、衣原体、支原体均有良好抗菌作用，属于广谱抗菌药[3]。患者 88 岁高龄，体重 60 kg，2 月 5 日肌酐 78 μmol/L，可计算出肌酐清除率为 41 ml/min。按规定，左氧氟沙星应该是首剂 0.5 g，以后每 24 小时 0.25 g（见第一三共集团有限公司药品说明书）。而实际上没有首剂加倍，且只用了两天（2 月 4 日—2 月 5 日）。剂量偏小很可能达不到应有的疗效。

重症社区获得性肺炎分 A 组：无铜绿假单胞菌感染危险因素，常见致病菌为肺炎链球菌、需氧革兰阴性杆菌、嗜肺军团菌、肺炎支原体、流感嗜血杆菌、金黄色葡萄球菌等。初始经验治疗可选择头孢曲松（或头孢噻肟）＋大环内酯类（或呼吸喹诺酮类）；阿莫西林克拉维酸钾（或氨苄西林舒巴坦）单用或者＋大环内酯类（或呼吸喹诺酮类）；厄他培南＋

大环内酯类。B组：有铜绿假单胞菌感染危险因素，常见病原体为A组＋铜绿假单胞菌。可选择具有抗铜绿假单胞菌活性的β-内酰胺类抗菌药物（如头孢他啶、头孢吡肟、哌拉西林他唑巴坦、亚胺培南西司他丁、美罗培南等）＋大环内酯类（或环丙沙星、左氧氟沙星），必要时还可同时联用氨基糖苷类。患者为重症肺炎，为保证早期抗生素治疗的正确性，需要联合应用广谱抗生素，覆盖耐药革兰阴性杆菌和革兰阳性球菌。估计金黄色葡萄球菌感染可能者联合应用万古霉素、替考拉宁、利奈唑胺，估计真菌感染可能者联合应用抗真菌药物如氟康唑、伏立康唑、伊曲康唑、米卡芬净等[2]。2～3天效果不佳及时调整抗菌药[2]。因此患者2月5日因重症肺炎转ICU后，停左氧氟沙星，予帕尼培南倍他米隆1 g bid iv gtt（2月5日—2月11日）、阿奇霉素0.5 g qd iv gtt（2月5日—2月11日）是适宜的。从2月8日—2月16日加用万古霉素500 mg qd iv gtt也是适宜的。2月10日肺部CT示炎症有所吸收，但有新渗出病灶。2月11日腋温37.5℃血象及氧合情况无明显改善，提示抗感染无明显疗效。2月13日痰培养示脑膜败血性黄杆菌，对头孢哌酮舒巴坦钠敏感，根据药敏结果改用头孢哌酮舒巴坦钠3 g bid iv gtt（2月13日—2月28日）是适宜的，而针对严重感染及肌酐清除率＞30 ml/min，可用至3 g q8h iv gtt（见辉瑞制药有限公司药品说明书）。

2月16日，多次痰培养热带念珠菌，予氟康唑0.2 g qd iv gtt（2月16日—2月25日）。根据WVUH深部真菌感染的危险因素评估为广谱抗生素治疗≥4天（5分）＋抗生素治疗≥4天体温仍大于38℃（5分）＋人工呼吸机应用≥2天（3分）＋白细胞计数＞10 000/mm³（3分）＋留置导尿管（3分）＋痰中见真菌（1分）＋入住ICU≥4天（5分）＝25分。ICU患者≥40分立即治疗，30～39分加强监测，＜30分维持和监护；非ICU患者＞25分，立即投用抗真菌药；15～25分，加强监测；＜15分，维持和监护[4]。患者属于ICU患者，因此予氟康唑不是很迫切。

经过头孢哌酮舒巴坦钠3 g bid iv gtt（2月13日—2月28日）＋氟康唑0.2 g qd iv gtt（2月16日—2月25日）抗感染治疗，患者症状改善，2月18日停呼吸机，2月25日转普通病房继续治疗。2月28日BNP升高提示心力衰竭加重，还可能与冠心病心肌缺血加重有关，心力衰竭加重也会使中性粒细胞百分比明显升高，不一定是感染加重，且头孢哌酮舒巴坦钠抗感染有效，故当时不应停用，可根据临床实际情况适当延长头孢哌酮舒巴坦钠的疗程。实际更换为帕尼培南倍他米隆0.5 g bid iv gtt（3月1日—3月8日），因先前已经予帕尼培南倍他米隆1 g bid iv gtt（2月5日—2月11日）提示无效，此次改用先前一半剂量的帕尼培南倍他米隆很可能更加无效。3月1日体温上升至38.3℃，再次予氟康唑200 mg qd iv gtt（3月1日—3月11日）。先前根据WVUH深部真菌感染危险因素评估＝25分，予氟康唑不是很迫切。

3月8日，停万古霉素和帕尼培南倍他米隆，改用依替米星氯化钠0.08 g bid iv gtt（3月8日—3月11日）。依替米星为氨基糖苷类抗生素，对革兰阴性杆菌抗菌作用强，通常不单独使用,而应与碳青霉烯类、β内酰胺类/β内酰胺酶抑制剂等联用,有协同抗菌作用。因此当时予亚胺培南西司他丁钠＋依替米星应更适宜。

二、3 月 10 日出现急性肾功能不全的主要原因

(1) 患者 88 岁高龄,有冠心病、原发性高血压病 2 级(高危)、重症肺炎等疾病,并且在更换为依替米星后感染继续加重,可导致肾血液灌流量、GFR 显著降低、肾缺血,可能引发急性肾功能不全[5]。

(2) 予依替米星氯化钠 0.08 g bid iv gtt(3 月 8 日—3 月 11 日)。3 月 7 日肌酐 87 μmol/L(45～84 μmol/L),可计算出肌酐清除率为 37 ml/min,已有肾功能损害;按规定,对肾功能受损的患者,不宜使用依替米星。如必须使用,则应该是首剂予常规剂量后,每间隔 8 小时的维持剂量为 37/120×常规维持剂量,因此依替米星最多为 37/120×150 mg＝46 mg,每日 3 次静脉滴注,每日最多 139 mg(见海南爱科制药有限公司药品说明书)。3 月 10 日上升到 118 μmol/L(45～84 μmol/L),可计算出肌酐清除率为 27 ml/min,同理可计算出每间隔 8 小时的维持剂量为 34 mg,每日 3 次静脉滴注,每日最多 101 mg(见海南爱科制药有限公司药品说明书)。显然,依替米星氯化钠 0.08 g 每日 2 次静脉滴注剂量偏大,使肾毒性加大,可使尿中出现红细胞、蛋白尿、管型尿,尿量减少,严重者还可产生氮质血症、肾功能衰竭等,其损害程度与药物剂量大小等成正比[6]。

三、3 月 12 日患者猝死的主要原因

(1) 患者重症肺炎得不到有效控制,并且不断加重,存在 I 型呼吸衰竭。

(2) 患者有冠心病,入院后多次心电图示 ST 段 T 波异常(提示心肌供血不足),应予阿司匹林肠溶片、他汀类降脂药、ACEI,实际上未给予。存在心脏性猝死的疾病基础[1]。

(3) 予复方甲氧那明 1 粒 tid po(2 月 25 日—3 月 12 日)、多索茶碱 0.3 g qd iv gtt(2 月 26 日—3 月 11 日)、氟康唑 200 mg qd iv gtt(3 月 1 日—3 月 11 日)。复方甲氧那明胶囊中的甲氧那明作用类似麻黄碱,主要激动肾上腺素 β 受体,对肾上腺素 α 受体作用极弱,也可使心率加快,加重心脏负荷,增加心肌耗氧量[7];茶碱舒张支气管的作用机制之一是促进内源性肾上腺素释放,再加上氟康唑使茶碱血浆清除率降低 18%,可能导致茶碱在体内蓄积(见 PFIZER PGM 产品说明书),故更增加了甲氧那明和茶碱(除复方甲氧那明中的氨茶碱外,尚有静脉滴注的多索茶碱)加重心肌耗氧量和心脏负荷的作用,从而可能引发致命性心律失常。

(4) 予依替米星氯化钠 0.08 g bid iv gtt (3 月 8 日—3 月 11 日),3 月 10 日出现肾功能不全,可能使依替米星在体内蓄积,发生神经肌肉阻滞现象,加上患者存在 I 型呼吸衰竭,有可能使呼吸衰竭进一步加重,导致呼吸麻痹;还加上患者有冠心病、心肌缺血,有可能引发心肌抑制[8]。

【病例总结】

(1) 需要住院的老年合并有基础疾病的社区获得性肺炎初始经验治疗通常予第二、

第三代头孢菌素(或阿莫西林克拉维酸钾、氨苄西林他唑巴坦)单用或联合大环内酯类(或呼吸喹诺酮类),氨曲南为窄谱抗菌药不宜单独使用。

(2)酐清除率为41 ml/min,左氧氟沙星应该是首剂0.5 g,以后每24小时0.25 g;根据细菌培养+药敏结果予头孢哌酮舒巴坦钠3 g bid iv gtt(2月13日—2月28日)抗感染有效,可根据临床实际情况适当延长疗程。

(3)先前予帕尼培南倍他米隆1 g bid iv gtt(2月5日—2月11日)提示无效,不应再次使用并且减量予帕尼培南倍他米隆0.5 g bid iv gtt(3月1日—3月8日)。

(4)ICU患者WVUH深部真菌感染的危险因素评估<30分不宜使用抗真菌药。

(5)依替米星为氨基糖苷类抗生素,通常不单独使用,而应与碳青霉烯类、β内酰胺类/β内酰胺酶抑制剂等联用;应根据肌酐清除率调整依替米星剂量。

(6)氟康唑使茶碱血浆清除率降低18%。冠心病,高血压病2级(高危),入院后多次心电图示ST段T波异常(提示心肌供血不足),应予阿司匹林肠溶片、他汀类降脂药、ACEI。

未遵守上述用药注意事项,可能与患者病情恶化有相关性。

参考文献

[1] 叶任高,陆再英.内科学:6版[M].北京:人民卫生出版社,2005:17-18,226-227.
[2] 抗菌药物临床应用指导原则修订工作组.抗菌药物临床应用指导原则2015版.北京:人民卫生出版社,2015:72-79.
[3] 解斌,董震海,王建忠.合理用药问答:4版[M].北京:人民卫生出版社,2008:72-73,175-178.
[4] Jay P. Sanford.桑德福抗微生物治疗指南:43版[M].北京:中国协和医科大学出版社,2013:41-44.
[5] 金惠铭,王建枝.病理生理学:6版[M].北京:人民卫生出版社,2004:267-268.
[6] 崔嵘,吕强,张石革.临床药学问答[M].北京:化学工业出版社,2008:133-134,184-185.
[7] 陈新谦,金有豫,汤光.新编药物学:15版[M].北京:人民卫生出版社,2003:105-106,410.
[8] 贾公孚,谢惠民.药害临床防治大全[M].北京:人民卫生出版社,2003:408-409.

3

呼 吸 科

3.1 茶碱过量致患者猝死

【概述】

一例脑梗死病史 1 年，下壁、后壁心肌梗死 1 年的患者，因慢性支气管炎急性发作、冠心病、陈旧性下壁后壁心肌梗死、慢性心功能不全、心功能Ⅲ级(NYHA)、脑梗死后入院。入院后给予左氧氟沙星、茶碱等治疗，发生猝死。通过此病例分析，探讨患者发生猝死的可能药物原因。

【病史介绍】

患者 84 岁，女性，有脑梗死病史 1 年，下壁、后壁心肌梗死 1 年。因咳嗽伴气急 4 天于 3 月 22 日入院。临床诊断为慢性支气管炎急性发作、冠心病、陈旧性下壁后壁心肌梗死、慢性心功能不全、心功能Ⅲ级(NYHA)、脑梗死后。3 月 22 日心电图显示异常 Q 波，完全性右束支阻滞，QT 延长。心肌酶谱正常。血气分析示无低氧和二氧化碳潴留。

【临床经过】

予左氧氟沙星 200 mg ＋ NS 100 ml bid iv gtt(3 月 22 日—3 月 28 日)，茶碱缓释片(舒氟美)100 mg bid po(3 月 22 日—3 月 28 日)，二羟丙茶碱 0.25 g ＋ NS 100 ml bid iv gtt (3 月 22 日—3 月 26 日)，单硝酸异山梨酯缓释片 40 mg qd po(3 月 22 日—3 月 28 日)，福辛普利钠 10 mg qd po (3 月 22 日—3 月 28 日)。

3 月 23 日，查血肌酐 92 μmol/L (59～104 μmol/L)，中性分叶核细胞百分比 84.2％(50％～70％)，血小板计数 234×10^9/L(100×10^9/L～300×10^9/L)，红细胞计数 3.07×10^{12}/L(3.50×10^{12}/L～5.00×10^{12}/L)，白细胞计数 3.94×10^9/L(4.0×10^9/L～10.0×10^9/L)。

3月 24 日,患者一般情况良好,双肺底可闻及湿啰音,未闻及哮鸣音,心率 90 次/min,律齐。血压 130/90 mmHg。SPO$_2$99%。尿蛋白 3+,尿红细胞 3+/HP。予 8.5%复方氨基酸(乐凡命)250 ml qd iv gtt(3月 24 日—3月 28 日)。

3月 26 日,患者精神较差,胃纳差,无发热,无咳嗽,无气促,无胸痛。查体神清气促,口唇无绀,双肺底可闻及湿啰音,未闻及哮鸣音,心率 89 次/min,律齐,各瓣膜区可闻及收缩期杂音,双下肢不肿。血压 114/60 mmHg。

B 超示左肾结石并重度积水。**胸部 CT 显示心脏增大,肺门片状模糊影,双侧胸腔积液,为心力衰竭表现**。将二羟丙茶碱增加至 0.5 g + NS 100 ml bid iv gtt(3月 26 日—3月 28 日)。

3月 27 日,予 20%脂肪乳 250 ml qd iv gtt(3月 27 日—3月 28 日)。

3月 28 日 10:00,患者血象正常。精神较差,胃纳差,无发热,无咳嗽,无气促,无胸痛。查体神清气促,口唇无绀,两肺可闻及呼吸相干啰音,左肺可闻及明显哮鸣音,心率82 次/min,律齐,各瓣膜区可闻及收缩期杂音,双下肢不肿。14:36,患者在静脉滴注二羟丙茶碱时,忽然心搏骤停,大动脉搏动未触及,瞳孔固定等大 0.3 cm,对光反射消失,压眶反射消失,指端冰冷,发绀。经抢救无效,15:06 死亡。

【病例用药分析】

患者 3 月 28 日发生猝死的主要原因

(1) 根据 Caprini 评估表,患者深静脉血栓形成风险极高危:84 岁(年龄≥75 岁)(3分)+脑梗死病史(1分)+心肌梗死史(1分)+卧床>72 小时(2分)+心力衰竭(1分)=8 分≥5 分,属于极高危,按规定应予低分子肝素抗血栓形成[1]。根据 Pauda 评分:患者深静脉血栓形成风险也属于高危:卧床>72 h(3分)+84 岁(1分)+呼吸衰竭(1分)+急性感染(1分)=6 分≥4 分,属于深静脉血栓形成风险高危,按规定应予低分子肝素抗血栓形成[1]。实际上未给予。使深静脉血栓形成的风险大大增加,可能导致肺栓塞而猝死[1]。

(2) 患者冠心病陈旧性心肌梗死,加上有脑梗史,应予阿司匹林抗血小板聚集以及他汀类降脂药稳定斑块,实际上未给予。可能引发急性冠状动脉事件如斑块破裂、血小板聚集、血栓形成等而导致心脏性猝死[1]。另外可能导致大面积脑梗死而猝死[2]。

(3) 许多药物包括抗心律失常药、抗精神病药物和平喘药如茶碱类药均可导致严重心动过缓、室性心动过速、心室颤动等,并因此而发生心搏骤停[3]。二羟丙茶碱是茶碱N-7位接二羟丙基的中性衍生物,在体内代谢为茶碱的衍生物,药理作用与氨茶碱相似,促进内源性肾上腺素与去甲肾上腺素释放,平喘作用比茶碱稍弱,心脏兴奋作用为氨茶碱的 1/20～1/10,对心脏的影响较小。因此容易形成误解,以为二羟丙茶碱是安全的。但二羟丙茶碱的不良反应与茶碱类似,剂量过大时也可出现心律失常,严重时甚至可出现呼吸心搏骤停。年龄超过 55 岁者,任何原因引起的心功能不全者,血清茶碱浓度的维持时间往往显著延长,应酌情调整用药剂量或延长用药间隔时间(见上海信谊金朱药业有限公司产品说明书)。左氧氟沙星诱导细胞色素 P450A12 同工酶,可降低茶碱清除率,增加其血药浓度,应适当减少茶碱的使用量(见广州迈特兴华制药厂有限公司产品说明书)。患者口服茶碱缓释片 100 mg bid(3 月 22 日—3 月 28 日),同时使用左氧氟沙星,可增加茶碱在人体内血药浓度。3 月 26 日将二羟丙茶碱增加至 0.5 g＋NS 100 ml bid iv gtt(3 月 26 日—3 月 28 日)。在这种情况下,如果滴速控制不好,很容易使茶碱在人体内过量,甚至达到中毒浓度;患者每日接受 20％脂肪乳 250 ml 直接静脉滴注(3 月 27 日—3 月 28 日),而成年患者滴注速度应控制在 30 滴/min(见百特公司产品说明书),这样慢的滴速在临床是比较难做到的,目前通常 250 ml 的液体在 2 小时甚至更短的时间内就已经滴完。在这样的滴速下,加上患者老年脂肪廓清能力可能降低,因此尽管患者总胆固醇、甘油三酯在正常范围,但仍有可能在滴注脂肪乳时发生脂肪超载,在血管内形成泥状物,使血黏度增高,甚至损伤血管内皮,形成血栓[4]。

（4）CT 提示患者以心力衰竭为主,感染不明显。故感染加重导致死亡的可能性小。

【病例总结】

（1）Caprini 评估≥5 分、Pauda 评分≥4 分,应予低分子肝素抗血栓形成。

（2）冠心病陈旧性心肌梗死,加上有脑梗史,应予阿司匹林抗血小板聚集以及他汀类降脂药稳定斑块。

（3）老年心力衰竭,加上左氧氟沙星可降低茶碱清除率,应适当减少茶碱剂量。

未遵守上述用药注意事项,不排除与患者猝死有相关性。

参考文献

［1］ 施惠芳,周佳.Caprini 评估表在卒中老年患者深静脉血栓预防护理中的应用[J].护理学报,2017,24(4)：59-61.
［2］ 叶任高,陆再英.内科学：6 版[M].北京：人民卫生出版社,2005：226-227.
［3］ 贾公孚,谢惠民.药害临床防治大全[M].北京：人民卫生出版社,2002：338-341.
［4］ 蒋朱明,蔡威.临床肠外与肠内营养[M].北京：科学技术文献出版社,2000：222-223.

3.2 氢氯噻嗪和螺内酯联用福辛普利钠致死

【概述】

一例高血压伴反复胸痛胸闷的患者,因右肺肺炎、右侧胸腔积液、高血压病 3 级(极高危)、冠心病、心功能Ⅲ级(NYHA)、心房颤动、双眼白内障入院。入院后患者经过治疗发生高钾血症合并严重低钠血症最终死亡。通过此病例分析,探讨治疗过程中多种药物合用对患者高钾低钠血症的影响。

【病史介绍】

患者 76 岁,女性,既往有高血压病史 30 年,反复胸闷胸痛史 10 余年。因咳嗽胸闷半月于 3 月 21 日前来就诊,摄胸片示:"右下肺絮状阴影,右侧胸腔积液,心影增大",心电图示:"心房颤动、轻度 ST 段-T 波异常,肢导联低电压"。拟右肺肺炎、右侧胸腔积液、高血压病 3 级(极高危)、冠心病、心功能Ⅲ级(NYHA)、心房颤动、双眼白内障? 收入院。

【临床经过】

予螺内酯 20 mg bid po(3 月 21 日—3 月 22 日,3 月 27 日—4 月 7 日)、**氢氯噻嗪 25 mg bid po(3 月 21 日—4 月 7 日);福辛普利钠 10 mg qn po(3 月 21 日—4 月 7 日)**、氨氯地平 5 mg qd po(3 月 24 日—4 月 7 日);单硝酸异山梨酯缓释胶囊 40 mg qd po(3 月 21 日—4 月 7 日);**头孢他啶 2 g+NS 100 ml bid iv gtt(3 月 21 日—3 月 23 日)**。

3 月 21 日,查血钠 130.5 mmol/L(135.0～147.0 mmol/L),血钾 4.75 mmol/L(3.50～5.30 mmol/L)。血气分析显示不存在低氧血症和二氧化碳潴留。

3 月 22 日,查血肌酐 325 μmol/L(59～104 μmol/L)。白细胞计数 8.52×10^9/L(4.0×10^9/L～10.0×10^9/L),中性粒细胞百分比 71.6%(50%～70%),血小板计数 192×10^9/L(100×10^9/L～300×10^9/L),血红蛋白 90.2 g/L(110.0～150.0 g/L)。

3 月 27 日,患者一般情况良好,心率 89 次/min,心律绝对不规则,血压 140/80 mmHg。予加替沙星葡萄糖注射液 200 mg bid iv gtt(3 月 27 日—4 月 6 日)。

3 月 28 日,**予地高辛 0.13 mg qd po(3 月 28 日—4 月 7 日)**。

4 月 1 日,**患者诉胃纳较差**,心率 92 次/min,心律绝对不规则。查血钠 135.4 mmol/L(135.0～147.0 mmol/L),钾 4.28 mmol/L(3.50～5.30 mmol/L),肌酐 283 μmol/L(59～104 μmol/L),血红蛋白 69.0 g/L(110.0～150.0 g/L),中性分叶核细胞百分比 84.2%(50%～70%),血小板计数 127.0×10^9/L(100×10^9/L～300×10^9/L),白细胞计数 7.75×10^9/L(4.0×10^9/L～10.0×10^9/L)。

4 月 2 日,予 20%中长链脂肪乳 250 ml qd iv gtt(4 月 2 日—4 月 7 日)。

4 月 3 日,患者无诉不适,无发热,无胸痛,无咳嗽咯痰,无气促,右下肺呼吸音减低,右下肺叩诊浊音,心率 85 次/min,心律绝对不规则,未闻及杂音,双下肢无水肿。肾内科会诊结果为高血压肾损害、慢性肾功能不全、氮质血症。予复方 α-酮酸、包醛氧淀粉、琥珀酸亚铁等治疗。

4 月 6 日,停加替沙星,予头孢哌酮钠舒巴坦钠 3 g+NS 250 ml q12h iv gtt(4 月 6 日—4 月 7 日)。

4月7日11:50,家属诉今日尿量约200 ml。查**血钠** 105.0 mmol/L(135.0~147.0 mmol/L),**钾** 6.59 mmol/L(3.50~5.30 mmol/L),氯 64.5 mmol/L(98.0~107.0 mmol/L),肌酐 535 μmol/L(59~104 μmol/L)。停用福辛普利钠、螺内酯,予呋塞米 20 mg iv,并予 10%葡萄糖 250 ml+胰岛素 4 U iv gtt 对抗血钾对心脏的抑制。测血压 90/70 mmHg,停用氨氯地平。并予监测血压,尿量变化。12:50,患者突然呼之不应,未及心跳,无自主呼吸。予开放呼吸道,胸外按压,请麻醉科气管插管,静脉推注肾上腺素 1 mg,见室性起搏心律,继续予胸外按压,并予肾上腺素 1 mg、阿托品 0.5 mg 静脉推注,但患者仍无心跳及呼吸,无大动脉搏动,血氧饱和度测不出。13:37,抢救无效宣布临床死亡。

【病例用药分析】

患者发生高钾血症伴严重的低钠血症并且突然死亡的原因

患者从 3月21日入院一直到 4月1日,其血钾、钠、氯基本在正常范围,但4月7日,发生了高钾血症伴严重的低钠血症,并且突然死亡。

(1)4月1日,血肌酐 283 μmol/L,但4月7日,患者出现少尿,血肌酐上升到 535 μmol/L,肾功能衰竭者容易发生高钾血症等电解质紊乱[1]。而加替沙星在体内过量可能是导致患者入院后肾功能进一步恶化的原因之一。加替沙星等喹诺酮类药物由于超剂量用药,加上用药时间长,促使药物在肾脏形成结晶,引起尿路刺激和阻塞,出现尿闭等症状[2]。此患者入院时已经存在肾功能不全,我们利用成人女性肌酐清除率公式进行计算,女性肌酐清除率=1.04×(140—年龄)×体重/血清肌酐[3]。患者体重 50 kg,年龄 76 岁,3月22日血肌酐 325 μmol/L,将数据代入公式,得到肌酐清除率为 10.2 ml/min,<40 ml/min。按药品说明书规定,加替沙星剂量应该是首剂 0.4 g,以后每 24 小时 0.2 g(见上海华源长富药业有限公司产品说明书)。但临床医师使用的是常规剂量,容易导致加替沙星在体内蓄积,从而引发肾功能衰竭。另外,因氢氯噻嗪、螺内酯的利尿作用使患者有效血容量不足,加上患者纳差摄入量少,再加上感染可能未被控制等因素,使肾血流量减少[2]。

(2)血管紧张素转换酶抑制药(ACEI)福辛普利钠能降低醛固酮的循环浓度,与保钾利尿药螺内酯引起的钾潴留发生协同作用,可产生高血钾,如果患者同时存在肾功能不全,则更容易发生高钾血症。因此规定两药应谨慎联用,并需要经常监测患者的血清钾(见中美上海施贵宝制药有限公司产品说明书)。但从 4月1日—4月6日共 6 天时间未监测电解质。

(3)因利尿剂的作用使钠从肾脏丢失,以及有效循环血量不足(4月7日血压 90/70 mmHg),使抗利尿激素大量分泌,进一步使血钠下降[4];加上从 3月24日到 4月6日共 13 天时间内,未补充任何氯化钠,并且静脉滴注葡萄糖和脂肪乳;再加上患者胃纳较差,多种因素协同,造成患者严重的低钠血症。

（4）尤其需要指出的是，4 月 7 日，在血钠仅 105.0 mmol/L 和血钾 6.59 mmol/L 的情况下，临床医师仅仅考虑到要使高血钾降低而使用呋塞米静脉推注，10％葡萄糖 250 ml＋胰岛素 4 U 静脉滴注，这样做的后果是血钾虽然降低了，但有可能使本已非常严重的低钠血症进一步恶化。低钠血症造成细胞外液渗透压下降，水分从细胞外进入细胞内，导致脑细胞水肿，使颅内压增高，当血钠＜105 mmol/L 时，大多数可表现为昏迷，部分可因脑疝而死亡[4]。而在通常情况下血钾＞9～10 mmol/L 时，发生心室颤动或心搏骤停的可能性才加大[4]，况且已经采取措施使血钾降低。因此高钾血症直接引起死亡的可能性非常小，而严重低钠血症引起脑疝直接导致死亡的可能性大。

（5）患者心房颤动，CHA$_2$DS$_2$‐VASc 评分＝心力衰竭（1 分）＋高血压（1 分）＋76 岁（≥75 岁）（2 分）＋冠心病（1 分）＋女性（1 分）＝6 分[5]，栓塞风险极高；HAS‐BLED 评分＝高血压（1 分）＋肾功能异常（1 分）＋76 岁（1 分）＝3 分[5]，出血风险也高。按规定应予华法林。根据 Caprini 评估表，患者深静脉血栓形成风险极高危：76 岁（年龄≥75 岁）（3 分）＋卧床＞72 小时（2 分）＋心力衰竭（1 分）＋肺炎（1 分）＝7 分≥5 分，属于极高危，按规定应予低分子肝素抗血栓形成[6]。实际上未给予。使包括肺动脉栓塞、急性心肌梗死、脑梗死在内的栓塞风险大大增加。可导致患者猝死。

【病例总结】

（1）ACEI 与螺内酯合用，加上肾功能衰竭，使高钾血症的发生风险显著增加。

（2）加替沙星肾功能不全者应减量。

（3）胃纳差的患者应注意补钠。

（4）在关注高钾血症的同时，千万不可忽视了严重低钠血症的危险性。

（5）CHA$_2$DS$_2$‐VASc 评分＝6 分，HAS‐BLED 评分＝3 分，应予华法林；Caprini 评估≥5 分应予低分子肝素。

未遵守上述用药注意事项，可能与患者猝死有相关性。

参考文献

［1］ 叶任高，陆再英.内科学：6 版［M］.北京：人民卫生出版社，2005：548‐549.

［2］ 贾公孚，谢惠民. 药害临床防治大全［M］.北京：人民卫生出版社，2002：499‐500.

［3］ Malcolm R，Thomas N T. Clinical pharmacokinetics concepts and applications［M］. Third edition. Williams & Wikins，1995：229‐230.

［4］ 陈敏章，蒋朱明.临床水与电解质平衡：2 版［M］.北京：人民卫生出版社，2000：14‐18.

［5］ 臧小彪，张树龙.心房颤动抗凝治疗出血风险 HAS‐BLED 评分系统的综合评价［J］. 2012，16（5）：338‐340.

［6］ 施惠芳，周佳. Caprini 评估表在卒中老年患者深静脉血栓预防护理中的应用［J］. 护理学报，2017，24（4）：59‐61.

3.3 复方甲氧那明致急性下壁心肌梗死

【概述】

一例慢性支气管炎合并高血压等病史的患者,因慢性支气管炎急性发作、慢性阻塞性肺气肿、冠心病、不稳定型心绞痛、心功能Ⅲ级(NYHA)、高血压3级(极高危组)入院。入院后患者发生急性下壁心肌梗死。通过此病例分析,主要探讨以下两点:① 患者初始抗感染治疗方案是否合理。② 患者发生急性左心衰竭及急性下壁心肌梗死的主要原因。

【病史介绍】

患者84岁,男性。有慢性支气管炎史30年,高血压史13年,冠心病史4年,白内障及前列腺增生史。**经常住院,使用抗菌药及糖皮质激素**。于11月16日心电图示异常Q波,ST段、T波异常,但无心肌梗死。白细胞计数 $8.3×10^9/L(4.00×10^9/L\sim10.00×10^9/L)$,中性粒细胞百分比68.5%(50%~70%)。肌钙蛋白 TNT 0.017 ng/ml(0~0.03 ng/L),肌酸激酶同工酶4.42 ng/ml(<24 U/L)。拟慢性支气管炎急性发作、慢性阻塞性肺气肿、冠心病、不稳定型心绞痛、心功能Ⅲ级(NYHA)、高血压3级(极高危组)于11月18日入院。

【临床经过】

予氨氯地平5 mg qd po(11月18日—12月26日),福辛普利钠10 mg qd po(11月18日—12月26日),呋塞米20 mg qd po(11月18日—12月26日),螺内酯20 mg bid po(11月18日—12月26日),辛伐他汀40 mg qn po(11月18日—12月26日),阿司匹林肠溶片100 mg qd po(11月18日—12月26日),单硝酸异山梨酯缓释片40 mg qd po(11月18日—12月26日),**予头孢呋辛钠1.5 g q12h iv gtt(11月18日—12月1日)抗感染**。并**予复方甲氧那明1粒 tid po(11月18日—11月21日)**,**氨茶碱0.25 g＋地塞米松磷酸钠5 mg qd iv gtt(11月18日—11月20日)**,甲泼尼龙琥珀酸钠40 mg qd iv gtt(11月19日—11月20日)化痰平喘。

11月18日,患者咳嗽咳黄痰,血气分析二氧化碳分压43.8 mmHg(35.0~45.0 mmHg),氧分压116.0 mmHg(83.0~108.0 mmHg)。

11月19日,患者诉胸闷气促不适,查体气稍促,口唇发绀,双肺可闻及散在哮鸣音,双下肺少许湿啰音。心率93次/min,律齐,双下肢不肿。

11月20日0:55,患者诉胸闷气促,咳痰不出,大汗淋漓,两肺闻及散在哮鸣音及湿啰音,心率 125 次/min,血压 170/110 mmHg,测手指 SPO_2 95%。考虑患者存在心功能不全,予去乙酰毛花苷 C 0.4 mg 静脉推注,呋塞米 20 mg 静脉推注,硝酸甘油含服。予面罩加压吸氧,面罩呼吸机机械通气。1:15 患者气促好转,心电图示下壁心肌梗死。TNT 肌钙蛋白 1.390 ng/ml(0~0.030 ng/ml),肌酸激酶 187 U/L(38~174 U/L)。心内科会诊诊断急性下壁心肌梗死,鉴于其年龄大,全身一般情况差,介入治疗风险大,目前保守治疗。加用波立维(硫酸氢氯吡格雷)75 mg qd po(11 月 20 日—)抗凝,停用氨茶碱、地塞米松磷酸钠、甲泼尼龙琥珀酸钠。

11 月 21 日,停用复方甲氧那明,查 TNT 肌钙蛋白 1.870 ng/ml(0~0.030 ng/ml),较前又有升高。

11 月 22 日,患者无胸闷、胸痛,气尚平,呼吸机使用中,**咳嗽咳黄痰**。肌钙蛋白 4.98 ng/ml(0~0.030 ng/ml)。患者血压偏高,予硝酸甘油静脉推泵。

12 月 1 日 9:00,患者即刻气促,**咳嗽咳黄痰**。双肺未闻及明显干湿啰音,**予二羟丙茶碱 0.25 mg qd iv gtt(12 月 1 日—12 月 2 日),氨茶碱 0.25 g bid iv gtt(12 月 1 日—12 月 8 日)。停头孢呋辛钠。**

12 月 2 日 9:00,患者即刻突发胸闷伴气促烦躁,可闻及干湿啰音。心率 96 次/min,血压 164/84 mmHg。予甲泼尼龙琥珀酸钠 40 mg 静脉推注,二羟丙茶碱 0.25 mg 静脉滴注解痉平喘,呋塞米 20 mg 静脉推注减少循环负荷。**予头孢他啶 1 g q12h iv gtt(12 月 2 日—12 月 16 日)。**

12 月 4 日 10:00,患者仍时有胸痛发作,持续时间不等,含服保心丸后可缓解。双肺可闻及干湿啰音。心率 90 次/min,血压 180/90 mmHg。

12 月 8 日 14:00,**患者静脉滴注氨茶碱时,无明显诱因下呕吐胃内容物一次**,停氨茶碱。查血象、电解质、心肌酶谱、血液常规、D-二聚体未见异常。

12 月 10 日 9:00,患者咳嗽咳白痰,无胸闷、胸痛,无恶心、呕吐。查体双肺可闻及干湿啰音。心率 86 次/min,律齐,血压 146/88 mmHg。

12 月 16 日,患者无咳嗽咳痰,停头孢他啶。

12 月 18 日,查肌酐 149 μmol/L(59~104 μmol/L)。

12 月 20 日 9:00,患者无胸闷、胸痛,双肺可闻及干湿啰音,心率 88 次/min,血压 136/74 mmHg。

此后,直到 12 月 26 日患者出院,未再有胸闷、胸痛、恶心、呕吐。

【病例用药分析】

一、患者初始抗感染治疗方案是否合理

患者 84 岁高龄,有慢性支气管炎史 30 年,合并高血压、冠心病,经常住院,使用抗菌药及糖皮质激素。此次因急性发作入院。慢性支气管炎急性发作具备下列 2 条或 2 条以

上标准,有铜绿假单胞菌感染可能：最近住院史；经常(每年 4 次)或最近 3 个月使用抗菌药；病情严重(FEV1＜30％预计值)；既往急性加重时曾分离出铜绿假单胞菌；有结构性肺病(如支气管扩张)；使用糖皮质激素者[1]。患者有铜绿假单胞菌风险。应首选(头孢他啶、头孢吡肟、β 内酰胺类/β 内酰胺酶抑制剂、碳青霉烯类)±(环丙沙星、左氧氟沙星)或者氨基糖苷类[1]。实际上入院后予头孢呋辛钠 1.5 g q12h iv gtt(11 月 18 日—12 月 1 日),使感染得不到有效控制。12 月 1 日停头孢呋辛钠,改用头孢他啶 1 g q12h iv gtt(12 月 2 日—12 月 16 日)后,感染被控制。

二、患者发生急性左心衰竭及急性下壁心肌梗死的主要原因

急性心肌梗死的基本病因之一是交感神经兴奋性增加,血压、心率增高,左心室负荷明显加重,血黏度增高等因素导致在冠状动脉粥样硬化的基础上斑块破裂出血及血栓形成[2]。

(1)患者冠心病,不稳定型心绞痛,心功能Ⅲ级(NYHA),高血压 3 级(极高危组),慢性支气管炎急性发作,有发生急性心肌梗死的疾病基础[2]。

(2)患者入院后感染未被控制,可通过各种途径增加心脏负荷[2]。在 12 月 1 日停头孢呋辛钠,改用头孢他啶 1 g q12h iv gtt(12 月 2 日—12 月 16 日),感染被控制后,未再有心力衰竭发作。

(3)予复方甲氧那明 1 粒 tid po(11 月 18 日—11 月 21 日),氨茶碱 0.25 g＋地塞米松磷酸钠 5 mg qd iv gtt(11 月 18 日—11 月 20 日),甲泼尼龙琥珀酸钠 40 mg qd iv gtt(11 月 19 日—11 月 20 日)。每粒复方甲氧那明由盐酸甲氧那明 12.5 mg、那可汀 7 mg、氨茶碱 25 mg 及马来酸氯苯那敏 2 mg 配制而成(见上海三共制药有限公司产品说明书)。甲氧那明作用类似麻黄碱,主要激动肾上腺素 β 受体,对肾上腺素 α 受体作用极弱,可使血压升高[3]；氨茶碱舒张支气管的作用机制之一是促进内源性肾上腺素释放,有直接兴奋心肌,加强心肌收缩力的作用,剂量稍大时可加快心率[3]；因此甲氧那明和氨茶碱(除复方甲氧那明中的氨茶碱外,尚有静脉滴注的氨茶碱)均有使交感神经兴奋性增加,血压、心率增高,左心室负荷加重的作用(11 月 21 日,停用复方甲氧那明和氨茶碱后,患者胸闷、胸痛症状消失。12 月 1 日再次使用氨茶碱后,患者胸闷、胸痛症状再次出现。12 月 8 日停用氨茶碱后,患者胸闷、胸痛症状又再消失,说明氨茶碱在加重心脏负荷中的作用)。糖皮质激素可降低抗凝作用,形成栓塞性脉管炎、血栓；增加儿茶酚胺的血管收缩效应,盐皮质激素样作用引起水钠潴留,使血压升高,左心室负荷加重；还有诱发速发型变态反应致冠状动脉痉挛[4]。

(4)予呋塞米 20 mg qd po(11 月 18 日—12 月 26 日)。强效利尿剂虽可降低血压、改善心力衰竭,但可因促进肝脏合成凝血因子和血液浓缩而增加凝血因子活性,若不与抗血小板药或抗凝药等合用,可增加急性心肌梗死等栓塞性心血管事件的发生风险(见南京海辰药业有限公司药品说明书)。

【病例总结】

(1)有铜绿假单胞菌风险的 COPD 应首选(头孢他啶、头孢吡肟、β 内酰胺类/β 内酰胺酶抑制剂、碳青霉烯类)±(环丙沙星、左氧氟沙星)或者氨基糖苷类。

（2）甲氧那明、氨茶碱、糖皮质激素均有使交感神经兴奋性增加，血压、心率增高，左心室负荷加重的作用，复方甲氧那明应禁用于严重心血管疾病患者(见上海三共制药有限公司产品说明书)。

未遵守上述用药注意事项，可能与患者病情恶化有相关性。

参考文献

［1］ 抗菌药物临床应用指导原则修订工作组.抗菌药物临床应用指导原则 2015 版.北京：人民卫生出版社,2015：72 - 75.

［2］ 葛均波,徐永健.内科学：8 版[M].北京：人民卫生出版社,2013：236 - 255.

［3］ 陈新谦,金有豫,汤光.新编药物学：15 版[M].北京：人民卫生出版社,2003：405 - 406,410.

［4］ 贾公孚,谢惠民.药害临床防治大全[M].北京：人民卫生出版社,2002：346 - 347,1306 - 1307.

3.4 假膜性肠炎治疗不当死亡

【概述】

一例慢性支气管炎急性发作、慢性阻塞性肺气肿、肺大疱、Ⅱ型呼吸衰竭、冠心病、缺血性心肌病、心功能Ⅲ级(NYHA)、甲状腺功能减退症、老年退行性瓣膜钙化性心脏病患者在治疗中发生了抗生素相关腹泻。通过此病例分析探讨患者假膜性肠炎治疗的合理性。

【病史介绍】

患者 90 岁,女性。因慢性支气管炎急性发作、慢性阻塞性肺气肿、肺大疱、Ⅱ型呼吸衰竭、冠心病、缺血性心肌病、心功能Ⅲ级(NYHA)、甲状腺功能减退症、老年退行性瓣膜钙化性心脏病于 11 月 30 日入院。

【临床经过】

予硝苯地平 10 mg tid po（11 月 30 日—12 月 13 日)、单硝酸异山梨酯缓释片 50 mg qd po（11 月 30 日—12 月 13 日)、呋塞米 20 mg bid po（11 月 30 日—12 月 9 日）20 mg qd po（12 月 9 日—12 月 13 日)、螺内酯 20 mg bid po（11 月 30 日—12 月 9 日）20 mg qd po（12 月 9 日—12 月 13 日)、左甲状腺素钠 50 mg qd po（11 月 30 日—12 月 13 日)、**头孢他啶 1 g q12h iv gtt（11 月 30 日—12 月 9 日)、盐酸莫西沙星氯化钠 0.4 g qd iv gtt（11 月 30 日—12 月 12 日)**,另外予疏血通 4 ml qd iv gtt（12 月 1 日—12 月 13 日)。

12月3日,腹部B超示双肾囊肿,慢性胆囊炎并胆囊泥沙样结石。肺部CT示慢性支气管炎,左下肺斑片影,考虑慢性炎症,主动脉钙化。患者面罩呼吸机机械通气中,查体神清,双下肺可闻及散在湿啰音,可闻及少量哮鸣音,心率81次/min,血压178/98 mmHg,腹平软,无压痛、反跳痛及肌紧张。患者下肢水肿好转,胸闷、气促较入院时明显缓解,治疗有效。

12月7日,患者胸闷、气促较前明显好转,查体神清,双下肺可闻及散在湿啰音,可闻及少量哮鸣音,心率99次/min,腹平软,无压痛、反跳痛及肌紧张,血压150/70 mmHg。肌酐95 μmol/L(45～84 μmol/L)。

12月9日,患者神清,呼吸平稳,双下肺可闻及散在湿啰音,可闻及少量哮鸣音。心率91次/min,腹平软,无压痛、反跳痛及肌紧张,血压179/97 mmHg。患者肺部症状体征明显缓解,停头孢他啶,予福辛普利钠5 mg qd po(12月9日—12月13日),氨茶碱0.1 g tid po(12月9日—12月13日)。

12月10日,患者出现腹泻,3次/d,黄色糊状便。查粪常规正常,隐血阴性,无胃肠道感染及出血依据。腹平软,无压痛、反跳痛及肌紧张。

12月11日,患者出现**黄色水样便**,伴阵发性腹痛,便后腹痛稍可缓解。腹平软,无压痛、反跳痛及肌紧张。心率97次/min,血压150/70 mmHg。**予盐酸小檗碱先后共0.9 g口服**。

12月12日6:00,予匹维溴胺50 mg tid po(12月12日—12月13日);蒙脱石散剂3 g tid po(12月12日—12月13日)。

23:00,予洛哌丁胺2 mg临时一次口服止泻,另外予盐酸异丙嗪25 mg临时一次肌内注射。

12月13日9:00,患者昨晚至今晨未解便,呕吐少许胃内容物。查体腹隆,叩诊呈鼓音,全腹压痛,局部可闻及肌卫。

10:40,患者突发神志不清,呼之不应,四肢湿冷,脉搏细数,心率130次/min,血压80/40 mmHg,SPO$_2$ 74%,呼吸急促,肢端发绀,心率130次/min,约5分钟后血压测不出。予一级护理,心电监测,扩容、升压、兴奋呼吸等治疗。**另外予万古霉素0.5 g tid po**。查血常规提示白细胞计数及中性粒细胞百分比明显增高,粪常规提示白细胞阳性,肠道感染诊断明确。患者出现血压下降,四肢湿冷,考虑存在感染性休克。

16:00,患者目前神志清楚,面罩呼吸机机械通气中,心电监护示血压100/58 mmHg,心率110次/min。腹隆,叩诊呈鼓音。查谷丙转氨酶379 U/L(9～52U/L),肌酐231 μmol/L(45～84 μmol/L),APTT测定值50.3 s(24.0～43.0 s),D-二聚体0.835 mg/L(<0.3 mg/L),PT 16.7 s(11.0～15.0 s)。患者肝酶及肌酐较前明显上升,肝肾功能不全加剧,凝血时间延长,D-二聚体增高。

16:59,患者突发神志不清,呼之不应,心率40次/min,呼吸停止,血压30/23 mmHg,SPO$_2$ 67%,并持续下降。经抢救无效死亡。

【病例用药分析】

患者发生假膜性肠炎后的治疗合理性分析

假膜性肠炎绝大多数由难辨梭状芽孢杆菌引起[1]。难辨梭状芽孢杆菌不是肠道正常菌群,而是从周围环境中获得,自身免疫功能低下加上抗生素干扰微生态平衡使该菌异常增殖,是引起假膜性肠炎最重要的原因[2]。

患者高龄,有多种基础疾病,免疫力低下,入院后予头孢他啶 1 g q12h iv gtt (11 月 30 日—12 月 9 日)、盐酸莫西沙星氯化钠 0.4 g qd iv gtt (11 月 30 日—12 月 12 日),12 月 10 日出现腹泻并进行性加重,需考虑抗生素相关性假膜性肠炎。已有盐酸莫西沙星和头孢他啶引起假膜性肠炎的报道(分别见拜耳医药保健有限公司和哈药集团制药总厂药品说明书)。假膜性肠炎若得不到及时治疗,并且因药物等因素抑制了肠蠕动,则容易进一步发生中毒性巨结肠、肠梗阻、肠穿孔等[3]。从患者症状体征看,很可能发生了这些严重并发症。假膜性肠炎的腹泻对消除肠道中的难辨梭状芽孢杆菌及其毒素是有益的,如果使用了上述抑制肠蠕动的药物,则使毒素在肠内蓄积,损害肠壁细胞,使肠壁通透性增加,发生出血、溃疡、坏死,进一步诱发中毒性巨结肠和肠穿孔[3]。洛哌丁胺药品说明书规定:使用广谱抗生素引起的假膜性肠炎,一般情况下,由于抑制肠蠕动可能导致肠梗阻、中毒性巨结肠时,不应使用洛哌丁胺(见上海信谊药厂有限公司药品说明书)。盐酸莫西沙星氯化钠药品说明书规定:在使用莫西沙星治疗中患者出现严重腹泻时,需考虑假膜性肠炎,禁忌使用可抑制胃肠蠕动的药物(见拜耳医药保健有限公司药品说明书)。

12 月 13 日患者可能发生了中毒性巨结肠、肠梗阻、肠穿孔等严重并发症的主要原因:① 12 月 12 日 23:00 予洛哌丁胺 1 次口服止泻,洛哌丁胺直接作用于肠壁的阿片受体,阻止乙酰胆碱和前列腺素的释放,从而抑制肠蠕动,延长肠内容物的通过时间,使肠内压升高,引起肠麻痹或肠梗阻[3]。② 12 月 12 日 23:00 予盐酸异丙嗪 25 mg 一次肌内注射,盐酸异丙嗪为 H_1 受体阻滞剂,可对抗组胺对肠肌的兴奋作用,引起肠麻痹或肠梗阻[3]。③ 予硝苯地平 10 mg tid po (11 月 30 日—12 月 13 日),予匹维溴胺 50 mg tid po (12 月 12 日—12 月 13 日),这两种药可拮抗肠壁细胞钙离子内流,抑制肠蠕动,引起肠麻痹或肠梗阻[3]。④ 12 月 10 日出现腹泻并进行性加重,应考虑抗生素相关性肠炎的可能。按规定通常应停用抗生素,并予甲硝唑 0.4 g tid po 或(和)万古霉素 0.125 mg qid po (10～14 天)[4]。实际上未给予,可使症状加重。12 月 13 日出现重症感染伴并发症,应给予万古霉素 500 mg q6h po,配伍甲硝唑 500 mg(胃管入) q8h[4]。实际上予万古霉素 0.5 g tid po。

【病例总结】

(1) 在抗菌药使用过程中出现腹泻应考虑假膜性肠炎,按规定通常应停用抗生素,并予甲硝唑 0.4 g tid po 或(和)万古霉素 0.125 mg qid po(10～14 天);当进展为重症感染伴并发症,应给予万古霉素 500 mg q6h po,配伍甲硝唑 500 mg(胃管入) q8h。

（2）禁忌使用可抑制胃肠蠕动的药物。

未遵守上述用药注意事项,可能与患者病情恶化有相关性。

参考文献

［1］ 李梦东,王予明.实用传染病学：3 版[M].北京：人民卫生出版社,2004：802 - 807.
［2］ 徐秀华.临床医院感染学：2 版[M].湖南：湖南科学技术出版社,2005：539 - 541.
［3］ 贾公孚,谢惠民.药害临床防治大全[M].北京：人民卫生出版社,2002：422 - 430.
［4］ 徐英春,张曼.中国成人艰难梭菌感染诊断和治疗专家共识[J].协和医学杂志,2017,8(23)：131 - 138.

3.5　药物因素加重消化道出血死亡

【概述】

一例慢性阻塞性肺疾病急性发作、Ⅱ型呼吸衰竭、高血压病Ⅰ级(高危组)、冠心病、心律失常、心功能Ⅲ级的患者,入院后经过治疗发生消化道出血。通过此病例分析,探讨患者发生消化道大出血及死亡的药物原因。

【病史介绍】

患者 82 岁,男性,慢性阻塞性肺疾病急性发作(极重度Ⅳ级)、Ⅱ型呼吸衰竭、高血压病Ⅰ级(高危组)、冠心病、心律失常、心功能Ⅲ级(NYHA)于 1 月 4 日入院。BP 105/60 mmHg,心电图示轻度 ST 段异常,查 TNT 和肌红蛋白偏高。**予二羟丙茶碱 0.25 g qd iv gtt(1 月 4 日—1 月 22 日)、复方甲氧那明 2 片 tid po(1 月 4 日—1 月 20 日)**止咳、平喘；**复方利血平 1 片 qd po(1 月 4 日—1 月 20 日)**抗高血压；另外予抗感染、利尿、扩冠等治疗。

【临床经过】

1 月 5 日,查肌酐 127 μmol/L(59~104 μmol/L),血红蛋白 111.0 g/L(110.0~150.0 g/L)。

1 月 6 日,查心肌梗死三项 TNT 升高,既往冠心病史,心内科会诊考虑患者心电图无动态变化表现,目前心肌梗死诊断依据不足,**予阿司匹林肠溶片 100 mg qd po(1 月 6 日—1 月 20 日)、硫酸氢氯吡格雷 75 mg qd po(1 月 6 日—1 月 20 日)**等治疗。患者诉下肢关节疼痛,**予氨糖美辛肠溶片 0.2 g qd po(1 月 6 日—1 月 13 日)**。

1 月 10 日,患者体温正常,无创面罩接呼吸机辅助通气治疗中,咳嗽、咳痰症状明显好转，少许白色泡沫痰。患者存在肾功能不全，氨糖美辛禁用于肾功能不全患者，但患者坚持要求使用此药，追问既往无消化道出血病史，告知该药导致消化道出血可能。

1月13日，患者出现上腹部不适，**解黑便约400 g**，不成形。予奥美拉唑40 mg bid iv gtt（1月13日—1月22日）抑酸，凝血酶冻干粉400 U tid po（1月13日—1月20日）、400 U qid po（1月20日—1月22日）止血，**停用氨糖美辛**。

1月14日，查血红蛋白66.90 g/L（110.0～150.0 g/L），肌酐222 μmol/L（59～104 μmol/L），粪隐血阴性。

1月16日，肌酐181 μmol/L（59～104 μmol/L），血红蛋白65.50 g/L（110.0～150.0 g/L）。予氯沙坦钾50 mg qd po（1月16日—1月20日）保护肾功能。

1月18日，神志清，解黑便1次，不成型，共计约300 g，**粪隐血＋＋＋＋**，血红蛋白55.20 g/L（110.0～150.0 g/L）。予硝酸异山梨酯10 mg qd iv gtt（1月18日—1月20日）。

1月19日，患者烦躁易怒，情绪波动较大，未解黑便。嗜睡，呼之有应答，口唇黏膜苍白，双肺呼吸音粗，未闻及明显干湿啰音，心率96次/min。输注红细胞悬液200 ml纠正贫血。

1月20日11:00，上午解黑便3次，共计约1 000 g，不成形，带鲜血。**予急查床旁胃镜提示十二指肠球部小溃疡，表面见活动性出血**，内镜下予凝血酶及冰肾上腺素盐水冲洗止血后未见活动性出血。予血凝酶1 kU q2h iv（1月20日—1月22日）止血，输注红细胞悬液200 ml。**停用复方利血平、阿司匹林、氯吡格雷**。20:30，患者再次解柏油样血便400 g。21:30，血红蛋白44.0 g/L（110.0～150.0 g/L），血压80/40 mmHg，予急输红细胞悬液800 ml＋新鲜冷冻血浆200 ml纠正休克。21:40，再次解暗红色血便400 g，不成形，面色苍白，仍显烦躁，血压79/60 mmHg，心率126次/min，再予输红细胞悬液400 ml＋新鲜冷冻血浆2 U纠正休克。

1月21日9:00，再次解柏油样黑便约400 ml，予红细胞悬液400 ml及血浆200 ml iv gtt。16:00，**床旁内镜提示十二指肠球部血管断端，考虑血管畸形**，镜下予冰冻生理盐水及凝血酶冲洗止血。予生长抑素收缩内脏血管治疗，输红细胞悬液400 ml＋血浆200 ml，**立即予甲氧氯普胺10 mg im**。22:35，再次解暗红色血便约400 ml，即刻心电监护示血压56/40 mmHg，心率130次/min。予输红细胞悬液400 ml。

1月22日10:00，患者浅昏迷状态，血压83/45 mmHg，予多巴胺静脉推泵。17:53，患者即刻血压50/30 mmHg，测CVP示6 cmH$_2$O，**予右旋糖酐40葡萄糖500 ml iv gtt扩容对症处理**。20:00，突发心跳减慢，血压下降，心电监护示心率、血压测量不出，经抢救无效，宣告临床死亡。

【病例用药分析】

患者发生消化道大出血及死亡的药物原因

（1）患者可能有十二指肠球部血管畸形，这是一种黏膜下血管扩张畸形，其病理变化为黏膜下动静脉间交通,静脉动脉化,静脉壁增厚、扩张、扭曲、硬化。病变血管位于肠黏膜下,是引起急性或慢性下消化道出血的原因之一[1]。

（2）阿司匹林和氨糖美辛中包含吲哚美辛,系非甾体类消炎镇痛药,具有抑制前列腺素合成的作用,可能造成胃肠道黏膜损伤、溃疡和出血[2]。1月13日发生上消化道大出血后仍未停用阿司匹林直到1月20日才停用。

（3）二羟丙茶碱对胃肠道有较强的刺激作用,有舒张外周血管和胃肠道平滑肌的作用,可能引发消化性溃疡,并使活动性消化性溃疡患者的出血加重[1]。1月13日发生上消化道大出血后仍未停用直到1月22日才停用。

（4）氯吡格雷选择性抑制二磷酸腺苷(ADP)与它的血小板受体的结合及继发的ADP介导的糖蛋白GPⅡb/Ⅲa复合物的活化,抑制血小板聚集(见杭州赛诺菲安万特民生制药有限公司产品说明书)。1月13日发生上消化道大出血后仍未停用直到1月20日才停用。

（5）复方利血平包含利血平、氯化钾等,对胃肠道有强烈的刺激作用,可能引起消化性溃疡及出血,在原有胃肠道疾病者更易发生[2]。1月13日发生上消化道大出血后仍未停用直到1月20日才停用。

（6）1月21日16:00,在上消化道出血不止的情况下,予甲氧氯普胺10 mg im。甲氧氯普胺可使胃肠道的动力增加,增强胃肠道,加重出血(见上海禾丰制药有限公司产品说明书)。

（7）1月22日17:53,在上消化道出血不止的情况下,予右旋糖酐40葡萄糖500 ml静脉滴注。右旋糖酐40葡萄糖可使已经汇集的红细胞和血小板解聚,降低血液黏滞性,防止血栓形成,但也可能加重上消化道出血(见上海长征富民金山制药有限公司产品说明书)。

（8）患者存在机械通气等危险因素,可造成胃、十二指肠黏膜的急性病变[4],并存在使用非甾体抗炎药、阿司匹林、氯吡格雷,但未予 H_2 受体阻滞剂或质子泵抑制剂,直到消化道大出血才使用。

【病例总结】

（1）患者入院时查肌酐明显高于正常,而肾功能不全者禁用氨糖美辛肠溶片(见浙江海力生制药有限公司产品说明书)；1月13日患者出现黑便,但当时未查出大便隐血阳性,1月18日,再次解黑便,并且粪隐血＋＋＋＋,未及时停用复方利血平、阿司匹林、氯吡格雷、二羟丙茶碱,则违反了这4种药物的禁忌证(分别见上海信谊嘉华药业有限公司、上海信谊百路达药业有限公司、杭州赛诺菲安万特民生制药有限公司、上海信谊金朱药业有限公司产品说明书)。在患者已经出现上消化道大出血的情况下,还使用甲氧氯普胺和低分子右旋糖酐40葡萄糖,则违反了这2种药物的禁忌证(分别见上海禾丰制药有限公司和上海长征富民金山制药有限公司产品说明书)。

（2）患者因上消化道大出血而引起严重贫血,而明显贫血者禁用硝酸异山梨酯(见珠海许瓦兹制药有限公司产品说明书)；患者存在冠心病,心律失常,心功能Ⅲ级(NYHA),

而严重心血管疾病者禁用复方甲氧那明(见上海三共制药有限公司产品说明书)。

未遵守上述用药注意事项,可能与患者消化道大出血死亡有相关性。

参考文献

[1] 李德爱,战淑惠,李扬,等.实用消化内科药物治疗学[M].北京:人民卫生出版社,2003:302-303.
[2] 贾公孚,谢惠民.药害临床防治大全[M].北京:人民卫生出版社,2002:416-421.
[3] 杨世杰.药理学[M].北京:人民卫生出版社,2001:375-380,397-398.
[4] 金惠铭,王建枝.病理生理学:6版[M].北京:人民卫生出版社,2004:154-155,267.

3.6 急性心肌梗死、急性肾功能不全的药物因素分析

【概述】

一例慢性支气管炎伴感染、慢性阻塞性肺气肿、支气管扩张、**冠心病**、**不稳定型心绞痛**的患者,入院后经过治疗发生急性心肌梗死及急性肾功能不全,最终死亡。通过此病例分析,探讨以下两点:① 发生急性心肌梗死的主要原因。② 患者抗感染治疗方案的合理性。

【病史介绍】

患者82岁,女性,因慢性支气管炎伴感染、慢性阻塞性肺气肿、支气管扩张、**冠心病**、**不稳定型心绞痛**、心律失常于1月16日入院。神清,气促,双肺可闻及散在湿啰音,心率85次/min,可闻及期前收缩2~3次/min,BP 125/70 mmHg。心电图示完全性右束支传导阻滞,房性期前收缩,室性期前收缩。查肌酐63 μmol/L(59~104 μmol/L),血气分析示pH 7.184(7.35~7.45),二氧化碳分压84.9 mmHg(35.0~45.0 mmHg),氧分压83.0 mmHg(83.0~108.0 mmHg)。

【临床经过】

予二羟丙茶碱0.25 g qd iv gtt(1月16日—1月31日)、氨茶碱0.25 g qd iv gtt(1月26日—1月27日)、**甲泼尼龙琥珀酸钠**40 mg qd iv gtt(1月16日—1月19日,1月24日,1月31日,2月1日)、氟罗沙星0.4 g qd iv gtt(1月15日—1月24日)、头孢吡肟1 g bid iv gtt(1月26日—1月31日)、单硝酸异山梨酯缓释片40 mg qd po(1月16日—2月20日)、奥美拉唑钠40 mg+NS 100 ml qd iv gtt(1月16日—2月20日)。

1月21日,血气分析示 pH 7.292(7.35～7.45),二氧化碳分压 74.0 mmHg(35.0～45.0 mmHg),氧分压 68.0 mmHg(83.0～108.0 mmHg)。

1月29日9:00,患者诉胸闷气促不适,查体神志较萎靡,欠清,呼之能应,问之能简短回答。双肺可闻及散在湿啰音,心率 115 次/min,律不齐。**心电图示心房扑动**,完全性右束支传导阻滞,T 波异常。查肌钙蛋白 0.010 ng/ml(0～0.03 ng/ml),肌酸激酶 28I U/L(26～140 U/L),肌酸磷酸激酶同工酶 14 U/L(0.10～4.94 U/L)。血气分析示 pH 7.212(7.35～7.45),二氧化碳分压 82.6 mmHg(35.0～45.0 mmHg),氧气分压 65.0 mmHg(83.0～108.0 mmHg)。

1月31日,患者精神差,嗜睡,双肺可闻及散在湿啰音及干啰音及痰鸣音,心率 115 次/min,律不齐,双下肢无水肿。**将二羟丙茶碱剂量增加至 0.5 g qd iv gtt(1月31日—2月21日)。停头孢吡肟,改用帕尼培南-倍他米隆 0.5 g bid iv gtt(1月31日—2月6日)**。

2月6日,患者烦躁、气喘,不能平卧。查体神志欠清,呼吸 22 次/min,双肺可闻及散在湿啰音及干啰音,心率 102 次/min,律不齐,双下肢水肿。考虑患者心力衰竭,予去乙酰毛花苷 C 0.2 mg,呋塞米 20 mg 静脉推注。查血红蛋白 106.0 g/L(110.0～150.0 g/L),中性分叶核细胞百分比 58.0%(50.0%～70.0%),血小板计数 114.0×10⁹/L(100×10⁹/L～300×10⁹/L),红细胞计数 3.75×10¹²/L(3.50×10¹²/L～5.00×10¹²/L),白细胞计数 4.24×10⁹/L(4.0×10¹²/L～10.0×10⁹/L)。**肌酐 71 μmol/L(59～104 μmol/L)**,肌酸激酶 48 IU/L(26～140 IU/L),肌酸磷酸激酶同工酶 22 U/L(0.10～4.94 U/L),白蛋白 34 g/L(38～54 g/L)。医师考虑到患者白蛋白偏低,可能与患者疾病消耗及不能进食有关,**予中长链脂肪乳 250 ml qd iv gtt(2月6日—2月21日),停帕尼培南倍他米隆**。

2月9日8:30,患者嗜睡,呼之能应,对答不切题,双肺可闻及散在干湿啰音,心率 105 次/min,律不齐,双下肢Ⅱ度水肿,血压 135/70 mmHg。考虑患者两肺仍有散在干湿啰音,将甲泼尼龙琥珀酸钠加量至 80 mg qd iv(2月9日—2月12日,2月14日),**改用异帕米星 400 mg qd iv gtt(2月9日—2月21日)**。患者拒绝口服药物,已停发口服药,以静脉补液为主。

2月12日16:00,患者烦躁不安,心慌胸闷。心率 92 次/min,律不齐,双下肢Ⅲ度水肿。心电图示完全性右束支传导阻滞,房性期前收缩伴短阵房性心动过速,T 波异常。心内科会诊,**予布美他尼 5 mg qd po(2月12日—2月20日)**、螺内酯 20 mg bid po(2月12日—2月20日)、前列地尔 10 μg+NS 100 ml qd iv gtt(2月12日—2月20日)、培哚普利 2 mg qd po(2月12日—2月20日)。

2月14日10:00,患者诉周身不适,烦躁,查体:血压 110/60 mmhg,神志欠清,双肺可闻及散在干湿啰音,心率 94 次/min,心音强弱不等,心律绝对不齐,**心电图示心房颤动**。双下肢Ⅲ度水肿。查血红蛋白 123.00 g/L(110.0～150.0 g/L),中性分叶核细胞百分比 93.8%(50.0%～70.0%),血小板计数 65.6×10⁹/L(100×10⁹/L～300×10⁹/L),红细胞

计数 $3.86 \times 10^{12}/L(3.50 \times 10^{12}/L \sim 5.00 \times 10^{12}/L)$，白细胞计数 $4.74 \times 10^{9}/L(4.0 \times 10^{9}/L \sim 10.0 \times 10^{9}/L)$。血气分析示 pH $7.360(7.35 \sim 7.45)$，二氧化碳分压 74.1 mmHg($35.0 \sim 45.0$ mmHg)，氧分压 52.0 mmHg($83.0 \sim 108.0$ mmHg)。查肌酐 131 μmol/L($59 \sim 104$ μmol/L)，肌酸激酶 176 IU/L($26 \sim 140$ IU/L)，肌酸磷酸激酶同工酶 54 U/L($0.10 \sim 4.94$ U/L)，肌钙蛋白 0.043 ng/ml($0 \sim 0.03$ ng/ml)，心肌酶及 TNT 均增高，予硝酸甘油 0.5 mg 舌下含服。考虑患者老年女性，长期卧床，长期使用抗生素，易并发真菌感染，加用氟康唑氯化钠 200 mg qd iv gtt（2 月 14 日—2 月 20 日）。16:30，复查肌钙蛋白 0.058 ng/ml($0 \sim 0.03$ ng/ml)，肌酸激酶 269 IU/L($26 \sim 140$ IU/L)，肌酸磷酸激酶同工酶 39 U/L($0.10 \sim 4.94$ ng/ml)。心内科会诊，**诊断为急性冠脉综合征，非 ST 段抬高型心肌梗死**？考虑到患者心肺功能很差，一般情况不佳，**予低分子肝素 4 000 U qd ih**（2 月 14 日—2 月 20 日）。

2 月 17 日，患者神志不清，血压 120/80 mmHg，双肺可闻及散在湿啰音，心率 130 次/min，心律不齐，心尖区可闻及舒张期吹风样杂音，全身水肿，**肌酐 161 µmol/L($59 \sim 104$ µmol/L)**。患者肾功能进一步恶化，并有心功能衰竭、呼吸衰竭，心肌梗死，故病情危重，预后差，反复向家属说明病情，表示理解。

2 月 19 日，患者一般情况差，神志不清，昨日尿量 50 ml，予利尿剂后效果不明显，提示肾功能衰竭可能，再次向家属说明预后差，表示理解。

2 月 20 日，患者持续少尿，呼吸兴奋剂及升压药补液维持中，全身水肿，利尿剂无效。

2 月 21 日 8:00，患者一般情况差，仍无尿，呼吸时有不规则。全身水肿，两肺呼吸音粗，可闻及湿啰音，心率 120 次/min，律不齐，血压 80/40 mmHg。10:40，心电图呈一直线，宣布死亡。

【病例用药分析】

一、2 月 14 日发生急性心肌梗死的主要原因

（1）患者存在心房扑动、心房颤动，CHA_2DS_2-VASc 评分＝心力衰竭（1 分）＋82 岁（≥75 岁）（2 分）＋冠心病（1 分）＋女性（1 分）＝5 分[1]，栓塞风险极高；HAS-BLED 评分＝84 岁（1 分）＝1 分[1]，出血风险不高。按规定应予华法林，至少应予阿司匹林肠溶片。实际上未给予。使包括急性心肌梗死在内的栓塞风险大大增加。

（2）根据 Caprini 评估表，患者深静脉血栓形成风险极高危：82 岁（年龄≥75 岁）（3 分）＋严重的肺部疾病（1 分）＋（卧床＞72 h）（2 分）＋心力衰竭（1 分）＋下肢水肿（1 分）＋使用糖皮质激素（1 分）＝8 分≥5 分，属于极高危，按规定应予低分子肝素抗血栓形成[2]。根据 Pauda 评分：患者深静脉血栓形成风险也属于高危：（卧床＞72 h）（3 分）＋84 岁（1 分）＋呼吸衰竭（1 分）＋急性感染（1 分）＋予糖皮质激素（1 分）＝7 分≥4 分，属于深静脉血栓形成风险高危，按规定应予低分子肝素抗血栓形成[2]。实际上未给予，使包

括急性心肌梗死在内的栓塞风险大大增加。

（3）患者存在冠心病、不稳定型心绞痛、慢性阻塞性肺气肿、肺心病、比较严重的肺部感染，可增加心脏负荷，是心肌梗死的危险因素[3]。

（4）患者存在呼吸性酸中毒和代谢性酸中毒，可使心肌收缩力降低和诱发心律失常，可能使心排血量骤降，冠状动脉灌流量锐减。入院时肾功能正常，但 2 月 9 日使用异帕米星后，患者发生了肾功能不全（肾功能不全的诱因还有严重感染、心力衰竭等），可加重心脏负荷[4]。

（5）予二羟丙茶碱 0.25 g qd iv gtt（1 月 16 日—1 月 31 日）、氨茶碱 0.25 g qd iv gtt（1 月 26 日—1 月 27 日），并且从 1 月 31 日—2 月 21 日，将二羟丙茶碱剂量增加至 0.5 g qd iv gtt。这对 82 岁高龄，存在肾功能不全的患者，很容易造成茶碱在体内过量。茶碱舒张支气管的作用机制之一是促进内源性肾上腺素释放，使交感神经兴奋性增加，有直接兴奋心肌，加强心肌收缩力的作用，剂量稍大时可加快心率，使血压和左心室负荷加重[5]。

（6）予中长链脂肪乳 250 ml qd iv gtt（2 月 6 日—2 月 21 日）。患者老年脂肪廓清能力可能降低，因此尽管患者总胆固醇、甘油三酯在正常范围，但仍有可能在滴注脂肪乳时发生脂肪超载，在血管内形成泥状物，使血黏度增高，甚至损伤血管内皮，形成血栓[6]。

（7）予甲泼尼龙琥珀酸钠 40 mg qd iv gtt（1 月 16 日—1 月 19 日、1 月 24 日、1 月 31 日、2 月 1 日），并且从 2 月 9 日—2 月 14 日，将甲泼尼龙琥珀酸钠加量至 80 mg qd iv。甲泼尼龙琥珀酸钠可降低抗凝作用，形成栓塞性脉管炎、血栓；增加儿茶酚胺的血管收缩效应，盐皮质激素样作用引起水钠潴留，使血压升高，左心室负荷加重[7]。

二、患者抗感染治疗方案合理性分析

慢性支气管炎急性发作、支气管扩张具备下列 2 条或 2 条以上标准，需考虑铜绿假单胞菌感染可能：最近住院史；经常（每年 4 次）或最近 3 个月使用抗菌药；病情严重（FEV1＜30％预计值）；既往急性加重时曾分离出铜绿假单胞菌；有结构性肺病（如支气管扩张）；使用糖皮质激素者[8]。患者 82 岁女性，因慢性支气管炎伴感染、慢性阻塞性肺气肿、支气管扩张、冠心病、不稳定型心绞痛入院，二氧化碳分压 84.9 mmHg。经常使用抗菌药，使用糖皮质激素，有铜绿假单胞菌风险。应首选（头孢他啶、头孢吡肟、β 内酰胺类/β 内酰胺酶抑制剂、碳青霉烯类）±（环丙沙星、左氧氟沙星）或者氨基糖苷类[8]。1 月 31 日因抗感染效果不佳停头孢吡肟，改用帕尼培南倍他米隆 0.5 g bid iv gtt（1 月 31 日—2 月 6 日）是适宜的。2 月 6 日血象正常，但有急性左心衰竭发作，提示感染可能未被控制，然而停用了帕尼培南倍他米隆，可能使感染加重。2 月 9 日予异帕米星 400 mg qd iv gtt（2 月 9 日—2 月 21 日）。异帕米星为氨基糖苷类抗生素，对大肠杆菌、枸橼酸杆菌属、克雷伯杆菌属、肠杆菌属、沙雷菌属、变形杆菌属、绿脓杆菌等革兰阴性杆菌作用强，通常与β 内酰胺类、碳青霉烯类联合使用，不单独应用，单独使用可能控制不了严重感染。异帕米星成人每日 400 mg，分 1～2 次给药，应根据肌酐清除率调整剂量，尤其对肾功能减退者或老年患者、休克、心力衰竭、腹水或严重失水等患者（见浙江海正药业股份有限公司药品说明书）。患者 82 岁高龄，尽管 2 月 6 日肌酐 71 μmol/L 肾功能正常，予异帕米星 400 mg qd iv gtt（2 月 9 日—2 月 21 日）剂量偏大，可增加肾毒性。2 月 12 日双下肢Ⅲ度水肿较前加重，2 月 14 日肌酐上升至 131 μmol/L，此时应将异帕米星减量或改用其他抗菌药但未实行。2 月 17 日肌酐进一步上升至 161 μmol/L，此时应停用异帕米星并改用其他抗菌药但仍未实行。患者最终进展至无效肾功能衰竭，固然与发生了急性心肌梗死、严重心力衰竭、感染加重等因素有关，但予异帕米星 400 mg qd iv gtt（2 月 9 日—2 月 21日）直到患者死亡是关键因素。

【病例总结】

（1）CHA$_2$DS$_2$-VASc 评分＝5 分、HAS-BLED 评分＝1 分，应予华法林，至少应予阿司匹林肠溶片；Caprini 评估＝8 分，Pauda 评分≥4 分应予低分子肝素抗血栓形成；高龄肾功能不全患者茶碱类应减量。

（2）有铜绿假单胞菌风险的慢性支气管炎伴感染、慢性阻塞性肺气肿、支气管扩张，应首选（头孢他啶、头孢吡肟、β 内酰胺类/β 内酰胺酶抑制剂、碳青霉烯类）±（环丙沙星、左氧氟沙星）或者氨基糖苷类，一般不单独予氨基糖苷类；异帕米星成人一日 400 mg，应根据肌酐清除率调整剂量，尤其对肾功能减退者或老年患者、休克、心力衰竭、腹水或严重失水等患者；当发生肾功能衰竭时仍使用异帕米星则违反了禁忌证；当患者已经发生急性心肌梗死时，未停用中长链脂肪乳，则违反了禁忌证。

未遵守上述用药注意事项，可能与患者病情恶化有相关性。

参考文献

［1］ 臧小彪，张树龙.心房颤动抗凝治疗出血风险 HAS-BLED 评分系统的综合评价［J］.2012,16(5)：338-340.

［2］ 中华医学会呼吸病学分会肺栓塞与肺血管病学组，中国医师协会呼吸医师分会肺栓塞与肺血管病工作委员会，全国肺栓塞与肺血管病防治协作组.肺血栓栓塞症诊治与预防指南［J］.中华医学杂志,2018,98(14)：1060-1087.

［3］ 叶任高，陆再英.内科学：6 版［M］.北京：人民卫生出版社,2005：283-284.

［4］ 汤金惠铭，王建枝.病理生理学：6 版［M］.北京：人民卫生出版社,2004：59-66,214-216.

［5］ 陈新谦，金有豫，汤光.新编药物学：15 版［M］.北京：人民卫生出版社,2003：405-406,410.

［6］ 蒋朱明，蔡威.临床肠外与肠内营养［M］.北京：科学技术文献出版社,2000：222-223.

［7］ 贾公孚，谢惠民.药害临床防治大全［M］.北京：人民卫生出版社,2002：346-347,1306-1307.

［8］ 抗菌药物临床应用指导原则修订工作组.抗菌药物临床应用指导原则 2015 版.北京：人民卫生出版社,2015：72-75.

3.7 口服氨茶碱致急性心肌梗死

【概述】

一例糖尿病、肝硬化病史的患者,因肺部感染入院。入院后经过治疗发生急性前壁心肌梗死最终死亡。通过此病例分析,探讨患者发生急性前壁心肌梗死最终死亡的主要原因。

【病史介绍】

患者 82 岁,男性,有 2 型糖尿病史 9 年,乙肝后肝硬化史 20 多年,多次腹水、呕血、黑便、肝性脑病史,4 月被确诊为原发性肝癌和**冠心病**,7 月 8 日诊断**肺部感染**,7 月 9 日入院。否认高血压史。

【临床经过】

予**呋塞米** 20 mg qd po(7 月 9 日—7 月 11 日)、螺内酯 20 mg tid po (7 月 9 日—7 月 11 日)、70 - 30 混合人胰岛素 8 U 早餐前和 6 U 晚餐前 ih(7 月 9 日—7 月 11 日)、**左氧氟沙星** 0.1 g bid po(7 月 9 日—7 月 11 日)、**氨茶碱** 0.1 g tid po (7 月 9 日—7 月 11 日)、二羟丙茶碱 0.5 g qd iv gtt(7 月 9 日—7 月 10 日)、二羟丙茶碱 0.5 g bid iv gtt (7 月 11 日)。

7 月 9 日,患者时有胸闷、气促,心率 90 次/min,律齐,血压 120/60 mmHg,双肺呼吸音粗,未闻及明显干湿啰音,移动性浊音阳性。心电图示 ST 段异常,存在心肌缺血,但不存在心肌梗死。

7 月 10 日,查凝血酶原时间 18.5 s(11.0～15.0 s),总胆红素 51.3 μmol/L(6.0～20.0 μmol/L),直接胆红素 23.3 μmol/L(0～6.0 μmol/L),白蛋白 29 g/L(34～48 g/L)。查血白细胞 2.4×10^9/L (4.00×10^9/L～10.00×10^9/L),中性分叶核细胞百分比 69.0%(50%～70%),血红蛋白 74.0 g/L(110～160 g/L),红细胞计数 2.04×10^{12}/L (3.50×10^{12}/L～5.00×10^{12}/L),**血小板计数 31.2×10^9/L （100×10^9/L～300×10^9/L）**,肌酐 182 μmol/L(45～84 μmol/L),葡萄糖 6.72 mmol/L(3.10～6.40 mmol/L)。电解质和血脂在正常范围。

7 月 11 日 22:00,患者突发气喘、脸色苍白、恶心、呕吐胃内容物。查体神清、气促,四肢湿冷,双肺呼吸音粗,未闻及干湿啰音,心率 80 次/min,律不齐,血压 105/60 mmHg。嘱患者半卧位,并予吸氧。22:30,患者血压 80/60 mmHg,急诊心电图示 ST 段抬高,V4 异常 Q 波。血肌钙蛋白 0.382 ng/ml(0～0.03 ng/ml),肌酸激酶 202 IU/L(26～140 IU/L),

谷草转氨酶 43.5 IU/L（<31 IU/L）。心内科会诊确诊为**急性前壁心肌梗死**,考虑到患者凝血时间延长,溶栓、抗凝处理有风险,血压偏低,故予多巴胺 200 mg＋NS 30 ml 静脉推泵 5 ml/h 维持升压,硝酸甘油 10 mg＋NS 36 ml 静脉推泵 3 ml/h 维持扩血管。

23:50,患者突然大汗淋漓,脸色苍白,呼之不应,心电监护示血压 115/65 mmHg,心率 60 次/min,呼吸 5 次/min,血氧饱和度 54%。立即予尼可刹米 0.75 g,洛贝林 6 mg 共 3 次静脉推注,利多卡因 0.1 g,阿托品 0.5 mg、肾上腺素 1 mg 静脉推注,并予胸外按压。

7 月 12 日 0:15,心电图呈一直线,宣布临床死亡。

【病例用药分析】

患者入院后发生急性前壁心肌梗死最终死亡的主要原因

心肌梗死的基本病因之一是交感神经兴奋性增加,血压、心率增高,左心室负荷明显加重,血黏度增高等因素导致在冠状动脉粥样硬化的基础上斑块破裂出血及血栓形成[1]。

(1) 患者 82 岁高龄男性,肺部感染合并乙肝后肝硬化、原发性肝癌、**冠心病**、2 型糖尿病,感染较难控制。应及早开始正确的经验性抗生素治疗(通常应在入院后 5 小时之内开始抗生素治疗),早期治疗若不能覆盖所有可能致病菌,显著增加死亡率。推荐联合应用广谱抗生素,覆盖耐药革兰阴性杆菌和革兰阳性球菌。可选择氟喹诺酮类或氨基糖苷类联合头孢菌素类或广谱 β 内酰胺类/β 内酰胺酶抑制药或碳青霉烯类。估计金黄色葡萄球菌感染可能者联合应用万古霉素、替考拉宁、利奈唑胺,估计真菌感染可能者联合应用抗真菌药物如氟康唑、伏立康唑、伊曲康唑、米卡芬净等[2]。抗感染 2～3 天效果不佳应及时更换抗生素。实际上予左氧氟沙星 0.1 g bid po(7 月 9 日—7 月 11 日),可能不能完全覆盖致病菌,可使感染加重,通过各种途径增加心脏负荷,诱发急性心肌梗死,并增加死亡风险。

(2) 患者冠心病合并 2 型糖尿病,有口服阿司匹林肠溶片的强适应证[1],但考虑到患者食管胃底静脉曲张多次出血,风险较大,故不予阿司匹林肠溶片口服。根据 Caprini 评估表,患者深静脉血栓形成风险极高危:82 岁(年龄≥75 岁)(3 分)＋原发性肝癌(2 分)＋(卧床>72 h)(2 分)＋肺部感染(1 分)＝8 分≥5 分,属于极高危,按规定应予低分子肝素抗血栓形成[3]。根据 Pauda 评分:患者深静脉血栓形成风险也属于高危:(卧床>72 h)(3 分)＋原发性肝癌(3 分)＋84 岁(1 分)＋急性感染(1 分)＝8 分≥4 分,属于深静脉血栓形成风险高危,按规定应予低分子肝素抗血栓形成[3]。患者血小板计数 31.2×10⁹/L,肌酐 182 μmol/L,可予小剂量低分子肝素钙,实际上未给予,可增加栓塞风险。

(3) 予呋塞米 20 mg qd po(7 月 9 日—7 月 11 日),可降低抗凝药物和抗纤溶药物的作用,主要原因是利尿后血容量下降,致血中凝血因子浓度升高,以及利尿使肝血液供应改善、肝脏合成凝血因子增多(见上海复星朝晖药业有限公司药品说明书)。

(4) 患者入院后口服氨茶碱、静脉滴注二羟丙茶碱(7 月 11 日使用了两次),同时口服左氧氟沙星,茶碱90％经肝脏代谢,与左氧氟沙星联用时可降低其清除率,使血药浓度升高,甚至出现毒性反应[4],再加上患者已82岁高龄,各项实验室指标显示肝功能极差,属Child-pugh C级,又存在肾功能不全,故尽管属常规剂量,也很容易造成氨茶碱和二羟丙茶碱在体内过量,而茶碱可促进内源性肾上腺素和去甲肾上腺素释放,有直接兴奋心肌,加强心肌收缩力的作用,剂量稍大时可加快心率[4];患者存在贫血、肾功能不全、感染等因素都可能增加交感神经兴奋性,加快心率,增加心脏负荷[4]。国内已有缓慢静脉推注氨茶碱导致心肌缺血的报道[5],但尚未见氨茶碱、二羟丙茶碱引起急性心肌梗死的报道。

【病例总结】

(1) 肺部感染合并严重基础疾病,通常应在入院后5小时之内开始正确的抗生素治疗。

(2) Caprini评估≥5分、Pauda评分≥4分,应予低分子肝素抗血栓形成。

(3) 单独予呋塞米而未予抗凝药可显著增加栓塞风险。

(4) 严重肝功能不全加上高龄,加上口服左氧氟沙星,可能使茶碱在体内过量。

未遵守上述用药注意事项,可能与患者发生急性心肌梗死死亡有相关性。

参考文献

[1] 陈灏珠,钟南山,陆再英.内科学:8版[M].北京:人民卫生出版社,2013:19-27,41-45,236-255.

[2] 刘洋,孟彦苓,杜斌.呼吸机相关肺炎[J].协和医学杂志,2010,1(1):103-107.

[3] 中华医学会呼吸病学分会肺栓塞与肺血管病学组,中国医师协会呼吸医师分会肺栓塞与肺血管病工作委员会,全国肺栓塞与肺血管病防治协作组.肺血栓栓塞症诊治与预防指南[J].中华医学杂志,2018,98(14):1060-1087.

[4] 汤光.现代药物学[M].北京:中国医药科技出版社,1998:479-483.

[5] 吴小红.氨茶碱的不良反应和合理应用.医药导报,1998;17(5):297.

3.8 口服普罗帕酮、复方甲氧那明致急性左心衰竭

【概述】

一例高血压合并冠心病的患者,此次因慢性支气管炎伴感染、慢性阻塞性肺气肿、Ⅰ型呼吸衰竭而入院。治疗过程中患者发生两次心力衰竭,通过此病例分析,探讨患者发生急性左心衰竭的原因。

【病史介绍】

患者 82 岁,女性,因反复咳嗽咳痰 10 余年加重 2 天于 2 月 25 日入院。临床诊断为**慢性支气管炎伴感染、慢性阻塞性肺气肿、Ⅰ型呼吸衰竭、高血压 3 级(极高危)、冠心病**。查体神清、气尚平,**双肺闻及散在哮鸣音**,双下肺闻及少许湿啰音,心率 84 次/min,血压 135/85 mmHg,双下肢无水肿。

【临床经过】

予**复方甲氧那明胶囊 1 粒 tid po(2 月 24 日—3 月 7 日)**、盐酸氨溴索 30 mg tid po(3 月 3 日—3 月 15 日)、二羟丙茶碱 0.5 g+5％葡萄糖注射液 250 ml qd iv gtt(2 月 24 日—3 月 5 日)、二羟丙茶碱 0.25 g+5％葡萄糖氯化钠注射液 250 ml bid iv gtt(3 月 5 日—3 月 8 日)、二羟丙茶碱 0.25 g+5％葡萄糖注射液 250 ml qd iv gtt(3 月 8 日—3 月 15 日)、**青霉素 G 钠 480 万+NS 250 ml bid iv gtt(2 月 25 日—3 月 5 日)、阿奇霉素 500 mg qd po(3 月 1 日—3 月 5 日)、头孢哌酮 3 g+NS 100 ml bid iv gtt(3 月 5 日—)、珍菊降压片 1 片 bid po(2 月 24 日—3 月 7 日)**。2 月 25 日,ECG 示房性期前收缩呈连发,不完全性右束支传导阻滞,予普罗帕酮 100 mg q8h po(2 月 25 日—3 月 7 日)。

2 月 26 日,CT 示双侧胸膜增厚粘连,心脏增大。2 月 28 日,查体神清、气尚平、能平卧,双肺呼吸音低,双肺闻及散在哮鸣音,双下肺闻及少许湿啰音,心率 80 次/min,双下肢无水肿。肌酸激酶同工酶 14 U/L（<24 U/L）,血 K^+ 3.95 mmol/L（3.5～5.3 mmol/L）,Na^+ 141.7 mmol/L（135～147.0 mmol/L）,CL^- 97.2 mmol/L（98.0～107 mmol/L）,肌酐 71 μmol/L（45～84 μmol/L）,白细胞 6.92×10^9/L（4.00×10^9/L～10.00×10^9/L）,中性分叶核细胞百分比 85.5％（50.0％～70.0％）,血红蛋白 116.0 g/L（110～160 g/L）。3 月 1 日,血气分析二氧化碳分压 59.5 mmHg（35.0～45.0 mmHg）,氧分压 108.0 mmHg（83.0～108.0 mmHg）。

3 月 3 日,超声心动图示轻中度肺动脉高压,左室舒张功能减低,EF 65％。

3 月 3 日 23:15,患者突然出现气促,不能平卧,血压 170/100 mmHg,呼吸困难,端坐呼吸。查体神清,**双肺布满痰鸣音**,心率 120 次/min,律齐,未闻及病理性杂音,测血氧饱和度 80％,考虑急性左心衰竭。予心电监护,50％酒精氧化吸入,去乙酰毛花苷 C 0.4 mg、呋塞米 80 mg、甲泼尼龙琥珀酸钠 40 mg、吗啡 5 mg 静脉推注,二羟丙茶碱 0.5 g 静脉滴注,硝普钠 20 mg 静脉推泵维持。50 分钟后,患者气促明显缓解,能平卧,心电监护示心率 101 次/min,血氧饱和度 97％,血压 145/79 mmHg。

3 月 6 日 18:00,患者用力咳嗽时突然出现胸闷、气急,呼吸困难,端坐呼吸。查体神清。双肺布满痰鸣音,心律齐,未闻及病理性杂音,心电监护示心率 152 次/min,律齐,血压 232/123 mmHg,血氧饱和度 78％。予呼吸机辅助呼吸,去乙酰毛花苷 C 0.2 mg、呋塞米 60 mg、甲泼尼龙琥珀酸钠 40 mg 静脉推注，二羟丙茶碱 0.5 g 静脉滴注，25 分钟后患者呼吸困难缓解，心率 98 次/min，血氧饱和度 99%，血压 132/89 mmHg。

3 月 7 日，查血肌钙蛋白 0.234 ng/ml（0～0.03 ng/ml），肌酸激酶同工酶 36 U/L（<24 U/L）；ECG 示房性期前收缩，不完全性右束支传导阻滞，ST 段 T 波异常，ECG 和心肌酶谱都提示心肌急性缺血。**停用普罗帕酮、复方甲氧那明**；予单硝酸异山梨酯 40 mg qd po（3 月 7 日—），硝酸异山梨酯 10 mg qd iv gtt（3 月 8 日—）；**阿司匹林 100 mg qd po（3 月 7 日—）**；呋塞米 20 mg qd po（3 月 7 日—3 月 9 日），呋塞米 20 mg bid po（3 月 9 日—），螺内酯 20 mg qd po（3 月 7 日—3 月 9 日），螺内酯 20 mg tid po（3 月 9 日—）利尿；同时将 5% GNS 500 ml 减为 5% GS 250 ml。

3 月 8 日，查血肌钙蛋白 0.193 ng/ml（0～0.03 ng/ml），肌酸激酶同工酶 27 U/L（<24 U/L），心肌酶谱开始恢复。3 月 9 日，患者心率 98 次/min，BP 130/76 mmHg，呼吸 20 次/min，能平卧。3 月 13 日，查血肌钙蛋白 0.022 ng/ml（0～0.03 ng/ml），肌酸激酶同工酶 19 U/L（<24 U/L），恢复正常。

3 月 15 日，患者心率 80 次/min，BP 125/80 mmHg，呼吸 20 次/min，能平卧。

【病例用药分析】

患者发生急性左心衰竭的原因

患者 2 月 25 日入院时，心率、血压都在正常范围，双下肢无水肿，能平卧。3 月 3 日，超声心动图示射血分数为 65%，大于 50%，心脏收缩功能正常，仅舒张功能减低。说明患者不存在心力衰竭。但 3 月 3 日 23 时 15 分和 3 月 6 日 18 时，患者共发生两次急性左心衰竭，这其中的原因有以下几个方面。

（1）患者 82 岁高龄，冠心病合并高血压 3 级（极高危），有口服阿司匹林肠溶片的强适应证[1]，实际上未使用，可能因加重心肌缺血而诱发心力衰竭。患者血压 135/85 mmHg，肾功能正常，有口服 ACEI 的强适应证[1]，实际上未使用，可能加重心力衰竭。

（2）患者为 82 岁高龄女性，有慢性支气管炎史 10 多年，此次因慢性支气管炎伴感染，慢性阻塞性肺气肿，I 型呼吸衰竭入院。慢性支气管炎急性发作具备下列 2 条或 2 条以上标准，有铜绿假单胞菌感染可能：最近住院史；经常（每年 4 次）或最近 3 个月使用抗菌药；病情严重（FEV1<30% 预计值）；既往急性加重时曾分离出铜绿假单胞菌；有结构性肺病（如支气管扩张）；使用糖皮质激素者[2]。患者最近有住院史，经常使用抗菌药，使用糖皮质激素，有铜绿假单胞菌风险。应首选（头孢他啶、头孢吡肟、β 内酰胺类/β 内酰胺酶抑制剂、碳青霉烯类）±（环丙沙星、左氧氟沙星）或者氨基糖苷类[2]。实际上予青霉素 G 钠 480 万单位＋NS 250 ml iv gtt bid（2 月 25 日—3 月 5 日）、阿奇霉素 500 mg qd po（3 月 1 日—3 月 5 日）。抗菌药选择不当可导致感染加重（3 月 3 日查体双肺布满痰鸣音提示严重肺部感染），感染可通过多种途径加重心脏负荷，削弱心肌的舒缩功能而诱发心力

衰竭[3]。3月5日改用头孢哌酮3 g bid iv gtt（3月5日—）选择适宜,将感染控制后,未再有急性左心衰竭发作。

（3）患者有冠心病疾病基础,再加上存在低氧血症和二氧化碳潴留,可造成心肌损害,引起心肌舒缩功能障碍[3]。

（4）患者从入院开始一直口服复方甲氧那明(阿斯美胶囊),每粒由盐酸甲氧那明12.5 mg、那可汀7 mg、氨茶碱25 mg及马来酸氯苯那敏2 mg配制而成(见上海三共制药有限公司产品说明书)。甲氧那明作用类似麻黄碱,主要激动肾上腺素β受体,对肾上腺素α受体作用极弱,可使血压升高[4];茶碱舒张支气管的作用机制之一是促进内源性肾上腺素释放,因此甲氧那明和茶碱均有增加心肌氧耗量的作用。已经证实拟交感神经药长时间应用,可引起心肌病变,出现灶性坏死、炎性渗出、心包脏层出血等,使心肌舒缩功能障碍,从而诱发急性左心衰竭,这类药物与氨茶碱联用时,更易发生心力衰竭[4]。

（5）患者从入院开始一直口服普罗帕酮,普罗帕酮为Ⅰc类抗心律失常药,常规剂量下对心肌收缩力有轻至中度的抑制作用,可减少搏出量,降低左室射血分数。在左室功能受损或有潜在心功能减退的患者可诱发心力衰竭。有在静脉滴注普罗帕酮过程中发生急性左心衰竭的报道[4]。在停用复方甲氧那明和普罗帕酮后,未再有急性左心衰竭发作,提示这两种药物可能在诱发心力衰竭中的作用。

【病例总结】

（1）冠心病合并高血压3级(极高危),有口服阿司匹林肠溶片和ACEI的强适应证。

（2）有铜绿假单胞菌风险的慢性支气管炎急性发作,应首选(头孢他啶、头孢吡肟、β内酰胺类/β内酰胺酶抑制剂、碳青霉烯类)±(环丙沙星、左氧氟沙星)或者氨基糖苷类。

（3）患者有高血压、冠心病、肺心病等比较严重的心血管疾病,而复方甲氧那明应禁用于严重心血管疾病患者。

（4）普罗帕酮禁用于严重心力衰竭患者。

未遵守上述用药注意事项,可能与患者急性左心衰竭发作有相关性。

参考文献

［1］ 中国高血压防治指南修订委员会.中国高血压防治指南2010.中华心血管病杂志,2011,39(7):579-616.
［2］ 抗菌药物临床应用指导原则修订工作组.抗菌药物临床应用指导原则2015版.北京:人民卫生出版社,2015:72-75.
［3］ 金惠铭,王建枝.病理生理学:6版[M].北京:人民卫生出版社,2004:214-216.
［4］ 贾公孚,谢惠民.药害临床防治大全[M].北京:人民卫生出版社,2002:357-358.

3.9 与药物因素相关的肺栓塞及上消化道出血死亡

【概述】

一例冠心病合并食管癌的患者,此次因慢性阻塞性肺病合并感染,低钾血症入院。治疗过程中患者发生肺动脉栓塞。通过此病例分析,主要探讨以下几点:① 患者发生肺动脉栓塞的主要原因。② 患者发生上消化道出血的主要原因。③ 8 月 28 日发生上消化道出血后一直未能好转,9 月 10 日患者仍解黑便的主要原因。

【病史介绍】

患者 89 岁,男性,因慢性阻塞性肺病合并感染,低钾血症,冠心病,食管癌? 于 8 月 25 日入院。**查 D–二聚体 0.406 mg/L(<0.3 mg/L)**。予头孢他啶 2 g bid iv gtt(8 月 25 日—8 月 26 日),左氧氟沙星 0.2 g qd iv gtt(8 月 26 日—9 月 11 日),头孢哌酮舒巴坦钠 3 g bid iv gtt(8 月 26 日—9 月 6 日),**氯化钾片 0.5 g tid po (8 月 25 日—9 月 5 日)**,单硝酸异山梨酯缓释片 40 mg qd po(8 月 25 日—9 月 12 日)。

【临床经过】

8 月 26 日,心脏超声示右房、室增大,中量三尖瓣反流,肺动脉高压。胸部 CT 示**两肺炎症**,两侧胸腔积液。

8 月 27 日 10:00,患者咳嗽、咳痰,痰中带血,有胸闷气促。双下肺可闻及湿啰音及散在哮鸣音,心率 101 次/min,律欠齐,可闻及期前收缩 1～2 次/min。查肌酐 102 μmol/L(59～104 μmol/L),D–二聚体 0.606 mg/L(<0.3 mg/L)。**患者痰中带血,予血凝酶(立芷血)1 kU 静脉推注(8 月 27 日)**。患者气喘明显,**予甲泼尼龙琥珀酸钠 40 mg 静脉推注(8 月 27 日)**。

17:00,患者出现气喘加重,反复咳痰,有呼吸困难,咯血略好转,双下肺可闻及湿啰音。心率 114 次/min,律欠齐,**血氧饱和度 80%**。予二羟丙茶碱 0.25 g＋**地塞米松磷酸钠 2.5 mg qd iv gtt(8 月 27 日—8 月 29 日)**,二羟丙茶碱 0.25 g qd iv gtt(8 月 29 日—8 月 31 日)。

8 月 28 日 9:00,患者仍呼吸困难,咯血略好转,心率 105 次/min,律欠齐,**血氧饱和度 85%**。患者解黑便,**查大便隐血＋＋＋,予奥美拉唑 20 mg qd po(8 月 28 日—8 月 29 日)**。

19:30,CTPA 显示患者右下肺动脉后基段、内基段有栓塞,故肺栓塞诊断成立。肺栓塞需要抗凝治疗,但基于患者年龄较大,一般情况较差,原发疾病较多,故给予抗凝治疗引起出血的风险非常大,与家属沟通后,家属表示暂时不抗凝治疗。

8月29日,患者黑便,考虑上消化道出血,停用激素,**予奥美拉唑 40 mg qd iv gtt(8月29日—8月31日)**,铝碳酸镁 0.5 g tid 咀嚼(8月29日—9月12日)。

8月31日,大便隐血仍为+++,**将奥美拉唑增至 40 mg bid iv gtt(8月31日—9月9日),予血凝酶(立芷血)1 kU 静脉推注(8月31日)**。

9月5日,患者生命体征平稳,停心电监护,改一级护理为二级。口腔内见白斑,考虑存在白色念珠菌感染,**予氟康唑 150 mg qd po(9月4日—9月8日)**。

9月6日,查 D-二聚体 0.355 mg/L(<0.3 mg/L),较前降低。查肌酐 77 μmol/L(59~104 μmol/L)。**停头孢哌酮舒巴坦钠**。

9月7日,予多潘立酮 10 mg tid po(9月7日—9月12日)。

9月10日,患者解黑便一次,粪便隐血+。**予奥美拉唑 40 mg qd iv gtt(9月10日—9月12日)**。

9月11日9:00,患者活动后有气喘,右下肺可闻及少量散在湿啰音,心率 78 次/min,律齐,血压 116/64 mmHg。

17:30,患者无明显诱因下出现胸闷气促,心率 140 次/min,血氧饱和度 83%,**考虑肺栓塞有加重趋势**,但患者有消化道出血,无法进行抗凝治疗。**停左氧氟沙星,予头孢吡肟 1 g bid iv gtt(9月11日—9月12日)**。

9月12日10:00,患者出现低氧血症,心电监护示心率 120 次/min,偶见期前收缩,SPO_2 82%。19:00,查 D-二聚体 1.169 mg/L(<0.3 mg/L)。22:20,患者出现呼吸困难,心电监护示心率 91~120 次/min,见有室性期前收缩发作,血压 125/59 mmHg,血氧饱和度 40%~70%。22:40,患者突发呼之不应,血氧饱和度、心率进行性下降,经抢救无效死亡。

【病例用药分析】

一、8月28日发生肺动脉栓塞的主要原因

(1)根据 Caprini 评估表,患者深静脉血栓形成风险极高危:89岁(年龄≥75岁)(3分)+卧床>72小时(2分)+予糖皮质激素(1分)+食管癌(2分)+慢性阻塞性肺病合并感染(1分)=9分≥5分,属于极高危,按规定应予低分子肝素抗血栓形成[1]。根据 Pauda 评分,患者深静脉血栓形成风险也属于高危:(卧床>72 h)(3分)+食管癌(3分)+89岁(1分)+急性感染(1分)+予糖皮质激素(1分)=9分≥4分,属于深静脉血栓形成风险高危,按规定应予低分子肝素抗血栓形成[1]。实际上未给予。使栓塞风险大大增加。

(2)血凝酶静脉注射后,具止血功效,止血能力可保持2~3天,在发挥止血作用的同时,有可能促进血栓的形成(见瑞士素高药厂产品说明书)。有血栓病史者禁用血凝酶(见

瑞士素高药厂产品说明书)。

二、8 月 28 日发生上消化道出血的主要原因

（1）予氯化钾片 0.5 g tid po（8 月 25 日—9 月 5 日），对胃肠道有较强的刺激刺激作用，能腐蚀胃黏膜，引起黏膜下层炎症，纤维化，甚至侵入肌层，严重者可致出血甚至穿孔[2]。

（2）患者同时使用的二羟丙茶碱有舒张外周血管和胃肠道平滑肌的作用，可使活动性消化性溃疡患者的出血加重[2]。

（3）糖皮质激素类药物可使上消化道溃疡加重[2]。

（4）患者存在急性呼吸衰竭、严重感染（可能有浓毒血症）作为应激源，加上予糖皮质激素一个危险因素，应予奥美拉唑钠 40 mg q12h iv gtt 或泮托拉唑钠 40 mg q12h iv gtt 或兰索拉唑 30 mg q12h iv gtt 或埃索美拉唑 40 mg q12h iv gtt[3]。实际上 8 月 25 日入院后未给予，直到 8 月 28 日出现上消化道出血才予奥美拉唑 20 mg qd po（8 月 28 日—8 月 29 日）。

三、8 月 28 日发生上消化道出血后一直未能好转，9 月 10 日患者仍解黑便的主要原因

（1）根据急性非静脉曲张性上消化道出血诊治指南，对出血高危患者，尽可能早期应用 PPI，内镜检查前应用 PPI 可以改善出血病灶的内镜下表现，从而减少内镜下止血的需要。内镜治疗后，应用大剂量 PPI 可以降低高危患者再出血的发生率，并降低病死率。溃疡再出血高危患者在内镜止血后，推荐静脉应用大剂量埃索美拉唑（80 mg 静脉推注＋8 mg/h 速度持续输注 72 h）可降低再出血率，而且大剂量静脉埃索美拉唑滴注及后续口服治疗具有良好的安全性，不增加不良事件[4]。对于低危患者，可予常规剂量 PPI 治疗，如埃索美拉唑 40 mg 静脉输注，每日 2 次[4]。根据 Rockall 评分系统，患者 89 岁（2 分）＋心动过速（1 分）＋合并慢性阻塞性肺病伴感染食管癌（2 分）[4]≥5 分。属于高危，应予大剂量质子泵抑制剂。实际上仅予奥美拉唑 40 mg bid iv gtt（8 月 31 日—9 月 9 日）。

（2）予多潘立酮 10 mg 每日 3 次口服（9 月 7 日—9 月 12 日），可因增加胃肠道蠕动而加重出血，胃肠道出血者禁用多潘立酮（见西安杨森制药有限公司产品说明书）。

【病例总结】

（1）Caprini 评估≥5 分、Pauda 评分≥4 分，应予低分子肝素抗血栓形成。

（2）有血栓病史者禁用血凝酶。

（3）血栓症者一般不宜使用地塞米松磷酸钠。

（4）上消化道出血者禁用二羟丙茶碱。

（5）胃肠道出血者禁用多潘立酮。

（6）Rockall 评分≥5 分应予大剂量质子泵抑制剂。

未遵守上述用药注意事项,可能与患者病情恶化有相关性。

参考文献

［1］　中华医学会呼吸病学分会肺栓塞与肺血管病学组,中国医师协会呼吸医师分会肺栓塞与肺血管病工作委员会,全国肺栓塞与肺血管病防治协作组.肺血栓栓塞症诊治与预防指南[J].中华医学杂志,2018,98(14):1060-1087.

［2］　贾公孚,谢惠民.药害临床防治大全[M].北京:人民卫生出版社,2002:416-421.

［3］　应激性溃疡防治专家组.应激性溃疡防治专家建议(2015版)[J].中华医学杂志,2015,95(20):1555-1557.

［4］　中华内科杂志,中华医学杂志,中华消化杂志,等.急性非静脉曲张性上消化道出血诊治指南2015.中华医学杂志,2016,96(4):254-259.

3.10　与药物因素相关的不完全性肠梗阻致死

【概述】

　　一例高血压合并冠心病、脑梗死、下肢静脉血栓的患者,此次因慢性支气管炎伴感染、慢性阻塞性肺气肿、Ⅰ型呼吸衰竭、冠心病、心功能Ⅲ级(NYHA分级)、高血压病3级(极高危)、脑梗死后遗症、低钠血症入院。患者入院后感染控制不佳、发生肠梗阻及脑出血最终死亡。通过此病例分析,主要探讨以下几点:① 患者初始抗感染治疗方案是否合理。② 患者发生不完全性肠梗阻的主要原因。③ 患者再次发生肺部感染抗感染治疗方案是否合理。④ 6月15日患者发生脑出血的主要原因。⑤ 患者入院后心力衰竭加重,并多次发生急性左心衰竭的主要原因。

【病史介绍】

　　患者89岁,男性,有冠心病史10年,平日有胸闷发作。高血压病10年,血压最高180/90 mmHg,平日不规则服用珍菊降压片,血压不监测。下肢静脉血栓史3年(具体病史及治疗不详)。脑梗死史2年,遗留双侧肢体肌力减退,长期卧床。**拟慢性支气管炎伴感染**、慢性阻塞性肺气肿、Ⅰ型呼吸衰竭、冠心病、心功能Ⅲ级(NYHA分级)、高血压病3级(极高危)、脑梗死后遗症、低钠血症于3月29日入院。

【临床经过】

　　予甲磺酸帕珠沙星0.3 g bid iv gtt(3月29日—4月3日)、头孢他啶2 g bid iv gtt(3月29日—4月7日);单硝酸异山梨酯缓释片50 mg qd po(3月29日—4月20日);辛伐

他汀 40 mg qn po（3 月 29 日—4 月 20 日）；赖诺普利 10 mg qd po（3 月 29 日—4 月 5 日）；阿司匹林肠溶片 100 mg qd po（3 月 29 日—4 月 19 日）、西洛他唑 100 mg bid po（3 月 29 日—4 月 2 日）、50 mg bid po（4 月 2 日—4 月 19 日）；复方甲氧那明 1 粒 tid po（3 月 30 日—5 月 10 日）、二羟丙茶碱 0.25 g qd iv gtt（3 月 30 日—4 月 4 日）。

3 月 30 日，血压 140/80 mmHg。查肌酐 178 μmol/L（59～104 μmol/L），总胆固醇 5.39 mmol/L（2.80～5.20 mmol/L）。B 超示双下肢动脉粥样硬化伴广泛硬斑形成，双侧股浅动脉闭塞，左侧股总、股深动脉、双侧腘窝动脉动脉硬化性闭塞。心脏超声示右房室增大，肺动脉收缩压 47 mmHg，左室舒张功能减低。**胸片示两肺感染。**

4 月 1 日，钾 3.1 mmol/L（3.50～5.30 mmol/L），予氯化钾片 0.75 g 每日 3 次口服（4 月 1 日—4 月 7 日）。

4 月 3 日，患者颈静脉怒张，肝颈反流症可疑阳性，两下肺闻及少许哮鸣音，心率 82 次/min。B 超示双侧肾脏弥漫性病变，腹腔积液，考虑低蛋白血症（白蛋白 27 g）并右心功能不全。予白蛋白 12.5 g 静脉滴注，**同时予氢氯噻嗪 25 mg bid po（4 月 3 日—4 月 9 日）、螺内酯 20 mg bid po（4 月 3 日—4 月 9 日）。**帕珠沙星无药，**改用左氧氟沙星 0.3 g bid iv gtt（4 月 3 日—4 月 5 日）。**

4 月 5 日，血压控制不理想，**停赖诺普利，予氨氯地平 5 mg qd po（4 月 5 日—4 月 23 日）、2.5 mg qd po（4 月 23 日—6 月 15 日）**降压。患者室性期前收缩较多，**予普罗帕酮 100 mg tid po（4 月 5 日—6 月 15 日）。**

4 月 7 日，患者血压 120/60 mmHg，双肺未闻及干湿啰音。痰培养出白色念珠菌。**停头孢他啶，改用莫西沙星 400 mg qd iv gtt（4 月 7 日—4 月 10 日）、**氟康唑 150 mg qd po（4 月 7 日—4 月 10 日）、100 mg qd iv gtt（4 月 10 日—4 月 16 日）。

4 月 10 日，患者血压 160/90 mmHg，双肺未闻及干湿啰音。**钾 5.39 mmol/L（3.50～5.30 mmol/L），**肌酐 187 μmol/L（59～104 μmol/L），**B 超示腹主动脉内粥样硬化斑块形成，血栓待排。予 30% 脂肪乳 250 ml qod iv gtt（4 月 10 日—4 月 27 日），停莫西沙星。**

4 月 16 日，大便隐血＋＋。4 月 19 日，大便隐血＋。停用阿司匹林、西洛他唑片。4 月 20 日，X 线示肠梗阻表现，可见气液平。**考虑不完全性肠梗阻，**暂禁食，停用口服药。

4 月 21 日 17:30，突发大汗，嗜睡，血压 90/56 mmHg，心率 100 次/min，即刻血糖 1.9 mmol/L，予 50%GS 40 ml 静脉推注，并予 5%GS 250 ml 静脉滴注纠正低血糖。

4 月 23 日，患者气急，**两肺可闻及哮鸣音及痰鸣音，**心率 90 次/min，血压 140/90 mmHg，考虑心功能不全。肌酐 137 μmol/L（59～104 μmol/L），血红蛋白 81.1 g/L（110～150 g/L）。

4 月 24 日，患者气促两肺可闻及哮鸣音及痰鸣音，心率 90 次/min，血压 150/90 mmHg，考虑心功能不全，甲泼尼龙琥珀酸钠 40 mg，呋塞米 20 mg 静脉推注，减慢补液速度。**予头孢他啶 2 g bid iv gtt（4 月 24 日—4 月 26 日）**。

4 月 26 日，患者反复出现补液后胸闷、气促，两肺听到大量哮鸣音，考虑急性左心功能不全。大便隐血＋＋。痰培养提示金黄色葡萄球菌 80％。**停头孢他啶，予去甲万古霉素 40 万 U tid iv gtt（4 月 26 日—5 月 7 日）**。

4 月 28 日，患者气促，不能平卧。心率 88～100 次/min，血压（110～140）90 mmHg。予米力农强心，硝酸甘油扩血管，查肌酐 121 μmol/L（59～104 μmol/L）。

5 月 7 日，**患者两肺未闻及明显干、湿啰音**，心率 83 次/min，律齐，查肌酐 139 μmol/L（59～104 μmol/L），停用去甲万古霉素和复方甲氧那明。

5 月 11 日，ECG 示 Ⅰ 度房室传导阻滞。患者两肺闻及少许痰鸣音，**予莫西沙星 400 mg qd iv gtt（5 月 11 日—5 月 17 日）**。

5 月 17 日，**患者两下肺听到痰鸣音**，考虑肺部感染反复，**予哌拉西林钠三唑巴坦钠 4.5 g tid iv gtt（5 月 17 日—5 月 29 日）**。

5 月 24 日，患者血压 170/90 mmHg，血红蛋白 69.2 g/L（110.0～150.0 g/L）。

5 月 29 日，患者**两肺未闻及明显干、湿啰音，停哌拉西林钠三唑巴坦钠**。

5 月 30 日，肌酐 133 μmol/L（59～104 μmol/L）。

6 月 3 日，患者左足趾间皮肤溃破，**予西洛他唑 50 mg bid po（6 月 3 日—6 月 15 日）**，前列地尔（凯时）20 µg（4 ml）qd iv gtt（6 月 3 日—6 月 15 日）。

6 月 5 日，**患者两下肺听到痰鸣音，胸片提示有肺部感染并胸水**，考虑肺部感染反复，**予美罗培南 0.5 g tid iv gtt（6 月 5 日—6 月 11 日）**。

6 月 11 日，患者咳痰减少，**停用美罗培南**。

6 月 13 日，患者体温 38.8℃，予吲哚美辛栓纳肛。

6 月 14 日，患者咳痰增多，体温 38℃，手指间隙及足趾间隙见多发皮肤溃破。考虑肺部感染反复，**予头孢西丁钠 2 g bid iv gtt（6 月 14 日—6 月 15 日）**。

6 月 15 日 9:00，患者咳痰增多，两肺听到痰鸣音，心率 85 次/min，血压 160/96 mmHg。11:25，患者出现深度嗜睡，急测血糖 13.9 mmol/L（3.10～6.40 mmol/L）。12:45，患者深昏迷，四肢软瘫，双侧病理症可疑阳性。头颅 CT 示右侧硬膜下血肿，破入脑室。予甘露醇 125 ml 静脉滴注降颅压。13:00，神经外科会诊，考虑右侧大脑半球硬膜下血肿，中线移位，脑室填塞。考虑目前有手术指征，但无手术条件。14:30，患者出现呼吸浅表，血压下降至 80/40 mmHg。14:50，宣布临床死亡。

【病例用药分析】

一、患者初始抗感染治疗方案是否合理

患者 89 岁，男性，慢性支气管炎伴感染、慢性阻塞性肺气肿、Ⅰ 型呼吸衰竭，合并有下肢静脉血栓史及脑梗死史，双侧肢体肌力减退，长期卧床，反复就诊。接受过抗菌药物治

疗,病情严重(FEV1<30%)。存在铜绿假单胞菌感染高危因素,首选哌拉西林/他唑巴坦钠(或头孢哌酮舒巴坦钠、头孢他啶、头孢吡肟、抗铜绿假单胞菌碳青霉烯类)。可联合一种抗假单胞菌喹诺酮类(环丙沙星或左氧氟沙星),或氨基糖苷类(阿米卡星、庆大霉素或妥布霉素)[1]。实际上予甲磺酸帕珠沙星 0.3 g bid iv gtt(3 月 29 日—4 月 3 日)、左氧氟沙星 0.3 g bid iv gtt(4 月 3 日—4 月 5 日)、头孢他啶 2 g bid iv gtt(3 月 29 日—4 月 7 日)。甲磺酸帕珠沙星抗菌谱与环丙沙星相似。患者 89 岁男性,3 月 30 日肌酐 178 μmol/L,体重 70 kg,可估算出肌酐清除率 25 ml/min,按规定甲磺酸帕珠沙星应予 0.3 g qd iv gtt,左氧氟沙星应予减量(见扬子江药业集团有限公司药品说明书),头孢他啶每日最大剂量不应超过 3 g(见哈药集团有限公司药品说明书)。因此先后予甲磺酸帕珠沙星和左氧氟沙星,联合头孢他啶是适宜的,但剂量过大。4 月 7 日痰培养出白色念珠菌。停头孢他啶,改用莫西沙星 400 mg qd iv gtt(4 月 7 日—4 月 10 日),氟康唑 150 mg qd po(4 月 7 日—4 月 10 日)、100 mg qd iv gtt(4 月 10 日—4 月 16 日)。WVUH 深部真菌感染的危险因素评估为广谱抗生素治疗≥4 天(5 分)+留置导管(3 分)+痰培养出真菌(1 分)=9 分。非 ICU 患者>25 分,立即投用抗真菌药;15~25 分,加强监测;<15 分,维持和监护[2]。因此该患者氟康唑适应证不强。莫西沙星可用于革兰阳性球菌及支原体、衣原体等所致社区获得性肺炎,也可用于敏感革兰阴性杆菌所致下呼吸道感染。莫西沙星对铜绿假单胞菌中度敏感(见拜耳医药保健有限公司药品说明书)。4 月 10 日患者肺部感染被控制,停莫西沙星。

二、患者发生不完全性肠梗阻的主要原因

(1)4 月 10 日钾 5.39 mmol/L,高钾血症可使肠蠕动减弱。造成肠麻痹[3]。高钾血症的诱因是予氢氯噻嗪 25 mg bid po(4 月 3 日—4 月 9 日)、螺内酯 20 mg bid po(4 月 3 日—4 月 9 日)。患者肾功能不全,肌酐清除率<30 ml/min,氢氯噻嗪基本无排钾利尿作用,故螺内酯可导致高钾血症。

(2)4 月 5 日因血压控制不理想而停赖诺普利,予氨氯地平 5 mg qd po(4 月 5 日—4 月 23 日),为钙离子拮抗剂,可抑制肠蠕动而引发便秘,个别患者可引发或加重肠梗阻(见辉瑞制药有限公司药品说明书)。患者冠心病、心功能Ⅲ级(NYHA 分级)、高血压病 3 级(极高危),肌酐低于 265 μmol/L,血压偏高,有使用 ACEI(赖诺普利)的强适应证而没有禁忌证。故不宜停赖诺普利,换成氨氯地平。

(3)予普罗帕酮 100 mg tid po(4 月 5 日—6 月 15 日),常见不良反应是便秘,可抑制肠蠕动(见上海华氏制药有限公司产品说明书)。

(4)B 超示腹主动脉内粥样硬化斑块形成,血栓待排。予 30%脂肪乳 250 ml qod iv gtt(4 月 10 日—4 月 27 日)。患者总胆固醇 5.39 mmol/L(2.80~5.20 mmol/L),存在高脂血症,而 30%脂肪乳高脂血症者禁用。可能在肠系膜血管内形成血栓,引发肠梗阻(见华瑞制药有限公司产品说明书)。

三、患者再次发生肺部感染抗感染治疗方案是否合理

4月23日,患者气急两肺可闻及哮鸣音及痰鸣音,提示肺部感染复发并加重。

4月24日予头孢他啶2 g bid iv gtt(4月24日—4月26日)。4月26日两肺听到大量哮鸣音,痰培养出金黄色葡萄球菌,根据药敏结果停头孢他啶,予去甲万古霉素40万 U tid iv gtt(4月26日—5月7日)。5月7日,患者两肺未闻及明显干、湿啰音,提示肺部感染好转,停用去甲万古霉素。院内获得性肺炎抗菌药疗程至少10~14天,**金黄色葡萄球菌感染根据情况延长疗程**。肺脓肿、吸入性肺炎抗菌药疗程至少1~2个月[4]。这是以抗菌药有效为前提的,如果无效或疗效不明显,则疗程可能会被拖得更长[4]。该患者可能是金黄色葡萄球菌感染,疗程应14天或更长,实际上12天。疗程不足可能会使感染反复。

5月11日患者两肺闻及少许痰鸣音,提示感染反复,予莫西沙星400 mg qd iv gtt(5月11日—5月17日)。5月17日患者两下肺听到痰鸣音,提示莫西沙星无效,改用哌拉西林钠三唑巴坦钠4.5 g tid iv gtt(5月17日—5月29日)。5月29日,患者症状体征提示肺部感染好转,停哌拉西林钠三唑巴坦钠(对甲氧西林敏感金黄色葡萄球菌是敏感的)。此时疗程为12天,对怀疑金黄色葡萄球菌肺炎患者疗程不足,可能会使感染反复。应适当延长哌拉西林钠三唑巴坦钠疗程,或者换用其他对金黄色葡萄球菌有作用的抗菌药。实际上未再使用抗菌药。

6月5日患者两下肺听到痰鸣音,影像学证实肺部感染反复,予美罗培南0.5 g tid iv(6月5日—6月11日),6月11日患者咳痰减少而停用美罗培南(对甲氧西林敏感金黄色葡萄球菌是敏感的),此时疗程为7天,显然对怀疑金黄色葡萄球菌肺炎患者疗程不足,可能又会使感染反复。6月13日患者体温38.8℃,提示感染再次复发。

四、患者入院后心力衰竭加重,并多次发生急性左心衰竭的主要原因

(1)患者心功能Ⅲ级(NYHA分级)、慢性阻塞性肺气肿、Ⅰ型呼吸衰竭、冠心病、高血压病3级(极高危)、脑梗死后遗症、肾功能不全,又因消化道出血等原因发生比较严重的贫血,可使心脏压力负荷过重、心肌舒缩功能障碍[5]。

(2)患者存在肺部感染,因抗菌药的疗程及发生不完全肠梗阻等复杂原因,感染控制不佳不断反复甚至进展,感染可通过多种途径加重心脏负荷,削弱心肌的舒缩功能而诱发心力衰竭[5]。

(3)患者从3月30日到5月10日一直口服复方甲氧那明(阿斯美胶囊),每粒由盐酸甲氧那明12.5 mg、氨茶碱25 mg等配制而成(见上海三共制药有限公司产品说明书)。甲氧那明作用类似麻黄碱,主要激动肾上腺素β受体,对肾上腺素α受体作用极弱,可使血压升高;茶碱舒张支气管的作用机制之一是促进内源性肾上腺素释放,因此甲氧那明和茶碱均有增加心肌氧耗量的作用。已经证实拟交感神经药长时间应用,可引起心肌病变,使心肌舒缩功能障碍,从而诱发急性左心衰竭,这类药物与茶碱联用时,更易发生心力衰竭[6]。

（4）患者从 4 月 5 日到 6 月 15 日一直口服普罗帕酮,普罗帕酮为Ⅰc类抗心律失常药,常规剂量下对心肌收缩力有轻至中度的抑制作用,降低左室射血分数。在左室功能受损或有潜在心功能减退的患者可诱发心力衰竭。有在静脉滴注普罗帕酮过程中发生急性左心衰竭的报道[6]。

（5）患者从 6 月 3 日到 6 月 15 日一直使用前列地尔静脉滴注,此药可能有负性频率作用,因此有可能加重心力衰竭(见北京泰德制药有限公司产品说明书)。从 6 月 3 日到 6 月 15 日,患者一直口服西洛他唑,西洛他唑为 PDEⅢ的抑制剂。据报道,心功能Ⅲ级以上者使用该药后,有使病情加重的可能(见浙江大冢制药有限公司产品说明书)。

五、6 月 15 日患者发生脑出血的主要原因

（1）患者有高血压病 10 年,血压最高 180/90 mmHg,平日不监测血压。可使脑动脉外膜和中层变薄弱;脑动脉内膜损害,发生玻璃样变性或纤维样坏死;在动脉壁内形成夹层动脉瘤。当血压控制不佳时（6 月 15 日 9:00,患者发生脑出血前,血压 160/96 mmHg）,容易使脑动脉破裂,发生脑出血[7]。

（2）患者有脑梗死史 2 年,脑梗死后遗症。在脑出血的病因中,有脑梗死后出血学说,脑组织因缺血性梗死,组织变性,减轻了该动脉周围组织的支持力,当使用抗凝剂或溶栓剂后,则容易诱发脑出血[7]。

（3）患者从 6 月 3 日到 6 月 15 日一直使用前列地尔静脉滴注,此药可能有负性频率作用,因此有可能加重心力衰竭(见北京泰德制药有限公司产品说明书)。

（4）从 6 月 3 日到 6 月 15 日,患者一直口服西洛他唑,西洛他唑为抗血小板药,有明显的抗血栓作用,有诱发脑出血的报道(见浙江大冢制药有限公司产品说明书)。

（5）从 6 月 3 日到 6 月 15 日,一直使用前列地尔静脉滴注,前列地尔是一种血管扩张剂及抑制血小板聚集剂,与西洛他唑合用时,可起协同作用,促进脑出血(见北京泰德制药有限公司产品说明书)。

（6）前列地尔最大剂量为 10 μg 每日 1 次静脉滴注(见北京泰德制药有限公司产品说明书),而患者实际使用剂量为 20 μg 每日 1 次静脉滴注,高出 1 倍,再加上患者已经 89 岁高龄,存在肾功能不全,很可能造成前列地尔在体内蓄积,诱发脑出血。

【病例总结】

（1）院内获得性肺炎抗菌药疗程至少 10～14 天,金黄色葡萄球菌感染根据情况延长疗程。

（2）肌酐清除率＜30 ml/min 氢氯噻嗪基本无排钾利尿作用。

（3）心力衰竭、冠心病、高血压患者,只要没有禁忌证就应予 ACEI,不宜换成氨氯地平。

（4）30%脂肪乳高脂血症者禁用。

（5）复方甲氧那明应禁用于严重心血管疾病患者；严重充血性心力衰竭者禁用普罗帕酮；心功能不全者禁用前列地尔；任何程度心力衰竭患者禁用西洛他唑。

（6）前列地尔与西洛他唑合用时，为减少出血的风险，应认真进行血液凝血方面的检查；前列地尔最大剂量为 10 μg 每日 1 次静脉滴注。

未遵守上述用药注意事项，可能与患者病情恶化有相关性。

参考文献

［1］ 中华人民共和国卫生部医政司，卫生部合理用药专家委员会.国家抗微生物治疗指南.北京：人民卫生出版社，2014：15－16.
［2］ Jay P. Sanford. 桑德福抗微生物治疗指南：43 版［M］.北京：中国协和医科大学出版社，2013：41－44.
［3］ 陈孝平，汪建平. 外科学：8 版［M］.北京：人民卫生出版社，2013：373－381.
［4］ 刘琳，张湘燕.加拿大成人医院获得性肺炎和呼吸机相关肺炎临床诊治指南要点和解读［J］.临床内科杂志，2016，33(1)：21－22.
［5］ 金惠铭，王建枝.病理生理学：6 版［M］.北京：人民卫生出版社，2004：154－155，214－216.
［6］ 贾公孚，谢惠民.药害临床防治大全［M］.北京：人民卫生出版社，2002：357－358，416－421.
［7］ 匡培根.神经系统疾病药物治疗学［M］.北京：人民卫生出版社，2003：339－340.

3.11　长春瑞滨致呼吸衰竭及心力衰竭

【概述】

一例因中央型肺癌、左侧大量胸腔积液、冠心病、心律失常、低氧血症、肺部感染入院的患者，入院化疗后发生心力衰竭及呼吸衰竭加重。通过此病例分析，探讨患者发生心力衰竭及呼吸衰竭加重的原因。

【病史介绍】

患者 64 岁，男性。拟中央型肺癌、左侧大量胸腔积液、**冠心病**、心律失常、**低氧血症**、**肺部感染**于 5 月 22 日入院。

【临床经过】

予头孢他啶 2 g bid iv gtt(5 月 23 日—5 月 31 日)、左氧氟沙星 0.2 g bid iv gtt(6 月 1 日—6 月 12 日)抗感染，另外予甲泼尼龙琥珀酸钠、二羟丙茶碱平喘等治疗。

6 月 16 日，查肝功能全套、肾功能全套各项指标均在正常范围。血红蛋白 98.3 g/L(110.0～150.0 g/L)、**中性分叶核细胞百分比 84.6% (50.0%～70.0%)**、**白细胞计数**

$10.60×10^9/L$（$4.0×10^9/L$～$10.0×10^9/L$）。

6月23日9:00，患者有气促，夜间睡眠差。查体神清，口唇无绀，左下肺呼吸音消失，**右下肺闻及少量湿啰音**。心率77次/min，律齐。双下肢无水肿。肺穿刺活检病理报告示低分化腺癌，伴神经内分泌分化。**14:00，予长春瑞滨30 mg静脉推注化疗**，并予呋塞米、格拉司琼、地塞米松、甲氧氯普胺等减轻不良反应。16:00，化疗结束后，患者有气促，胃纳差。查体神清，气促，左下肺呼吸音消失，右下肺闻及少量湿啰音。心率121次/min，律齐，双下肢无水肿。予甲泼尼龙琥珀酸钠40 mg、呋塞米20 mg静脉推注，异丙嗪25 mg肌内注射。

6月24日6:00，患者出现气促，呈端坐呼吸。查体右肺可闻及大量呼气相哮鸣音及吸气末湿啰音，心率141次/min，律齐，双下肢水肿。SPO_2为61％。当即给予患者面罩呼吸，予甲泼尼龙琥珀酸钠40 mg、呋塞米20 mg静脉推注，二羟丙茶碱0.25 g静脉滴注平喘。

10:00，患者呼吸急促，呈端坐位。查体神清，气促，口唇发绀，右肺可闻及呼气相喘鸣音及大量吸气末湿啰音。心率144次/min，律齐。双下肢轻度水肿。予去乙酰毛花苷C 0.2 mg静脉推注，同时予8.5％复方氨基酸注射液（18AA－Ⅱ）（乐凡命）250 ml静脉滴注营养支持。

11:30，患者仍呼吸急促，呈端坐位，查体同前。心率148次/min，律齐。血压144/85 mmHg，双下肢轻度水肿。予去乙酰毛花苷C 0.2 mg静脉推注。患者SPO_2上升至84％，尿量为1 000 ml左右，心率维持在145次/min。

14:00，患者呼吸急促，呈端坐位，SPO_2降至54％。查体患者呼之能应，呼吸急促，口唇及指端发绀明显，心率150次/min，律齐。全腹平软，双下肢轻度水肿。BP 150/96 mmHg。再次给予去乙酰毛花苷C 0.2 mg静脉推注。

15:30，SPO_2为42％，患者呼之不应，呼吸气促，张口呼吸，口唇发绀，指端发绀明显。右肺可闻及呼气相喘鸣音及大量吸气末湿啰音。心率148次/min，律齐。血压130/85 mmHg，双下肢轻度水肿。16:12，患者呼之不应，大动脉搏动消失，心跳呼吸停止，瞳孔散大，心电图呈一直线，宣告临床死亡。

【病例用药分析】

患者发生心力衰竭及呼吸衰竭加重的原因

患者为晚期肺癌，伴有左侧大量胸腔积液，合并有冠心病、低氧血症、肺部感染和轻度贫血，这些都是诱发心力衰竭及使呼吸衰竭加重的高危因素[1]。但在使用长春瑞滨化疗之前，患者并没有比较明显的心力衰竭的临床表现。而在化疗结束后不久，患者即出现心率加快呼吸急促症状，第2天，这些症状进一步加剧，肺内湿啰音明显，心率达到140次/min以上，血氧饱和度显著降低。

与其他长春花生物碱相似,长春瑞滨可引起呼吸困难和支气管痉挛。这些反应可于注药后数分钟或数小时内发生。长春瑞滨还可引发心肌缺血(见法国皮尔法伯制药公司产品说明书),使患者低氧血症加重,诱发心力衰竭。

【病例总结】

缺血性心脏病患者及呼吸衰竭的患者须慎重使用长春瑞滨。该患者在予长春瑞滨前有冠心病、低氧血症等疾病,但未充分权衡利弊即予长春瑞滨,引发了此次事件。

参考文献

[1] 金惠铭,王建枝.病理生理学:6版[M].北京:人民卫生出版社,2004:214-217.

4
消 化 内 科

4.1　高钾异乐定致极度窦性心动过缓

【概述】

　　一例老年女性,因慢性胃炎、高血压病 3 级(极高危)、慢性肾功能不全(CKD4 期)、冠心病、不稳定型心绞痛入院。治疗过程中患者发生窦性心动过缓。通过此病例分析,探讨患者发生极度窦性心动过缓的主要原因。

【病史介绍】

　　患者 76 岁,女性,因慢性胃炎、高血压病 3 级(极高危)、慢性肾功能不全(CKD4 期)、冠心病、**不稳定型心绞痛**于 3 月 19 日入院。查肌酐 279 μmol/L (45～84 μmol/L)。3 月 20 日,GFR 24.7 ml/min。

【临床经过】

　　3 月 21 日,患者颜面水肿。**予螺内酯 20 mg qd po (3 月 21 日—4 月 14 日)**、呋塞米 20 mg qd po (3 月 21 日—4 月 14 日);硝苯地平控释片 30 mg qd po (3 月 21 日—4 月 3 日)、**福辛普利钠 10 mg qd po(3 月 21 日—3 月 27 日)**。

　　3 月 27 日,患者心率 56 次/min,律齐,双下肢不肿,血压 130/70 mmHg。

　　3 月 29 日,患者心率 56 次/min,律齐,双下肢不肿,血压 160/80 mmHg。血压控制差,**予盐酸可乐定 75 mg tid po (3 月 29 日—3 月 31 日)**。

　　3 月 31 日,查肌酐 285 μmol/L (45～84 μmol/L),钾 4.75 mmol/L (3.50～5.10 mmol/L),镁 1.26 mmol/L(0.65～1.05 mmol/L)。**将盐酸可乐定加量至 150 mg tid po(3 月 31 日—4 月 3 日)**。

　　4 月 3 日 9:00,患者心率 56 次/min,律齐,双下肢不肿,血压 160/90 mmHg。颈部血管 B 超提示严重动脉粥样硬化。将硝苯地平控释片加量为 30 mg bid po(4 月 3 日—4 月 14 日)。

16:20,患者下午在外散步完回病房后突发气促、全身乏力。查体:神清,呼吸频率 34 次/min,心率 38 次/min,律齐,血压 130/70 mmHg。急查心电图提示极度窦性心动过缓,未见 ST 段弓背向上抬高,排除急性心肌梗死。**查钾** 5.3 mmol/L(3.50~5.10 mmol/L),钠 130 mmol/L(135.0~147.0 mmol/L)。予阿托品 0.5 mg 静脉推注,心内科急会诊后考虑冠心病心绞痛可能,极度窦性心动过缓,予异丙肾上腺素 1 mg+NS 50 ml(5 ml/h 推泵维持),硝酸甘油 20 mg+NS 50 ml(推泵 5 ml/h 维持),5 分钟后心电监护示心率 45 次/min,血压 208/70 mmHg,血氧饱和度 100%,逐渐将异丙肾上腺素剂量加至 10 ml/h,观察 5 分钟后,心率 42 次/min,血压 208/72 mmHg。继续逐渐将异丙肾上腺素加量逐渐至 24 ml/h,硝酸甘油加量至 12 ml/h,20 分钟后心率突然至 118 次/min,将异丙肾上腺素剂量逐渐减量,从 20 ml/h 逐渐减至 1 ml/h,观察 15 分钟心率逐渐减至 68 次/min,血压逐渐降至 160/70 mmHg 左右。考虑血压过低致脑灌注不足,将硝酸甘油调整为 10 ml/h。观察 5 分钟后患者气促、胸闷较前缓解,心率 58 次/min,律齐,血压 166/70 mmHg,血氧饱和度 100%。19:30,患者气促症状较前明显缓解,心电监护提示心率 58 次/min,血氧饱和度 100%,血压 170/70 mmHg。调整推泵硝酸甘油 12 ml/h,异丙肾上腺素 2 ml/h。

4 月 4 日,予法莫替丁 40 mg qd iv gtt(4 月 4 日—4 月 8 日),患者心电监护提示血压偏高:(180~210)/(60~90) mmHg,心率 55~80 次/min,异丙肾上腺素 1 mg 以 0.5 mg/L 维持。硝酸甘油 20 mg 加入 50 ml 推泵中加至 10 ml/h 控制血压。请心内科会诊后更换为酚妥拉明 30 mg 静脉推泵(4 月 4 日—4 月 11 日)。

4 月 6 日,患者心电监护提示心率 43~125 次/min,血压平稳。予沙丁胺醇 2.4 mg tid po(4 月 6 日—4 月 14 日)。

4 月 7 日,患者气促症状明显缓解,心电监护示心率波动在 56~65 次/min,血压波动在(160~170)/(70~80) mmHg。钾 5.1 mmol/L(3.50~5.10 mmol/L),钠 135 mmol/L(135.0~147.0 mmol/L),肌酐 336 μmol/L(45~84 μmol/L)。

4 月 9 日,钾 4.7 mmol/L(3.50~5.10 mmol/L)、钠 137 mmol/L(135.0~147.0 mmol/L)。患者心电监护血压波动在(160~166)/(70~80) mmHg,心率 59~62 次/min,血氧饱和度 100%。动态心电图示窦性心律,平均心率 65 次/min,最高心率 77 次/min,最慢心率 52 次/min,房性期前收缩伴室内差异传导,短阵房性心动过速,偶发室性期前收缩。

4 月 10 日,予可乐定 150 mg tid po(4 月 10 日—4 月 14 日)。

4 月 13 日,患者未再发生气促,无胸闷、心电监护示血压波动在(135~166)/(57~70) mmHg,心率波动在 51~64 次/min,血氧饱和度 100%。家属要求出院,请示上级医师考虑患者目前心功能平稳,可予出院。

【病例用药分析】

患者发生极度窦性心动过缓的主要原因

（1）患者有冠心病、不稳定型心绞痛，存在窦房结病变和发生极度窦性心动过缓的疾病基础[1]；有口服阿司匹林肠溶片、他汀类降脂药的强适应证且没有禁忌证，实际上未给予，可能使心肌缺血加重而引发包括极度窦性心动过缓在内的各种心律失常[1]。

（2）3月29日使用盐酸可乐定，3月31日开始将剂量增加1倍（3月31日—4月3日），盐酸可乐定通过减少末梢神经释放去甲肾上腺素来降低外周血管和肾血管阻力，减慢心率，减低血压，使用盐酸可乐定的患者大部分有心率减慢。加上患者肾功能不全加重可能使可乐定在体内过量，使缓慢型心律失常的风险增加（见常州制药厂有限公司药品说明书）。

（3）硝苯地平控释片（3月21日—4月3日）为二氢吡啶类钙离子拮抗剂，作用于冠状动脉以及外周血管的平滑肌细胞，对心肌细胞作用小，但也有引发心动过缓的报道（见拜耳医药保健有限公司药品说明书）。

（4）4月3日发生极度窦性心动过缓的当天血钾5.3 mmol/L，存在高钾血症，可引发心率减慢甚至心脏停搏[1]。而患者发生高钾血症与肾功能不全＋予螺内酯20 mg qd po（3月21日—4月14日）＋福辛普利钠10 mg qd po（3月21日—3月27日）有关。

（5）3月31日，血镁1.26 mmol/L，已有高镁血症，加上患者存在慢性肾功能不全（CKD4期），再加上口服螺内酯（3月21日—4月14日）有保钾作用外，还有减少镁离子排泄作用（见上海医药有限公司信谊制药总厂药品说明书），因此4月3日当天很有可能存在高镁血症，抑制心脏传导系统，发生极度窦性心动过缓[2]。

在发生极度窦性心动过缓后予异丙肾上腺素1 mg＋NS 50 ml（5 ml/h推泵维持），硝酸甘油20 mg＋NS 50 ml（推泵5 ml/h维持）。心绞痛者禁用异丙肾上腺素（见上海禾丰制药有限公司药品说明书），作用于心脏 β_1 受体，使心收缩力增强，心率加快，传导加速，心排血量和心肌耗氧量增加。作用于血管平滑肌 β_2 受体，使骨骼肌血管明显舒张，肾、肠系膜血管及冠脉亦不同程度舒张，血管总外周阻力降低。其心血管作用导致收缩压升高，舒张压降低，脉压变大（见上海禾丰制药有限公司药品说明书）。实际上在予异丙肾上腺素静脉推泵时，血压最高飙升至208/70 mmHg，对不稳定型心绞痛患者极为不利。患者发生极度窦性心动过缓主要与高钾血症和高镁血症有关，当时更应该予呋塞米、托拉塞米利尿以降低血钾血镁并同时促进可乐定排泄更适宜。

【病例总结】

（1）螺内酯对肾功能不全者发生高钾血症的机会增加，当与血管紧张素转换酶抑制剂（福辛普利钠）合用时，发生高钾血症的可能性进一步增加，4月3日血钾5.3 mmol/L

而未停用螺内酯则违反了禁忌证。

（2）冠状动脉供血不足、慢性肾功能障碍、窦房结功能低下者慎用盐酸可乐定，盐酸可乐定肾功能减退者须减量。

（3）肾上腺素心绞痛者禁用盐酸异丙肾上腺素。

未遵守上述用药注意事项，可能与发生极度窦性心动过缓、血压飙升有相关性。

参考文献

［1］ 叶任高,陆再英.内科学：6 版［M］.北京：人民卫生出版社,2005：183－185,851－853.

［2］ 王礼振.临床输液学［M］.北京：人民卫生出版社,1998：162－163.

［3］ 胡波,俞雅娟.34 例法莫替丁不良反应报道病例分析.海峡药学［J］.2006：18(6).

4.2 与药物因素相关的上消化道大出血致死

【概述】

一例高血压伴痛风病史的患者，因上消化道出血，消化性溃疡？高血压 3 级（极高危），胆囊结石，痛风入院。治疗过程中患者发生肺部感染、高钾、精神异常、左心衰竭等，最终死亡。通过此病例分析，主要探讨以下几方面：① 患者先后发生 3 次发生上消化道大出血，第 4 次上消化道大出血被再次收入院的主要原因。② 患者抗感染治疗是否合理。③ 患者发生精神神志异常的主要原因。④ 钾 6.8 mmol/L 的主要原因。⑤ 发生急性左心衰竭的主要原因。⑥ 再次发生上消化道大出血的主要原因。⑦ 肾功能进行性恶化，并进一步发生肾功能衰竭的主要原因。

【病史介绍】

患者 80 岁，男性，有高血压病史 20 余年，痛风病史近 30 年，**长期自服秋水仙碱、布洛芬缓释胶囊等药物治疗**。患者分别于 10 年前、5 年前有 2 次消化道出血史，多次行胃镜检查示胃溃疡。最近一次胃镜检查示胃多发溃疡伴出血，经治疗后病情好转。11 月 25 日因呕吐暗红色液体 400 ml，并解黑便 300 g，伴头晕、乏力、心悸、出冷汗被收入院。临床诊断为上消化道出血，消化性溃疡？高血压 3 级（极高危），胆囊结石，痛风。查白细胞 $9.75\times10^9/L(4.0\times10^9/L\sim10.0\times10^9/L)$，中性粒细胞百分比 78.3%(50.0%～70.0%)，血红蛋白 71.0 g/L(110.0～150.0 g/L)，**肌酐 243 μmol/L(59～104 μmol/L)**。

【临床经过】

予奥美拉唑钠 40 mg＋NS 250 ml bid iv gtt(11 月 25 日—11 月 28 日)、qd iv gtt(11

月 28 日—11 月 30 日);凝血酶冻干粉 400 U qid po(11 月 25 日—11 月 28 日)。另外,予输红细胞悬液(11 月 25 日,11 月 28 日,12 月 3 日,12 月 6 日,12 月 7 日,12 月 22 日,12 月 23 日,12 月 27 日,12 月 28 日)。

11 月 26 日,胃镜示食管下端溃疡(0.3 cm×0.6 cm)。11 月 28 日,**患者体温升高至 38.5℃,予吲哚美辛栓 50 mg 纳肛**(11 月 28 日,11 月 30 日,12 月 1 日,12 月 5 日,12 月 12 日,12 月 19 日),**青霉素钠 480 万 U+NS 250 ml bid iv gtt(11 月 28 日—12 月 1 日)**,埃索美拉唑钠 20 mg qn po(11 月 28 日—12 月 22 日)。

11 月 30 日,患者最高体温 38.4℃,伴畏寒、寒战,血压 150/80 mmHg,心率 90 次/min。诉气促、胸闷,半卧位。予氨氯地平 5 mg qd po(11 月 30 日—12 月 8 日)、5 mg bid po(12 月 8 日—12 月 19 日)、单硝酸异山梨酯缓释片 50 mg qd po(11 月 30 日—12 月 22 日)。

12 月 1 日,患者体温 38.0℃,有咳嗽、咳痰。心脏超声示左室射血分数 62%。停青霉素钠,**予头孢噻肟钠 2 g+生理盐水 100 ml bid iv gtt(12 月 1 日—12 月 6 日)**,另外,予呋塞米 20 mg bid po(12 月 1 日—12 月 9 日)、福辛普利钠 10 mg qd po(12 月 1 日—12 月 8 日)、地高辛 0.13 g qd po(12 月 1 日—12 月 22 日)。

12 月 3 日,查肌酐 303 μmol/L(59～104 μmol/L),血红蛋白 59.0 g/L(110.0～150.0 g/L)。12 月 4 日,**肺部 CT 示慢性支气管炎、肺气肿伴两下肺炎症**,双侧胸腔积液及右侧少许叶间积液。

12 月 6 日,查白细胞 $11.29×10^9$/L($4.0×10^9$/L～$10.0×10^9$/L),中性粒细胞百分比 89.3%(50.0%～70.0%)。呼吸科会诊,**停头孢噻肟钠,予头孢吡肟 2 g+NS 100 ml bid iv gtt(12 月 6 日—12 月 10 日)、美洛昔康片 15 mg qd po(12 月 6 日—12 月 11 日)**,美洛昔康片 7.5 mg qd po(12 月 13 日—12 月 22 日)。

12 月 7 日,患者神清,气平,对答切题。12 月 8 日 14:00,患者出现精神萎顿,嗜睡,少言懒语。

12 月 9 日,患者精神萎,嗜睡,呼之能应,能简单对答,但反应慢,少言懒语。头颅 CT 示多发性腔隙性脑梗死,老年脑改变。查钠 132 mmol/L(135.0～147.0 mmol/L),钾 3.3 mmol/L(3.50～5.30 mmol/L),氯 93 mmol/L(98.0～107.0 mmol/L),肌酐 250 μmol/L(59～104 μmol/L),血气分析示代谢性碱中毒。考虑代谢性脑病可能。

12 月 10 日 9:00,患者一般情况差,烦躁不安,胡言乱语,拒绝进食及口服药物。神志欠清,不能交流。**停头孢吡肟,予克林霉素 1.2 g+NS 250 ml qd iv gtt(12 月 10 日—12 月 17 日)**。

15:20,神经内科会诊,认为患者无神经系统定位体征,不考虑脑血管意外,考虑代谢性脑病可能性大。精神卫生中心医师会诊,认为患者目前处于谵妄状态,并非单纯的精神疾病,考虑躯体疾病引起的精神异常,建议治疗原发病。17:30,肾内科会诊认为目前无尿毒症性脑病的依据。

12月11日，患者神志欠清，烦躁不安，言语错乱，不能对答，拒绝进食及服药。予8.5%复方氨基酸250 ml qd iv gtt(12月11日—12月22日)、10%葡萄糖500 ml＋10%氯化钾10 ml(12月11日—12月22日)、qd iv gtt、10%葡萄糖500 ml＋10%氯化钾10 ml(12月11日—12月15日)、qd iv gtt(12月20日—12月22日)。

12月12日，患者神志仍欠清，烦躁不安，无法说服其进食和服药。

12月13日8:40，患者神志较前好转，不再烦躁不安，呼之能应，能说出自己的名字，已能辨认出家人并简单对答，但言语较少，可以进食。

12月14日，患者一般情况差，神清，气平，精神萎，对答切题。

12月15日，患者神清，气平，精神萎。查钠121 mmol/L(135.0～147.0 mmol/L)，钾6.8 mmol/L(3.50～5.30 mmol/L)，氯98 mmol/L(98.0～107.0 mmol/L)，279 μmol/L(59～104 μmol/L)。患者高钾血症，减少补钾，并予5%葡萄糖100 ml＋10%氯化钠30 ml tid iv gtt(12月15日—12月20日)。

12月17日，患者体温升至38.8℃，呼吸科会诊，停克林霉素，予利奈唑胺0.6 g bid iv gtt(12月17日—12月25日)，另外，予蔗糖铁100 mg＋NS 100 ml bid iv gtt(12月17日—12月22日)、聚磺苯乙烯钠散15 g bid po(12月17日—12月20日)。

12月18日，肺部CT示慢性支气管炎伴感染，双侧胸腔积液伴两肺下叶部分外压性肺不张，心脏增大。

12月19日，患者体温38.0℃，血压164/82 mmHg。血压控制不佳，停氨氯地平，改为硝苯地平控释片30 mg bid po(12月19日—12月22日)。另外，予硝酸甘油推泵维持。

12月20日6:30，患者即刻端坐呼吸，诉气促，血压162/80 mmHg，心率126次/min，呼吸25次/min，血氧饱和度99%，两下肺可闻及湿啰音。考虑急性左心衰竭，予去乙酰毛花苷C 0.2 mg缓慢静脉推注。16:00，患者气促端坐呼吸，心率最高140次/min，血压210/100 mmHg，心电监护示有血氧饱和度降低至88%，查体两肺明显痰鸣音。予美罗培南0.5 g＋NS 100 ml qd iv gtt(12月20日—12月22日)、美罗培南0.5 g＋NS 100 ml bid iv gtt(12月22日—12月30日)，另外，予硝普钠静脉推泵。查钠136.0 mmol/L(135.0～147.0 mmol/L)，钾3.43 mmol/L(3.50～5.30 mmol/L)，氯99.0 mmol/L(98.0～107.0 mmol/L)，肌酐230 μmol/L(59～104 μmol/L)。

12月22日，停止静脉滴注8.5%复方氨基酸和10%氯化钠，停止口服美洛昔康片。予奥美拉唑钠40 mg＋NS 250 ml bid iv gtt(12月22日—12月26日)。

12月24日，转中心ICU治疗。心电监护示血压145/65 mmHg，心率108次/min。予酚妥拉明静脉推泵(12月24日—12月27日)，可乐定150 mg tid po(12月24日—次年1月1日)；患者诉关节疼痛，予美洛昔康7.5 mg qd po(12月24日—12月26日)。

12 月 25 日 9:00,予呋塞米 20 mg qd po(12 月 25 日—次年 1 月 8 日)、螺内酯 20 mg tid po(12 月 25 日—次年 1 月 8 日)。14:00,解多次少量黑便,**大便隐血＋＋**。

12 月 26 日 13:00,患者腹部不适,予甲氧氯普胺 10 mg 肌内注射(12 月 26 日—12 月 27 日)。16:40,患者解多次水样黑便,胃肠减压引流出鲜红色液体。**停美洛昔康**,予奥美拉唑钠 160 mg 持续泵入维持 24 小时(12 月 26 日—12 月 31 日),生长抑素 6 mg 持续泵入维持 24 小时(12 月 26 日—12 月 31 日),凝血酶 400 U 每日 6 次口服(12 月 26 日—12 月 31 日)。

12 月 27 日,予米力农 20 mg bid iv gtt(12 月 27 日—次年 1 月 8 日)。

12 月 28 日,查血红蛋白 78 g/L(110.0～150.0 g/L),再次予输注少浆血。患者痛风引起双下肢关节疼痛,予曲马多静脉推泵维持(12 月 28 日—1 月 8 日)。

12 月 29 日,患者痛风,**予别嘌醇 0.1 g tid po(12 月 29 日—次年 1 月 6 日)**。肌酐 191 μmol/L(59～104 μmol/L)。

12 月 30 日,患者喘息情况好转,血压平稳,考虑心力衰竭控制,**血常规提示感染控制情况可**,**经验停用美罗培南,改用头孢哌酮舒巴坦钠 1.5 g tid iv gtt(12 月 30 日—次年 1 月 4 日)**。复查胸部 CT 见左肺已无胸水,予拔出引流管。

12 月 31 日,患者现进食情况可,无消化道出血,将奥美拉唑钠减量为 80 mg 每日 1 次静脉推泵(12 月 31 日—次年 1 月 8 日)。

次年 1 月 1 日,患者血象无升高,喘息发作好转,右足趾痛风结节引流中,疼痛缓解,尿量 1 050 ml。

1 月 2 日,昨日至今尿量仅 60 ml,频繁发作胸闷喘息,考虑肾功能恶化无尿,导致心力衰竭发作。**肌酐 292 μmol/L(59～104 μmol/L)**,B 超提示无明显膀胱内潴留。

1 月 3 日,患者尿量 220 ml,CVP 1.37 kPa(14 cmH₂O)。神清,精神尚可,呼吸 22 次/min,双肺可闻及少许湿啰音,心率 105 次/min,律不齐。**痰培养示 MRSA 70%,嗜麦芽窄食单胞菌 30%**。白细胞计数 12.23×10⁹/L(4.0×10⁹/L～10.0×10⁹/L),血红蛋白 62.0 g/L(110.0～150.0 g/L),中性粒细胞百分比 88.9%(50.0%～70.0%)。**予利奈唑胺 0.6 g bid iv gtt(1 月 3 日—1 月 4 日)**。**查肌酐 363 μmol/L(59～104 μmol/L)**。

1 月 4 日,患者尿量 150 ml,双肺可闻及少许湿啰音,查白细胞计数 10.12×10⁹/L(4.0×10⁹/L～10.0×10⁹/L),中性粒细胞百分比 86.7%(50.0%～70.0%),红细胞计数 1.88×10¹²/L(3.50×10¹²/L～5.00×10¹²/L),血红蛋白 55.0 g/L(110.0～150.0 g/L),血小板计数 78.0×10⁹/L(100×10⁹/L～300×10⁹/L),**肌酐 429 μmol/L(59～104 μmol/L)**。**分别将利奈唑胺减量为 0.6 g qd iv gtt(1 月 4 日—1 月 8 日),将头孢哌酮舒巴坦钠减量为 1.5 g qd iv gtt(1 月 4 日—1 月 8 日)**。血滤风险较大,且基础疾病重,透析效果难以保证。向家属说明病情。家属表示放弃血滤治疗。

1 月 5 日,神清,精神尚可,心电监护示心率 114 次/min,血氧饱和度 100%,血压 135/53 mmHg,尿量 160 ml。白细胞计数 11.32×10⁹/L(4.0×10⁹/L～10.0×10⁹/L),红

细胞计数 $1.69 \times 10^{12}/L$（$3.50 \times 10^{12}/L \sim 5.00 \times 10^{12}/L$），血红蛋白 $49.0 \, g/L$（$110.0 \sim 150.0 \, g/L$），血小板计数 $81.0 \times 10^9/L$（$100 \times 10^9/L \sim 300 \times 10^9/L$），中性粒细胞百分比 86.0%（$50.0\% \sim 70.0\%$）。血气分析基本正常。

1 月 6 日，患者尿量 180 ml，呼之不应，双肺可闻及湿啰音。**停别嘌醇**。

1 月 7 日，尿量 55 ml，呼之不应，双肺可闻及湿啰音，心电监护示心率 106 次/min，律不齐。

1 月 8 日 9:00，胃管中减压未见咖啡色和血性液体。患者血压下降，予多巴胺推泵维持。白细胞计数 $13.39 \times 10^9/L$（$4.0 \times 10^9/L \sim 10.0 \times 10^9/L$），红细胞计数 $1.32 \times 10^{12}/L$（$3.50 \times 10^{12}/L \sim 5.00 \times 10^{12}/L$），血红蛋白 $38.0 \, g/L$（$110.0 \sim 150.0 \, g/L$），血小板计数 $64.0 \times 10^9/L$（$100 \times 10^9/L \sim 300 \times 10^9/L$），中性粒细胞百分比 91.3%（$50.0\% \sim 70.0\%$）。

15:37，心电图呈一直线，自主呼吸心跳停止，宣告死亡。

【病例用药分析】

一、患者先后发生 3 次发生上消化道大出血，11 月 25 日因第 4 次上消化道大出血被再次收入院的主要原因

（1）患者因痛风长期服用布洛芬缓释胶囊，系非甾体消炎镇痛药，具有抑制前列腺素合成的作用，可能造成胃肠道黏膜损伤、溃疡和出血[1]。

（2）患者因痛风长期服用秋水仙碱，高达 80% 的患者口服后有胃肠道反应。主要表现为腹痛或疼挛性腹痛、恶心、呕吐，长期应用会产生出血性胃肠炎和吸收不良综合征[1]。

（3）未予胃黏膜保护，如给予质子泵抑制剂或 H_2 受体阻滞剂。

二、患者抗感染治疗是否合理

MDR 感染风险包括 90 天前的抗生素治疗史、住院时间 5 天以上、MDR 分离率高、本次感染前 90 天内的住院史、定期到医院血液透析、化疗、免疫缺陷、接受免疫抑制剂治疗[2]。没有 MDR 菌危险因素、早发性的 HAP、VAP 和 HCAP 的患者，可能的病原体为肺炎链球菌、流感嗜血杆菌、甲氧西林敏感金黄色葡萄球菌和对抗生素敏感的肠杆菌科细菌（如大肠埃希菌、肺炎克雷伯菌、变形杆菌、沙雷菌等）。可选择头孢曲松，或左氧氟沙星、莫西沙星，或环丙沙星，或氨苄西林/舒巴坦，或厄他培南[2]。迟发型（一般入院后第 5 天）、有 MDR 菌危险因素的 HAP、VAP 和 HCAP 的患者，可能的病原体为铜绿假单胞菌、产超广谱 β 内酰胺酶（ESBL）的肺炎克雷伯菌、不动杆菌属等。可选择抗假单胞菌头孢菌素（头孢吡肟，头孢他啶）、碳青霉烯类（亚胺培南，美罗培南），或 β 内酰胺类/β 内酰胺酶抑制剂（哌拉西林/他唑巴坦），加用一种抗假单胞菌喹诺酮类（环丙沙星或左氧氟沙星），或氨基糖苷类（阿米卡星，庆大霉素或妥布霉素）。怀疑 MRSA 加用利奈唑胺或万古霉素。疑为嗜肺军团菌加用大环内酯类或氟喹诺酮类[2]。

患者 11 月 25 日因消化道出血入院，11 月 28 日体温上升，为入院后第 4 天。可选择头孢曲松、呼吸喹诺酮类或氨苄西林/舒巴坦等。实际上予青霉素钠 480 万 U＋NS 250 ml bid iv gtt（11 月 28 日—12 月 1 日）、头孢噻肟钠 2 g＋NS 100 ml bid iv gtt（12 月 1 日—12 月 6 日），抗菌药选择不正确使感染得不到有效控制。12 月 4 日肺部 CT 示慢性支气管炎肺气肿伴两下肺炎症。12 月 6 日血象仍高停头孢噻肟钠，改用头孢吡肟 2 g＋NS 100 ml bid iv gtt（12 月 6 日—12 月 10 日），为第四代头孢菌素，对院内获得性肺炎的致病菌可能有效。

三、12 月 7 日—12 月 10 日，患者发生精神神志异常的主要原因

（1）患者存在高血压 3 级（极高危）、肾功能不全、低钠低钾血症，加上感染得不到有效控制可加重肾功能不全及电解质紊乱，存在诱发代谢性脑病的疾病基础[3]。

（2）患者肾功能不全加重，予头孢吡肟 2 g bid iv gtt（12 月 6 日—12 月 10 日），使之在体内蓄积，使脑脊液浓度过高而导致抗生素脑病（见中美上海施贵宝制药有限公司产品说明书）。抗生素脑病通常易发生于肾功能不全患者，并且大剂量应用 β 内酰胺类抗生素，使之在体内和脑脊液中浓度过高，抑制中枢神经细胞 $Na^+ - K^+ - ATP$ 酶，使静息膜电位降低，从而导致精神异常、癫痫、抽搐、昏迷等中枢毒性反应[4]。

抗生素脑病的诊断应符合以下标准：① 存在肾功能不全或肾功能衰竭。② 有明确大剂量应用 β 内酰胺类抗生素病史。③ 应用抗生素过程中出现精神异常、抽搐、昏迷等症状。④ 排除水、电解质紊乱、尿毒症脑病、高血压脑病等中枢神经系统疾病[4]。而在停用头孢吡肟后，未经特殊治疗，肾功能不全和电解质紊乱也未得到很好纠正的情况下，患者神志恢复正常，在一定程度上说明头孢吡肟诱发抗生素脑病的可能性大。

四、12 月 15 日钾 6.8 mmol/L 的主要原因

（1）患者每日静脉补充 10％氯化钾 20 ml。

（2）患者肾功能不全加重，使肾脏排钾减少[5]。

（3）患者存在比较严重的基础疾病，可能使组织破坏增加，钾从破坏的组织细胞中释放出来[5]。

五、12 月 20 日发生急性左心衰竭的主要原因

（1）因抗生素脑病 12 月 10 日停头孢吡肟，予克林霉素 1.2 g qd iv gtt（12 月 10 日—12 月 17 日）。12 月 17 日体温升至 38.8℃，停克林霉素，予利奈唑胺 0.6 g bid iv gtt（12 月 17 日—12 月 25 日）。12 月 19 日体温 38.0℃。患者为慢性支气管炎肺气肿合并院内获得性肺炎，以铜绿假单胞菌等革兰阴性菌可能性更大。而克林霉素和利奈唑胺对革兰阳性菌有效。抗菌药选择不适宜使感染进一步加重，可通过多种途径加重心脏负荷，削弱心肌舒缩功能[6]。

（2）患者存在高血压 3 级（极高危）、肾功能不全等疾病基础，又有比较严重的贫血，可造成心肌损害，心肌舒缩功能障碍，使心脏负荷过重[6]。

（3）患者曾发生高钾血症，可使钙内流延缓，兴奋-收缩偶联受到影响，使心肌收缩性下降[6]。

（4）予美洛昔康片 15～7.5 mg qd po（12 月 6 日—12 月 22 日）。可能导致钠、水潴留以及影响利尿剂的促尿钠作用，使心力衰竭症状加重（见上海勃林格殷格翰药业有限公司药品说明书）。

六、12 月 26 日再次发生上消化道大出血的主要原因

（1）予美洛昔康 7.5 mg qd po（12 月 24 日—12 月 26 日），并予吲哚美辛栓纳肛，此两种药物均系非甾体消炎镇痛药，具有抑制前列腺素合成的作用，可能造成胃肠道黏膜损伤、溃疡和出血（分别见上海勃林格殷格翰药业有限公司和上海医工院医药股份有限公司药品说明书）。

（2）予酚妥拉明静脉推泵（12 月 24 日—12 月 27 日），可能因抗组胺样作用和抗胆碱作用，可诱发和加剧胃溃疡（见上海旭东海普药业有限公司药品说明书）。

（3）予甲氧氯普胺 10 mg 肌内注射（12 月 26 日—12 月 27 日）。可使胃肠道的动力增加，增强胃肠道，加重出血（见上海禾丰制药有限公司产品说明书）。

（4）予呋塞米 20 mg qd po（12 月 25 日—次年 1 月 8 日）、螺内酯 20 mg tid po（12 月 25 日—次年 1 月 8 日）。对胃肠道有刺激性，可引发胃痉挛甚至消化性溃疡（见上海朝晖药业有限公司和上海医药有限公司信谊制药总厂药品说明书）。

（5）患者存在比较严重的基础疾病加上感染作为应激源，可造成胃、十二指肠黏膜的急性病变[6]。

七、次年 1 月 2 日开始肾功能进行性恶化，并进一步发生肾功能衰竭的主要原因

（1）患者存在上消化道大出血、严重贫血、严重心力衰竭等疾病，可能造成心排血量不足，低血容量等，加上感染反复，可引发肾灌注不足[6]。

（2）患者有比较严重的痛风，可造成尿酸在肾小管沉积，引起肾小管梗阻[6]。

（3）予别嘌醇 0.1 g tid po（12 月 29 日—次年 1 月 6 日），别嘌醇可引发间质性肾炎（见上海信谊万象药业股份有限公司药品说明书）。

（4）12 月 20 日予美罗培南 0.5 g qd iv gtt（12 月 20 日—12 月 22 日）、0.5 g bid iv gtt（12 月 22 日—12 月 30 日）后，患者心力衰竭好转，血象恢复，12 月 29 日肌酐下降至 191 μmol/L，12 月 30 日复查 CT 示炎症消退，提示美罗培南抗感染有效。12 月 30 日停美罗培南，改用头孢哌酮舒巴坦钠 1.5 g tid iv gtt（12 月 30 日—次年 1 月 4 日）后，血象再次上升，双肺又出现湿啰音，提示感染加重，头孢哌酮舒巴坦钠无效。院内获得性肺炎抗菌药疗程一般为 10～14 天，非发酵革兰阴性菌感染推荐连续 14 天的疗程[7]，实际上予美罗培南 11 天。1 月 3 日痰培养示 MRSA 70%，嗜麦芽窄食单胞菌 30%。予利奈唑胺 0.6 g bid iv gtt（1 月 3 日—1 月 4 日），但感染进行性加重，提示痰培养出的 MRSA 不是致病菌而是定植菌。感染进行性加重可能是造成肾功能衰竭的主要因素。另外，12 月 28 日血红蛋白 78 g/L。1 月 4 日血红蛋白 55.0 g/L，并且红细胞计数也进行性下降，又未发现患者有消化道再次出血。感染进行性加重造成消耗可能是引发贫血的重要因素。

【病例总结】

（1）患者存在上消化道出血、消化性溃疡、高血压 3 级（极高危）、比较严重的肾功能不全，而胃肠道出血、活动性消化性溃疡患者和消化性溃疡再发史者禁用美洛昔康片，非透析性严重肾功能不全者禁用美洛昔康片；活动性溃疡及其他消化道疾病及病史者禁用吲哚美辛栓，肾功能不全者禁用吲哚美辛栓；肾功能不全及胃溃疡者禁用酚妥拉明；胃肠道出血者禁用甲氧氯普胺；急慢性肾功能不全者禁用 10% 氯化钾注射液。

（2）早发性没有 MDR 菌危险因素的院内获得性肺炎可选择头孢曲松或呼吸喹诺酮类，或氨苄西林/舒巴坦；迟发型（一般入院后第 5 天）、有 MDR 菌危险因素的院内获得性肺炎可选择抗假单胞菌头孢菌素、碳青霉烯类，或 β 内酰胺类/β 内酰胺酶抑制剂，加用一种抗假单胞菌喹诺酮类。

（3）12 月 6 日予头孢吡肟 2 g bid iv gtt（12 月 6 日—12 月 10 日）。12 月 9 日肌酐 250 μmol/L，患者为 80 岁男性，体重约 70 kg，可计算出肌酐清除率为 23.6 ml/min，按规定头孢吡肟应该是 0.5～2 g qd iv gtt，显然头孢吡肟相对于肾功能剂量过大；非发酵革兰阴性菌感染推荐连续 14 天的疗程；严重肾功能不全者禁用别嘌醇；曲马多对严重肾功能不全者不应使用。

未遵守上述用药注意事项，可能与患者病情恶化有相关性。

参考文献

［1］ 贾公孚,谢惠民.药害临床防治大全［M］.北京：人民卫生出版社,2002：416 - 421.
［2］ 曹彬,蔡柏蔷.美国胸科协会和美国感染协会对医院内获得性肺炎诊治指南的修订［J］.中华内科杂志,2005,44(12)：945 - 948.
［3］ 匡培根.神经系统疾病药物治疗学［M］.北京：人民卫生出版社,2003：669 - 670.
［4］ 章旭.慢性肾功能衰竭并发抗生素脑病 19 例［J］.现代诊断与治疗,2005,16(1)：56 - 57.
［5］ 王礼振.临床输液学［M］.北京：人民卫生出版社,1998：68 - 75.
［6］ 金惠铭,王建枝.病理生理学：6 版［M］.北京：人民卫生出版社,2004：154 - 155,214 - 216,267 - 268.
［7］ 刘琳,张湘燕.加拿大成人医院获得性肺炎和呼吸机相关肺炎临床诊治指南要点和解读［J］.临床内科杂志,2016,33(1)：21 - 22.

4.3　未予低分子肝素钙静脉滴注脂肪乳致深静脉血栓

【概述】

一例脾切后、肝硬化、肠梗阻术后并胆囊疾病史的患者，因"阵发性脐周痛伴腹泻"入院。治疗后患者发生下肢静脉血栓。通过此病例分析,探讨造成患者下肢静脉血栓形成的主要可能因素。

【病史介绍】

患者 82 岁,男性,因"阵发性脐周痛伴腹泻 5 天"于 4 月 21 日入院。临床诊断为腹泻待查、急性胃肠炎、肝硬化、脾切除术后、中度贫血。患者 40 余年前因脾肿大行脾切除术,1976 年被诊断为肝硬化,1999 年因肠梗阻行手术治疗,并发肝性脑病和腹水,5 年前有胆囊疾病史,但病因不明,**既往有右下肢深静脉血栓史**,但具体时间不详。

【临床经过】

4 月 22 日,查血白细胞 16.50×10^9/L (4.00×10^9/L～10.00×10^9/L),中性分叶核细胞百分比 62.7%(50%～70%),红细胞计数 3.80×10^{12}/L (3.50×10^{12}/L～5.50×10^{12}/L),血红蛋白 108.0 g/L(110～160 g/L),血细胞比容 24.2%(35.0%～50.0%),平均红细胞体积 63.8 fL(82.0～95.0 fL),**血小板计数 620.0×10^9/L (100×10^9/L～300×10^9/L)**。查凝血酶原时间测定 15.8 s(11.0～15.0 s),APTT 测定值 27.9 s(24.0～43.0 s),INR 1.34(0.80～1.50)。查血肌酐 94 μmol/L(45～84 μmol/L),白蛋白 35 g/L(38～54 g/L),球蛋白 26 g/L(20～30 g/L),总胆红素 11.7 μmol/L(6.0～20.0 μmol/L),直接胆红素 4.1 μmol/L(0～6.0 μmol/L),谷丙转氨酶 10 IU/L(<64 IU/L),碱性磷酸酶 146 IU/L(40～129 IU/L),乳酸脱氢酶 319 IU/L(135～225 IU/L),前白蛋白 112 mg/L(200～400 mg/L),总胆固醇 4.04 mol/L(2.80～5.20 mol/L),甘油三酯 0.68 mmol/L(<2.30 mmol/L)。

先后予左氧氟沙星 0.3 g(4 月 21 日—4 月 22 日)每日 1 次静脉滴注,头孢噻肟钠 2 g(4 月 22 日—4 月 25 日)每日 2 次静脉滴注,头孢哌酮钠舒巴坦钠 3 g(4 月 25 日—5 月 1 日)每日 2 次静脉滴注,甲硝唑 0.5 g(4 月 21 日—5 月 7 日)每日 2 次静脉滴注,环丙沙星氯化钠 100 ml(5 月 1 日—5 月 7 日)每日 2 次静脉滴注抗感染;蒙脱石散剂 3 g(4 月 21 日—4 月 22 日)每日 3 次口服,酪酸梭菌活菌片 40 mg(4 月 21 日—4 月 27 日)每日 3 次口服止泻和调节肠道菌群失调等治疗。考虑到患者腹泻、进食少等原因,**予 20% 脂肪乳(百特)250 ml(4 月 26 日—5 月 5 日)每日 1 次静脉滴注**,8.5%复方氨基酸(乐凡命)250 ml(4 月 21 日—5 月 7 日)每日 1 次静脉滴注营养支持。

5 月 5 日,查血白细胞 13.4×10^9/L (4.00×10^9/L～10.00×10^9/L),中性分叶核细胞百分比 60.8%(50%～70%),红细胞计数 3.68×10^{12}/L (3.50×10^{12}/L～5.50×10^{12}/L),血红蛋白 74.4 g/L(110～160 g/L),血细胞比容 23.4%(35.0%～50.0%),平均红细胞体积 63.6 fL(82.0～95.0 fL),血小板计数 560.0×10^9/L (100×10^9/L～300×10^9/L)。查体双下肢无异常。

5月7日,患者出现左下肢水肿、疼痛症状,查体左下肢胫前、足背可见凹陷性水肿,B超示左下肢股静脉到腘静脉血栓形成伴不完全梗阻。停用8.5%复方氨基酸、20%脂肪乳、环丙沙星氯化钠等所有静脉滴注的药物,予环丙沙星胶囊0.5 g每日2次口服(5月7日—)。

请血管外科会诊,予尿激酶25万每日1次静脉推注(5月10日—5月12日),低分子肝素钙4 100 U每日2次静脉推注(5月9日—5月14日),肠溶阿司匹林50 mg每日1次口服(5月10日—),迈之灵片2片每日2次口服(5月10日—)治疗。

5月11日,患者左下肢水肿消退,疼痛明显好转。5月12日,患者左下肢水肿完全消退,疼痛感消失。

【病例用药分析】

造成患者下肢静脉血栓形成的主要可能因素

(1) 根据Caprini评估表,患者深静脉血栓形成风险极高危:82岁(年龄≥75岁)3分+既往有右下肢深静脉血栓史3分+卧床的内科病史1分+炎症性病史1分=8分≥5分,属于极高危,按规定应予低分子肝素抗血栓形成[1]。根据Pauda评分,患者深静脉血栓形成风险也属于高危:(既往有右下肢深静脉血栓史)3分+82岁1分=4分≥4分,属于深静脉血栓形成风险高危,按规定应予低分子肝素抗血栓形成[3],实际上未给予。

(2) 患者血小板计数偏高(可能与脾切除等因素有关),活化的血小板可产生TAX2,引起血小板聚集及释放,易导致血管栓塞[2]。

(3) 患者每日接受20%脂肪乳(百特)250 ml直接静脉滴注,而成年患者滴注250 ml不能少于3小时(见百特公司脂肪乳静脉注射液产品说明书),这样慢的滴速在临床是比较难做到的,目前通常250 ml的液体在2小时甚至更短的时间内就已经滴完。在这样的滴速下,加上患者存在肝硬化、肝功能受损(碱性磷酸酶偏高,白蛋白、前白蛋白等偏低),脂肪廓清能力可能降低,因此尽管患者总胆固醇、甘油三酯在正常范围,但仍有可能在滴注脂肪乳时发生脂肪超载,在血管内形成泥状物[3],使血黏度增高,红细胞、血小板聚集性增高,甚至损伤血管内皮,形成血栓。

(4) 一般认为,任何静脉给药方式都可能发生局部静脉损害,而不管是应用何种药物,静脉滴注的药物浓度较高或速度较快时尤其容易发生。从周围静脉滴注复方氨基酸、脂肪乳、甲硝唑、头孢噻肟钠、环丙沙星氯化钠等可能刺激或损害静脉内膜而造成血栓性静脉炎,以致静脉腔内血栓形成,甚至静脉闭塞。血栓性浅表静脉炎和深部静脉血栓形成,是该病的两个不同阶段,二者可相互转变[4]。患者曾经在左下肢静脉滴注复方氨基酸、脂肪乳等,因此不能完全排除这些药物静脉滴注引起患者静脉血栓的可能。

【病例总结】

在此需要指出的是,Caprini评分≥5分、Pauda评分≥4分,应予低分子肝素预防深静脉血栓形成。

　　未遵守上述用药注意事项,可能与患者形成深静脉血栓有相关性。

参考文献

［1］ 中华医学会呼吸病学分会肺栓塞与肺血管病学组,中国医师协会呼吸医师分会肺栓塞与肺血管病工作委员会,全国肺栓塞与肺血管病防治协作组.肺血栓栓塞症诊治与预防指南[J].中华医学杂志,2018,98(14)：1060 - 1087.
［2］ 陈主初.病理生理学[M].北京：人民卫生出版社,2001：292 - 293,319 - 323.
［3］ 蒋朱明,蔡威.临床肠外与肠内营养[M].北京：科学技术文献出版社,2000：222.
［4］ 贾公孚,谢惠民.药害临床防治大全[M].北京：人民卫生出版社,2002：386 - 387.

4.4　静脉注射蛇毒血凝酶致急性心肌梗死

【概述】

　　一例高血压伴乙肝病史的患者,因半天内解糊状黑便约 800 ml 伴头晕心悸入院。治疗过程中患者发生急性下壁心肌梗死。通过此病例分析,探讨患者发生急性下壁心肌梗死的主要原因。

【病史介绍】

　　患者 52 岁,男性,有乙肝史三十余年,高血压史 10 余年。7 年前曾有黑便史,当时胃镜检查示十二指肠球部溃疡,未发现食管胃底静脉曲张,经治疗(具体不详)后好转。有长期吸烟史：每日 20 支近 30 年,长期饮酒史：每日 2 瓶啤酒 20 年。因"半天内解糊状黑便约 800 ml 伴头晕心悸"于 10 月 23 日入院。血常规示 Hb 132.00 g/L (110～160 g/L),中性粒细胞百分比 78.4％ (50％～70％),WBC 10.2×10^9/L(4.00×10^9/L～10.00×10^9/L),心电图示正常范围心电图。**予奥美拉唑 40 mg bid iv gtt(10 月 23 日—11 月 16 日)**,铝碳酸镁咀嚼片 1 g tid po(10 月 23 日—)。

【临床经过】

　　10 月 26 日 9：00,患者于胃镜检查时呕血约 200 ml,色鲜红,含血块,内镜检查提示大量血液残留,影响视野,故上消化道出血部位尚不明确。**予蛇毒血凝酶(立止血)1.0 kU tid iv(10 月 26 日—11 月 7 日)**。回病房后解黑便约 200 ml,血压 105/70 mmHg,心率 78 次/min。15：30,再次解柏油样黑便约 600 ml,伴冷汗。BP 100/60 mmHg,心率 100 次/min。立即予凝血酶干冻粉 200 U 口服,输血 400 ml。

10 月 27 日,加用奥曲肽 0.3 mg bid iv gtt(10 月 27 日—10 月 31 日)进一步加强止血,输红细胞悬液 400 ml。

10 月 28 日,患者未再有呕血、黑便等活动性出血表现,心电监护示生命体征平稳。心率 65 次/min,血压 110/70 mmHg,SPO$_2$ 100%。查血红蛋白 76.20 g/L(110~160 g/L),血小板计数 225×10^9/L(100×10^9/L~300×10^9/L),血肌钙蛋白 0.016 ng/ml(0~0.03 ng/ml),肌红蛋白 40.05 ng/ml(28.00~72.00 ng/ml),肌酸肌酶同工酶 3.05 ng/ml(0.10~4.94 ng/ml)。

10 月 31 日,患者下午解便 2 次,诉为红色稀水便,有少量血块。心率 64 次/min,血压 100/64 mmHg。考虑活动性出血可能,查血红蛋白 76.2 g/L(110~160 g/L),输血 400 ml。

11 月 1 日 1:53,患者诉胸闷,心电监护提示心率 25 次/min,律齐,约数十秒患者心率自行恢复至 70 次/min,胸闷症状好转。2:25,患者**血压 75/50 mmHg**,伴出冷汗、头晕,考虑有活动性出血可能,输注红细胞悬液 600 ml。患者即刻出现解红色血便 200 ml,再测**血压 65/35 mmHg**,予加快补液速度,向家属告病危,同时根据普外科急会诊意见,局部使用冰肾及凝血酶。3:20,患者解暗红色血便约 300 ml,伴头晕、出冷汗,**血压 70/40 mmHg**。心率 60 次/min,律齐,各瓣膜区未闻及病理性杂音。3:50,**患者即刻出现神志欠清,四肢抽搐,心电监护提示心率 0,血压 60/34 mmHg,予胸外按压后患者意识转清**,心电监护提示心率 35 次/min,提示Ⅲ度房室传导阻滞。予阿托品 0.5 mg 静脉推注。急查心电图示急性下壁心肌梗死,Ⅲ度房室传导阻滞,心内科会诊后考虑急性心肌梗死,再次向家属告病危,予多巴胺 180 mg 微泵静脉推注,转心内监护室继续治疗。

患者入监护室后,未使用抗凝、扩冠、抗血小板聚集药物,后出现反复大量呕血,床边胃镜提示胃窦小弯近胃角侧可见血痂附着,未发现食管胃底静脉曲张,见红色液体涌出,予凝血酶 400 U 胃管注入,共用 5 枚肽夹止血,并局部喷洒凝血酶 8 U。**予奥美拉唑钠 40 mg q8h iv gtt(11 月 1 日—11 月 16 日)**,并予奥曲肽静脉推泵、输血纠正贫血、扩容、升压等治疗。患者后未出现呕血、黑便。入监护室后 ST 段回落至等电位线,心肌酶恢复正常。11 月 7 日转回原科室。

11 月 16 日,粪隐血＋,将奥美拉唑减量至 40 mg qd iv gtt(11 月 16 日—11 月 19 日)经禁食、制酸及补液支持等治疗,11 月 21 日粪隐血阴性。11 月 24 日,患者出院,未再有心肌梗死发作。

【病例用药分析】

患者发生急性下壁心肌梗死的主要原因

心肌梗死的基本病因是交感神经兴奋性增加,血压、心率增高,左心室负荷明显加重;出血、休克等致心排量骤降,冠状动脉灌流量锐减;血黏度增高等因素导致在冠状动脉粥样硬化的基础上斑块破裂出血及血栓形成[1]。

（1）患者有高血压史 10 余年，平时血压 150/110 mmHg，长期烟酒史，是冠心病的危险因素[1]。

（2）患者因上消化道大出血引发贫血可增加交感神经兴奋性，加快心率，增加心脏负荷[2]。

（3）患者存在失血性休克可能导致冠状动脉供血不足[2]。

（4）予蛇毒血凝酶（立止血）1.0 kU tid iv（10 月 26 日—11 月 7 日）。在 Ca^{2+} 存在下，能活化因子 V、Ⅶ 和 Ⅷ，并刺激血小板的凝集，使凝血酶原变成凝血酶，使凝血因子 I 降解生成纤维蛋白 I 单体，进而交联聚合成难溶性纤维蛋白，能促进血管破损部位的血小板聚集，并释放一系列凝血因子及血小板因子 3（PF_3），促使出血部位的血栓形成和止血（见瑞士素高药厂产品说明书）。患者存在冠心病基础，冠状动脉粥样硬化斑块可能坏死、溃疡、破裂出血，而因立止血的作用，很可能进一步促进了冠状动脉损伤部位的血栓形成，从而诱发急性心肌梗死。

根据急性非静脉曲张性上消化道出血诊治指南，对出血高危患者，尽可能早期应用 PPI，内镜检查前应用 PPI 可以改善出血病灶的内镜下表现，从而减少内镜下止血的需要。内镜治疗后，应用大剂量 PPI 可以降低高危患者再出血的发生率，并降低病死率。溃疡再出血高危患者在内镜止血后，推荐静脉应用大剂量埃索美拉唑（80 mg 静脉推注＋8 mg/h 速度持续输注 72 h）可降低再出血率，而且大剂量静脉埃索美拉唑滴注及后续口服治疗具有良好的安全性，不增加不良事件[3]。对于低危患者，可采用常规剂量 PPI 治疗，如埃索美拉唑 40 mg 静脉输注，每日 2 次[3]。根据 Rockall 评分系统，患者心动过速 1 分＋乙肝史三十余年 2 分＋胃镜检查示十二指肠球部溃疡 1 分＋内镜检查提示大量血液残留 2 分＝6 分[3]≥5 分。属于高危，应予大剂量质子泵抑制剂，实际上仅常规予奥美拉 40 mg bid iv gtt（10 月 23 日—11 月 16 日），这可能是患者出血不止，发生严重贫血甚至休克的重要原因。

【病例总结】

（1）对急性非静脉曲张性上消化道出血高危患者，推荐静脉应用大剂量埃索美拉唑（80 mg 静脉推注＋8 mg/h 速度持续输注 72 h）。

（2）蛇毒血凝酶在完整无损的血管内无促进血小板聚集的作用，也不激活血管内凝血因子 ⅩⅢ，因此不会形成血栓，但如果患者原先存在各种血管病变（如冠状动脉粥样硬化），就容易形成血栓，因此规定有血栓病史者禁用。

未遵守上述用药注意事项，可能与患者病情恶化有相关性。

参考文献

[1]　叶任高，陆再英. 内科学：6 版[M].北京：人民卫生出版社，2005：283 - 284.

［2］ 金惠铭,王建枝.病理生理学:6 版［M］.北京:人民卫生出版社,2004:214-216.

［3］ 中华内科杂志,中华医学杂志,中华消化杂志,等.急性非静脉曲张性上消化道出血诊治指南(2015 年,南昌).中华医学杂志,2016,96(4):254-259.

4.5   上消化道出血用药不当致急性心肌梗死

【概述】

一例类风湿关节炎伴下肢静脉血栓术后的患者,因上消化道出血、急性胃黏膜病变、失血性贫血入院。治疗后患者发生急性下壁心肌梗死。通过此病例分析,探讨患者发生急性下壁心肌梗死的主要原因。

【病史介绍】

患者 83 岁,女性,有类风湿关节炎多年,平时长期服用吲哚美辛、美洛昔康等止痛药治疗。2008 年 6 月因左下肢深静脉血栓行下肢静脉滤器植入术,术后长期华法林 2.5 mg 每日 1 次口服。次年 3 月 10 日无明显诱因下解黑便,大便成形,量少,近一月来共解黑便 2～3 次,总量不详。4 月 4 日起患者出现腹胀,偶有上腹部烧灼感,伴反酸、嗳气,同时胃纳减少至以前的 1/3 来院就诊,**停华法林钠**。拟上消化道出血、急性胃黏膜病变、失血性贫血、类风湿关节炎、下肢静脉血栓术后被收入院。

【临床经过】

4 月 11 日,查红细胞计数 3.32×10^{12}/L $(3.50 \sim 5.00 \times 10^{12}$/L),血红蛋白 50 g/L $(110.0 \sim 150.0$ g/L),凝血酶原时间测定 12.6 s$(11.0 \sim 15.0$ s),INR 1.09$(0.80 \sim 1.50)$。予奥美拉唑钠 40 mg＋生理盐水 100 ml bid iv gtt(4 月 11 日—4 月 13 日),水溶性维生素 1 支＋5％葡萄糖 500 ml qd iv gtt (4 月 11 日—4 月 14 日)。另外输血 200 ml。

4 月 12 日,患者腹胀较前好转,胃纳欠佳,解黄色稀便 1 次。粪隐血阴性。

4 月 13 日 9:00,患者精神萎,腹胀较前好转,胃纳欠佳,未解黑便。神清,气平,双肺未闻及干湿啰音,心率 80 次/min,律齐,血压 100/70 mmHg。再予红细胞悬液 400 ml。

12:30,患者即刻诉胸闷、气促、出冷汗、面色苍白,查体神清,气促,双下肺可闻及少许湿啰音,心率 102 次/min,律不齐。予吸氧、心电监护。13:40,患者仍有明显胸闷、气促,心电监护示血压 80/53 mmHg,心率 53 次/min,血氧饱和度 91％,呼吸 24 次/min。心电图报告心房扑动(不等比房室传导),ST 段异常。予多巴胺 160 mg＋生理盐水 50 ml (5 ml/h)静脉推泵维持血压。

13：50，患者心率 102 次/min，**查心肌梗死三项基本正常**，结合心电图，目前不考虑急性心肌梗死。16：30，输红细胞悬液 400 ml。

17：20，患者气促明显，心电监护示血压 80/50 mmHg，心率 80 次/min，呼吸 25 次/min，予多巴胺调整至 8 ml/h 推泵。**予二羟丙茶碱 0.5 g＋5% 葡萄糖 100 ml 静脉滴注。**

21：00，予多巴胺 160 mg＋生理盐水 50 ml(8 ml/h)静脉推泵。

4 月 14 日 15：00，患者仍有胸闷、心慌，进食后即发生呕吐，予多巴胺 160 mg＋生理盐水 50 ml(8 ml/h)静脉推泵。血压 110/60 mmHg，心率 58 次/min，神清，气促，两肺可闻及干湿啰音，血气分析示低氧血症。INR 1.09(0.80～1.50)，凝血酶原时间测定 12.6 s(11.0～15.0 s)。心电图见 Ⅱ、Ⅲ、AVF 导联 ST 段呈动态变化并向上抬高，**提示急性下壁心肌梗死**，心房颤动，心肌酶示进行性升高。**考虑患者发生急性心肌梗死**，转心脏 ICU。

经过抗血小板聚集、抗凝、保护胃黏膜、控制感染、积极纠正贫血，改善氧供等治疗，患者好转。

【病例用药分析】

患者发生急性下壁心肌梗死的主要原因

心肌梗死的基本病因是交感神经兴奋性增加，血压、心率增高，左心室负荷明显加重；出血、休克等致心排量骤降，冠状动脉灌流量锐减；血黏度增高等因素导致在冠状动脉粥样硬化的基础上斑块破裂出血及血栓形成[1]。

(1) 患者可能有冠心病疾病基础，其冠状动脉已经存在粥样硬化；又因上消化道出血、类风湿关节炎等疾病而引发严重贫血，可增加交感神经兴奋性，加快心率，增加心脏负荷[2]；还存在失血性休克可能导致冠状动脉供血不足[2]。

(2) 患者因左下肢深静脉血栓行下肢静脉滤器植入术，术后长期口服华法林钠，因消化道出血而停用华法林钠，使 INR 降至 1.09，很容易再形成血栓，脱落形成栓子，有可能造成冠状动脉栓塞[2]。

(3) 患者因类风湿关节炎长期服用吲哚美辛等镇痛药，可能引起冠状动脉内膜损害，暴露内膜下胶原，促使血小板聚集释放，启动血栓形成[3]。

(4) 患者静脉滴注二羟丙茶碱 0.5 g，这对 83 岁高龄的患者容易造成在体内过量，二羟丙茶碱舒张支气管的作用机制之一是促进内源性肾上腺素释放，使交感神经兴奋性增加，有直接兴奋心肌，加强心肌收缩力的作用，剂量稍大时可加快心率，使左心室负荷加重[4]。

(5) 根据 Caprini 评估表，患者深静脉血栓形成风险极高危：83 岁（年龄≥75 岁）3 分＋左下肢深静脉血栓史 4 分＋类风湿关节炎 1 分＋卧床的内科病史 1 分＝9 分≥5 分，属于栓塞极高危，按规定应予低分子肝素抗血栓形成[5]。根据 Pauda 评分，患者深静脉血栓形成风险也属于高危：（左下肢深静脉血栓史）3 分＋83 岁 1 分＝4 分≥4 分，属于深静脉血栓形成风险高危,按规定应予低分子肝素抗血栓形成[3]。实际上未给予。

（6）根据急性非静脉曲张性上消化道出血诊治指南,对出血高危患者,尽可能早期应用PPI,内镜检查前应用PPI可以改善出血病灶的内镜下表现,从而减少内镜下止血的需要。内镜治疗后,应用大剂量PPI可以降低高危患者再出血的发生率,并降低病死率。溃疡再出血高危患者在内镜止血后,推荐静脉应用大剂量埃索美拉唑（80 mg 静脉推注＋8 mg/h 速度持续输注 72 h)可降低再出血率,而且大剂量静脉埃索美拉唑滴注及后续口服治疗具有良好的安全性,不增加不良事件[6]。对于低危患者,可予常规剂量PPI治疗,如埃索美拉唑 40 mg 静脉输注,每日 2 次[6]。根据 Rockall 评分系统,患者 83 岁（≥80 岁)2 分＋低血压 2 分＋缺血性心脏病 2 分＝6 分[6]≥5 分。属于高危,应予大剂量质子泵抑制剂,实际上仅常规予予奥美拉唑钠 40 mg＋生理盐水 100 ml 每日 2 次静脉滴注（4 月 11 日—4 月 13 日),这可能是患者出血不止,发生严重贫血甚至休克的重要原因。

【病例总结】

（1）Caprini 评分≥5 分、Pauda 评分≥4 分,属于栓塞极高危,按规定应予低分子肝素抗血栓形成。

（2）活动性消化性溃疡者禁用二羟丙茶碱。

（3）对急性非静脉曲张性上消化道出血高危患者,推荐静脉应用大剂量埃索美拉唑（80 mg 静脉推注＋8 mg/h 速度持续输注 72 h)。

未遵守上述用药注意事项,可能与患者病情恶化有相关性。

参考文献

［1］ 叶任高,陆再英.内科学:6 版［M］.北京:人民卫生出版社,2005:283-284.

［2］ 金惠铭,王建枝.病理生理学:6 版［M］.北京:人民卫生出版社,2004:214-216.

［3］ 贾公孚,谢惠民.药害临床防治大全［M］.北京:人民卫生出版社,2002:346-348.

［4］ 陈新谦,金有豫,汤光.新编药物学:15 版［M］.北京:人民卫生出版社,2003:405-406.

［5］ 中华医学会呼吸病学分会肺栓塞与肺血管病学组,中国医师协会呼吸医师分会肺栓塞与肺血管病工作委员会,全国肺栓塞与肺血管病防治协作组.肺血栓栓塞症诊治与预防指南［J］.中华医学杂志,2018,98(14):1060-1087.

［6］ 中华内科杂志,中华医学杂志,中华消化杂志,等.急性非静脉曲张性上消化道出血诊治指南（2015年,南昌).中华医学杂志,2016,96(4):254-259.

5

神 经 内 科

5.1 低分子肝素、阿司匹林、疏血通引发脑出血

【概述】

一例男性患者因脑梗死、2 型糖尿病、高血压病 3 级（极高危）、尿路感染入院，治疗后发生脑出血最终死亡。通过此病例分析探讨患者发生脑出血的原因。

【病史介绍】

患者 57 岁，男性，因脑梗死、2 型糖尿病、高血压病 3 级（极高危）、尿路感染于 9 月 30 日入院。

【临床经过】

予阿司匹林肠溶片 100 mg qd po（9 月 30 日—10 月 7 日）、低分子肝素钙 4 100 U bid ih（9 月 30 日—10 月 7 日）抗血小板聚集；前列地尔 10 μg qd iv gtt（9 月 30 日—10 月 7 日）改善微循环；七叶皂苷钠 10 mg bid iv gtt（9 月 30 日—10 月 7 日）抗渗出；灯盏细辛 135 mg qd iv gtt（10 月 1 日—10 月 8 日）、疏血通 4 ml qd iv gtt（10 月 1 日—10 月 7 日）活血化瘀等治疗。

10 月 2 日，患者今晨口齿较前略清晰，在家属搀扶下可慢行，无吞咽困难、进食呛咳。

10 月 3 日，患者精神胃纳可，可在家属搀扶下行走。血压 182/98 mmHg，言语略含糊，对答切题，查体配合。

10 月 5 日，患者口齿较入院时略清晰，进食可，无明显呛咳，可慢行，无头痛、头晕等不适。血压 164/88 mmHg。四肢肌张力正常，右下肢肌力Ⅴ-，余肢体肌力Ⅴ级。

10 月 7 日 9:00，患者今晨突发口齿不清加重，伴右上肢乏力，无头痛、头晕，无恶心、呕吐，血压 180/96 mmHg。神志淡漠，对答不清。左侧肢体肌张力正常，右侧肢体肌张力

增高,右下肢肌力 Ⅲ＋,右上肢肌力 Ⅱ级。左侧肢体肌力 Ⅴ级。13:00,急查头颅 MRI 提示左侧基底节区可见梗死灶,脑桥可见多发腔隙性脑梗死。转神经内科进一步诊治。16:00,患者神志淡漠,讲话口齿不清,查体尚配合,血压 170/100 mmHg。予奥扎格雷钠 80 mg bid iv gtt(10 月 7 日—10 月 8 日)。17:50,患者神志淡漠,应答尚切题,神经体征较前无明显变化,复测血压 160/100 mmHg。

22:28,患者突然出现大汗,呼之不应,查体浅昏迷,鼾式呼吸,查体不能配合,压眶可见去大脑强直,血压 200/110 mmHg。**23:10,头颅 CT 示左侧半球出血,破入脑室,中线移位。**患者心电监护示血压 205/109 mmHg,心率 95 次/min,予硝普钠推泵控制性降压,停奥扎格雷钠、阿司匹林、灯盏细辛等药物,告知家属病情危重,随时会出现突发心跳、呼吸骤停。23:50,神经外科急会诊示患者目前有手术指征,保守治疗效果差,随时可出现呼吸、心搏骤停,家属商量后表示拒绝手术治疗。

10 月 8 日 1:49,患者呼吸、心跳停止,瞳孔散大到边,心电图呈一直线,宣布临床死亡。

【病例用药分析】

患者 9 月 30 日以脑梗死入院,10 月 7 日 9:00 脑梗死加重,10 月 7 日,23:10 发生脑出血。其主要原因如下。

(1) 患者发生了脑梗死,在脑出血的病因中,有脑梗死后出血学说,脑组织因缺血性梗死,组织变性,减轻了该动脉周围组织的支持力,当使用抗凝剂或溶栓剂后,则容易诱发脑出血[1]。

(2) 阿司匹林减少血栓素 TXA_2 的合成,抗血小板聚集(见拜耳医药保健有限公司产品说明书)。

(3) 低分子肝素钙具有很高的抗凝血因子 Xa 活性和相对较低的抗凝血酶活性(见 Glaxo Wellcome Production 产品说明书)。

(4) 前列地尔是一种血管扩张剂及抑制血小板聚集剂(见北京泰德制药有限公司产品说明书)。

(5) 七叶皂苷钠具有改善血液循环和微循环的作用(见无锡凯夫制药有限公司产品说明书)。

(6) 灯盏细辛含野黄芩苷和总咖啡酸酯,具有活血祛瘀作用(见云南生物谷灯盏花药业有限公司产品说明书)。

(7) 疏血通由水蛭等组成,具有活血化瘀、延长凝血时间、抗血小板聚集抑制静脉血栓形成作用(见牡丹江友博药业有限责任公司产品说明书)。

(8) 奥扎格雷钠为血栓素合成酶抑制剂,能抑制 TXA_2 生成,具有抗血小板聚集和扩血管作用(见丹东医创药业有限责任公司产品说明书)。

因此,患者存在脑出血的疾病基础,加上低分子肝素钙、阿司匹林、前列地尔、七叶皂苷钠、灯盏细辛、疏血通、奥扎格雷钠 7 种药物联用,起协同作用,使出血的风险大大增加,尤其使脑梗死后发生脑出血的可能性大大增加。

中国急性缺血性脑卒中诊治指南 2014 版指出,不符合溶栓适应证且无禁忌的缺血性脑卒中患者应在发病后尽早给予口服阿司匹林 150～300 mg/d（Ⅰ级推荐,A 级证据）。对不能耐受阿司匹林者,可考虑选用氯吡格雷等抗血小板治疗（Ⅲ级推荐,C 级证据）。对大多数急性缺血性脑卒中患者,不推荐无选择地早期进行抗凝治疗（Ⅰ级推荐,A 级证据）。中成药在我国广泛用于治疗缺血性脑卒中已有多年。一项系统评价共纳入 191 个临床试验,涉及 21 种中成药共 189 个临床试验（19 180 例患者）的荟萃分析显示其能改善神经功能缺损,但研究质量有限,值得进一步开展高质量研究予以证实。一项研究中成药的国际多中心、随机、双盲、安慰剂对照试验（CHIMES）共纳入 1 100 例急性缺血性脑卒中患者,结果显示远期结局指标 mRS 评分 2 组差异无统计学意义。亚组分析提示在卒中48 h 后接受治疗的患者有获益趋势,有待进一步研究。因此低分子肝素钙、灯盏细辛、舒血宁、前列地尔的适应证均不明确[2]。

【病例总结】

根据中国急性缺血性脑卒中诊治指南 2014 版,急性脑卒中患者应给予阿司匹林等抗血小板药物,但无充足的证据表明可联合使用活血化瘀的中成药,尤其是联合使用多种活血化瘀的中成药。

未遵守上述用药注意事项,可能与患者病情恶化有相关性。

参考文献

［1］ 匡培根.神经系统疾病药物治疗学［M］.北京：人民卫生出版社,2003：339 - 340.
［2］ 中华医学会神经病学分会,中华医学会神经病学分会脑血管病学组.中国急性缺血性脑卒中诊治指南 2014［J］. 2015,48（4）：246 - 257.

5.2 黄酮哌酯及配伍禁忌致急性心肌梗死

【概述】

一例糖尿病、冠心病、心肌梗死合并肾功能不全病史的患者,因脑梗死、2 型糖尿病、糖尿病肾病、肾功能不全（氮质血症期）、低钠血症、冠心病、陈旧性心肌梗死、心功能Ⅲ级（NYHA）入院。治疗后患者发生急性心肌梗死最终死亡。通过此病例分析,探讨患者再发急性心肌梗死的原因。

【病史介绍】

患者 79 岁,女性,既往有糖尿病史 15 余年,冠心病、心肌梗死病史 2 月余,肾功能不全病史 2 月左右,5 月 12 日头颅 CT 示两侧基底节区腔隙性脑梗死。拟脑梗死、2 型糖尿病、糖尿病肾病、肾功能不全(氮质血症期)、低钠血症、冠心病、陈旧性心肌梗死、心功能Ⅲ级(NYHA)被收入院。

【临床经过】

予舒血宁 15 ml＋灯盏细辛 20 ml＋NS 250 ml qd iv gtt 活血化瘀(5 月 12 日—5 月 22 日);前列地尔(凯时)10 μg qd iv gtt 改善微循环(5 月 12 日—5 月 22 日)改善微循环;甲氯芬酯 0.25 g qd iv gtt (5 月 12 日—5 月 22 日)营养脑细胞;单硝酸异山梨酯 50 mg qd po (5 月 12 日—5 月 22 日)扩冠改善心肌供血;阿司匹林肠溶片 100 mg qd po (5 月 12 日—5 月 22 日)抗血小板聚集;地高辛 0.125 mg qd po (5 月 12 日—5 月 22 日)强心;低分子肝素钙 4 000 U bid ih (5 月 12 日—5 月 17 日)抗凝;呋塞米 20 mg tid po (5 月 12 日—5 月 17 日)、螺内酯 20 mg tid po (5 月 12 日—5 月 17 日)利尿;70/30 混合人胰岛素皮下注射控制血糖等治疗。

5 月 13 日,查血常规、血黏度、凝血功能、肝功能各项指标均在正常范围,肌酐 132 μmol/L(59～104 μmol/L)。

5 月 14 日,心电图示 ST 段-T 波异常,但与入院时心电图比较无明显动态改变;心脏超声示少中量二尖瓣反流,左室舒张功能减低;血管 B 超示双下肢动脉粥样硬化并局部狭窄。

5 月 16 日,头颅 MRI 示双侧半卵圆中心腔隙性脑梗死,脑白质变性。24 小时尿蛋白定量 0.25 g。

5 月 17 日,患者诉有反复的尿频、排尿困难,一方面与糖尿病、尿路感染有关,同时考虑与老年性膀胱收缩功能减退有关,加用黄酮哌酯(优必达)0.2 g tid po (5 月 17 日—5 月 22 日)。另外,停低分子肝素钙、呋塞米、螺内酯。

5 月 18 日,查钾 3.73 mmol/L(3.50～5.30 mmol/L),钠 132.5 mmol/L(135.0～147.0 mmol/L),氯 89.8 mmol/L(98.0～107.0 mmol/L),葡萄糖 16.35 mmol/L(3.10～6.40 mmol/L)。

5 月 19 日,患者一般情况可,体温 37.7℃,无咳嗽、咳痰;患者诉恶心,进食流质顺利,干食有吞咽不适。查体神清,气平,简单对答,基本切题,口齿尚清。双肺呼吸音粗,未闻及明显干湿啰音。心率 78 次/min,律齐,四肢肌张力正常,双下肢无水肿。考虑到患者全身动脉血管粥样硬化伴有部分狭窄,加强药物治疗,加用参麦 40 ml＋三七总皂苷(血塞通）1 000 mg＋NS 100 ml qd iv gtt（5 月 19 日—5 月 22 日）活血化瘀治疗。另外，**加用氯沙坦钾 50 mg qd po（5 月 19 日—5 月 22 日）降尿蛋白治疗。**

5 月 21 日 8:30，患者一般情况尚可，血压、呼吸、血糖相对稳定，仍诉纳差、恶心，无胸闷或心前区疼痛。查体：神清，气平，简单对答，基本切题，口齿尚清。双肺呼吸音粗，未闻及明显干湿啰音。心率 79 次/min，律齐。四肢肌张力正常，双下肢无水肿。双下肢皮温凉，足背动脉消失。

10:30，患者突发胸闷、气促。查体心率 82 次/min，律齐，血压 115/65 mmHg，双肺呼吸音粗，未闻及明显干湿啰音。急查心电图提示 ST 段压低，较前无明显改变。查肌钙蛋白 1.040 ng/ml（0～0.030 ng/L），肌酸磷酸激酶同工酶 27.32 ng/ml（0.10～4.94 ng/ml）。

17:28，心电图提示 ST 段压低明显，心内科医师会诊后认为患者再次急性心肌梗死可能性很大，给予心电监护，低分子肝素 4 000 U 皮下注射，噻氯匹定 0.25 g 口服抗血小板聚集，暂停地高辛。

17:41，心电监护示心率 90 次/min，血压 79/45 mmHg，SPO_2 91%，给予吸氧、多巴胺静脉推泵维持，给予血气分析检查，向家属告知病情危重，有发生严重心律失常及猝死可能，密切观察生命体征变化。

19:00，现心电监护提示血压 111/71 mmHg，心率 130 次/min，室性心动过速，予利多卡因静脉推注纠正心律。

20:10，患者心跳、呼吸停止，血压、脉搏测不出，瞳孔散大固定，对光反射消失，大动脉搏动消失，心电图呈一直线，宣告临床死亡。

【病例用药分析】

患者再次发生急性心肌梗死的原因

心肌梗死的基本病因是交感神经兴奋性增加，血压、心率增高，左心室负荷明显加重；血黏度增高等因素导致在冠状动脉粥样硬化的基础上斑块破裂出血及血栓形成[1]。

（1）患者脑梗死、2 型糖尿病、糖尿病肾病、肾功能不全（氮质血症期）、低钠血症、冠心病、陈旧性心肌梗死、心功能Ⅲ级（NYHA），存在再次发生急性心肌梗死的疾病基础。

（2）患者陈旧心肌梗死、心功能不全，ACEI 可降低心肌梗死、心力衰竭的死亡率，是必须用药。绝对禁忌证是曾因 ACEI 导致的喉头水肿、无尿性肾功能衰竭。相对禁忌证为双侧肾动脉狭窄、血肌酐＞265 μmol/L（3 mg/L）、高钾血症、收缩压＜90 mmHg[2]。患者 5 月 13 日肌酐 132 μmol/L，血压正常，可尝试予小剂量 ACEI，但实际上未给予。患者心功能Ⅲ级（NYHA），血压心率正常范围，没有 β 受体阻滞剂的禁忌证，故应予小剂量 β 受体阻滞剂[2]，但实际上未给予。患者肝功能正常，肌酐 132 μmol/L，没有他汀类降脂药的禁忌证，应予他汀类[2]，但实际上未给予。可增加急性心肌梗死的发生风险。

（3）5 月 17 日，因尿路感染等原因予黄酮哌酯，黄酮哌酯对泌尿生殖系统的平滑肌具有选择性解痉作用,但有弱的抗毒蕈碱作用,降低迷走神经紧张性,使患者出现心率加快,心肌耗氧量增加[3]。

(4)将舒血宁和灯盏细辛配伍后静脉滴注,舒血宁为银杏叶提取物注射液,不能与其他药物混合使用(见国家食品药品监督管理局银杏叶提取物注射液说明书);将参麦和三七总皂苷配伍后静脉滴注,参麦不宜与其他药物混合使用(见河北神威药业有限公司产品说明书)。这些不合理配伍导致输液中不溶性微粒的数量大大增加,并且体积增大,从而可能造成局部血管供血不足,血管栓塞,也包括冠状动脉栓塞[4]。

【病例总结】

(1)患者存在冠心病、陈旧性心肌梗死、心功能Ⅲ级,有 ACEI、β 受体阻滞剂、他汀类降脂药的适应证但无禁忌证。

(2)心功能严重受损者禁用黄酮哌酯(吉林制药股份有限公司产品说明书)。

(3)舒血宁不能与其他药物混合使用(见国家食品药品监督管理局银杏叶提取物注射液说明书)。

(4)参麦不宜与其他药物混合使用(见河北神威药业有限公司产品说明书)。

未遵守上述用药注意事项,可能与患者再次发生急性心肌梗死有相关性。

参考文献

[1] 葛均波,徐永健. 内科学:8 版[M].北京:人民卫生出版社,2013:174-176,200-204.
[2] 中华医学会心血管病学分会,中华心血管病杂志编辑委员会,中国循环杂志编辑委员会.急性心肌梗死诊断和治疗指南[J].2001,29(12):705-720.
[3] 贾公孚,谢惠民. 药害临床防治大全[M].北京:人民卫生出版社,2002:346-347.
[4] 卢海儒,文友民.中药注射剂的不良反应[M].北京:中国医药科技出版社,2006:71-72.

5.3 抗生素过量致假膜性肠炎死亡

【概述】

一例老年男性患者因双侧基底节区腔隙性脑梗死、高血压病 2 级(极高危)、慢性支气管炎入院。入院治疗后发生假膜性肠炎、脑梗死加重、消化道出血等。通过此病例分析,探讨以下几个方面:① 患者脑梗死加重的原因。② 患者假膜性肠炎治疗的合理性。

【病史介绍】

患者 85 岁,男性,因双侧基底节区腔隙性脑梗死、高血压病 2 级(极高危)、慢性支气管炎于 6 月 20 日被收入院。

【临床经过】

予舒血宁 15 ml＋灯盏细辛 90 mg＋5％葡萄糖 100 ml qd iv gtt（6 月 20 日—7 月 6 日）、参麦 20 ml＋参附 20 ml＋NS 100 ml（6 月 20 日—6 月 26 日）活血化瘀；噻氯匹定 5 mg qd po（6 月 20 日—7 月 6 日）、低分子肝素钠 4 000 U qd ih（6 月 20 日—7 月 26 日）、奥扎格雷钠 80 mg＋5％葡萄糖 100 ml qd iv gtt（6 月 20 日—6 月 28 日）抗凝；**头孢西丁钠 2 g bid iv gtt（6 月 21 日—6 月 28 日）**；另外，予氨氯地平降压，前列地尔扩血管，泮托拉唑钠保护胃黏膜，二羟丙茶碱、盐酸氨溴索平喘化痰等治疗。

6 月 21 日 9:00，查肌酐 165 μmol/L（59～104 μmol/L）。16:30，患者突发口角向右歪斜，左侧肢体乏力严重，口齿一过性不清，伴有流涎。急查头颅 CT 示双侧基底节区腔隙性脑梗死，脑桥梗死。6 月 25 日，头颅 MRI 示右侧颞顶叶、岛叶大面积急性脑梗死，双侧基底节区及半卵圆中心多发腔隙性脑梗死。

6 月 28 日，患者咳嗽、咳痰较前加重，查肌酐 117 μmol/L（59～104 μmol/L），中性分叶核细胞百分比 90.6％（50.0％～70.0％），白细胞计数 21.10×10^9/L（4.0×10^9/L～10.0×10^9/L）。血象提示存在严重感染，考虑患者有慢性支气管炎病史，且此次合并脑血管病易引起较**严重肺部感染**，故调整抗生素治疗，**停头孢西丁钠，改用美罗培南 0.5 g tid iv gtt（6 月 28 日—7 月 1 日）抗感染治疗。**

6 月 29 日—6 月 30 日，**患者腹泻水样便，量较多，体温 39.2℃**，粪常规示隐血＋＋，白细胞 3～4/HP。予蒙脱石、盐酸小檗碱、诺氟沙星治疗。

7 月 1 日，患者排水样便 5～6 次，体温 38.3℃，**停美罗培南**，改用氨苄西林舒巴坦钠 4.5 g bid iv gtt（7 月 1 日—7 月 3 日）、氟罗沙星 0.4 g qd iv gtt（7 月 1 日—7 月 3 日）抗感染治疗。

7 月 2 日，患者持续水样便，加用**阿米卡星 0.4 g bid iv gtt（7 月 2 日—7 月 4 日）、复方磺胺甲噁唑 2 粒 bid po（7 月 2 日—7 月 3 日）、甲硝唑 0.2 g bid po（7 月 2 日—7 月 3 日）**对症抗感染治疗，并给予盐酸洛哌丁胺 4 mg tid po 对症止泻处理，酪酸梭菌活菌片调节肠道菌群，8.5％复方氨基酸（7 月 2 日—8 月 9 日）（8 月 21 日—8 月 29 日）营养支持。

7 月 3 日，患者排墨绿色水样便 8 次，体温 38℃，肌酐 214 μmol/L（59～104 μmol/L）。**停口服甲硝唑和复方磺胺甲噁唑，予左氧氟沙星 0.2 g bid iv gtt（7 月 3 日—7 月 6 日），甲硝唑 0.5 g qd iv gtt（7 月 3 日—7 月 6 日）。**

7 月 4 日，停阿米卡星，加用美罗培南 0.5 g tid iv gtt（7 月 4 日—7 月 6 日）。

7 月 6 日，**患者腹泻得到控制，停左氧氟沙星和甲硝唑。** 7 月 7 日，肌酐 158 μmol/L。**予美罗培南 1 g tid iv gtt（7 月 7 日—7 月 13 日）。** 予 30％脂肪乳 250 ml qd iv gtt（7 月 7 日—8 月 2 日）（8 月 21 日—8 月 24 日）。

7 月 13 日，**停美罗培南，更换为左氧氟沙星 0.3 g bid iv gtt（7 月 13 日—7 月 16 日）、**

0.2 g bid iv gtt（7月18日—7月26日）抗感染。

7月16日,**患者体温40.5℃**,予万古霉素0.5 g bid iv gtt（7月16日—7月26日）。

7月17日,**加用氟康唑200 mg qd iv gtt（7月17日—7月26日）**抗真菌治疗。

7月26日,体温38.5℃,**考虑患者肺部感染较重**,并存在肾功能不全情况,调整抗生素使用,**停万古霉素和氟康唑**,予哌拉西林钠他唑巴坦钠4.5 g tid iv gtt（7月26日—7月29日）,卡泊芬净50 mg qd iv gtt（7月26日—7月30日）和夫西地酸500 mg tid iv gtt（7月26日—8月9日）控制感染。

7月30日,体温38.5℃,考虑效果不佳,**停哌拉西林钠他唑巴坦钠、卡泊芬净,换成美罗培南**0.5 g tid iv gtt（7月29日—8月9日）。

8月4日,患者体温降至正常。

8月9日,患者体温38.6℃,深黄色稀便4次,予盐酸洛哌丁胺2 mg口服。停夫西地酸、美罗培南、肝素钠。

8月10日,患者腹泻6次,大便为黑色。查体BP 95/50 mmHg,肌酐160 μmol/L（59~104 μmol/L）。血红蛋白60.1 g/L（110.0~150.0 g/L）。**予头孢唑肟钠2.25 g bid iv gtt（8月10日—8月15日）**,二羟丙茶碱0.25 g qd iv gtt（8月10日—8月16日）,参麦40 ml+血塞通600 mg+5%葡萄糖100 ml qd iv gtt（8月10日—8月15日）。

8月11日,患者解稀便4次,咖啡色,**予甲硝唑0.4 g tid po治疗（8月11日—8月16日）**。

8月12日,患者有腹泻,贫血严重,给予输红细胞悬液800 ml纠正贫血。

8月13日,患者解稀便2~3次,糊状,血浆400 ml纠正贫血。

8月14日,患者腹泻每日平均2~3次。体温38.2℃,粪隐血+。患者心电监护提示147~160次/min,听诊心律绝对不齐,考虑快房颤发作,予毛花苷C 0.2 g静脉推注。考虑冠心病、不稳定型心绞痛诊断成立,予低分子肝素钠12 500 U qd iv gtt抗凝（8月14日—8月24日）。

8月15日9:00,患者体温38.6℃,出现黑便4~6次,血红蛋白55.90 g/L（110.0~150.0 g/L）,予输红细胞悬液800 ml纠正贫血。凝血酶冻干粉口服联合控制上消化道出血。21:00,患者再次出现暗红色血便,300 ml左右。23:00,患者出现心率加快130次/min,血压降低至98/46 mmHg,考虑出血不止,循环出现衰竭。立即紧急输红细胞悬液600 ml。**停头孢唑肟钠,予头孢哌酮舒巴坦钠3 g bid iv gtt（8月15日—8月16日）**。

8月16日,患者仍有腹泻,大便色黑,稀薄不成形。隐血+++。呕吐暗红色液体伴血块约100 ml。血红蛋白48.40 g/L（110.0~150.0 g/L）。胃管可抽吸出淡红色血性液体。予酚磺乙胺2 500 mg+维生素K$_1$ 30 mg+氨甲苯酸500 mg qd iv gtt（8月16日—8月27日）止血。予血浆400 ml输血纠正贫血。**停头孢哌酮舒巴坦钠**。

8月17日9:00,患者今晨再次解鲜血便750 ml,Hb 34 g/L（110.0~150.0 g/L）。血

压 95/55 mmHg。输红细胞悬液 400 ml、新鲜冰冻血浆 400 ml。**予哌拉西林他唑巴坦钠 4.5 g tid iv gtt（8 月 17 日—8 月 24 日）。**

8 月 18 日，患者仍有间断血便出现，血压 102/78 mmHg。输血浆 400 ml，加用生长抑素加强止血。

8 月 20 日，血便 1 000 ml，输红细胞悬液 400 ml。

8 月 21 日，排黑色稀便 350 ml，输红细胞悬液 400 ml。

8 月 23 日，患者今晨再次解黑色稀便 450 ml。输少浆血 400 ml，血浆 200 ml。查肌酐 102 μmol/L（59～104 μmol/L），白蛋白 25 g/L（38～54 g/L）。

8 月 25 日，患者今日上午再次有黑便 1 次，约 150 g。**停哌拉西林他唑巴坦钠，予头孢他啶 3 g bid iv gtt（8 月 25 日—8 月 28 日），万古霉素 0.5 g bid iv gtt（8 月 25 日—8 月 28 日），血凝酶 1 U bid iv gtt（8 月 25 日—8 月 29 日），中长链脂肪乳 250 ml qd iv gtt（8 月 25 日—8 月 29 日）。**

8 月 26 日 4:40，患者气促不能缓解，予甲泼尼龙 80 mg iv。8:00，仍有解糊状黑便。故今予输注红细胞悬液 400 ml 改善贫血，并予输注血浆 200 ml 补充凝血因子。

8 月 27 日，解暗红色血便 2 次。血气分析提示存在酸中毒、Ⅱ型呼吸衰竭，予碳酸氢钠 125 ml 静脉滴注纠正酸中毒。

8 月 28 日，查白细胞 21.5×10^9/L（4.0×10^9/L～10.0×10^9/L），中性粒细胞比例高达 90.4%（50.0%～70.0%），考虑患者目前仍存在严重感染。**停用头孢他啶、盐酸万古霉素，依据药敏试验结果改用夫西地酸 500 mg tid iv gtt（8 月 28 日—8 月 29 日）、头孢哌酮舒巴坦钠 3 g bid iv gtt（8 月 28 日—8 月 29 日）。**患者四肢及颜面部明显水肿，予布美他尼静脉推注利尿。22:35，患者出现深长呼吸。双肺可闻及干啰音及痰鸣音。予甲泼尼龙 40 mg iv。

8 月 29 日 15:00，患者呼吸、心跳停止，瞳孔散大至边缘，大动脉搏动消失，心电图示一直线，宣告临床死亡。

【病例用药分析】

一、患者脑血栓加重的原因

患者因双侧基底节区腔隙性脑梗死于 6 月 20 日入院，在使用了大量的抗凝药、活血化瘀药的情况下，其脑梗死进一步恶化，6 月 25 日，MRI 示右侧颞顶叶、岛叶大面积急性脑梗死。而患者当时不存在红细胞增多、血小板增多、严重脱水、低血压、高血脂、高血糖、低氧血症等可能使脑血栓加重的因素[1]。除原发疾病进展以外，以下原因不能排除：将舒血宁和灯盏细辛配伍后静脉滴注，舒血宁为银杏叶提取物注射液，不能与其他药物混合使用（见国家食品药品监督管理局银杏叶提取物注射液说明书）；将参麦和参附配伍后静脉滴注，参麦不宜与其他药物混合使用（见河北神威药业有限公司产品说明书），参附也不宜与其他药物混合使用(见雅安三九药业有限公司产品说明书)。上述不合理配伍导致输液中不溶性微粒的数量大大增加，并且体积增大，从而可能造成局部血管供血不足，使脑血管栓塞加重[2]。

二、患者假膜性肠炎的治疗是否合理

假膜性肠炎是抗生素相关性肠炎中最严重的类型，大多数由难辨梭状芽孢杆菌引起[3]。难辨梭状芽孢杆菌不是肠道正常菌群，而是从周围环境中获得，自身免疫功能低下，加上抗生素剂量过大、疗程过长，干扰微生态平衡使该菌异常增殖，是引起假膜性肠炎最重要的原因[3]。

患者 6 月 20 日被收入院时诊断慢性支气管炎，无急性发作，予头孢西丁钠 2 g bid iv gtt（6 月 21 日—6 月 28 日）适应证不适宜，容易筛选出耐药菌，引发二重感染。6 月 29 日患者可能发生了假膜性肠炎与使用头孢西丁钠有关(见哈药集团制药有限公司药品说明书)。

6 月 28 日，患者咳嗽、咳痰较前加重，血象上升，提示**严重肺部感染**，合并脑血管病。应及时开始正确的抗菌药治疗。为保证早期抗菌药治疗的正确性，一般应联合应用广谱抗菌药，覆盖耐药革兰阴性杆菌和革兰阳性球菌。患者常见致病菌可能有铜绿假单胞菌，耐甲氧西林金黄色葡萄球菌(MRSA)，不动杆菌，肠杆菌属细菌和厌氧菌等。可选择氟喹诺酮类或氨基糖苷类联合下列药物之一：① 抗假单胞菌 β 内酰胺酶类，如头孢他啶、头孢哌酮、哌拉西林等。② 广谱 β 内酰胺类/β 内酰胺酶抑制药，如头孢哌酮/舒巴坦钠、哌拉西林/三唑巴坦等。③ 碳青霉烯类如亚胺培南/西司他丁钠和美罗培南。估计金黄色葡萄球菌感染可能者联合应用万古霉素、替考拉宁、利奈唑胺，估计真菌感染可能者联合应用抗真菌药物如氟康唑、伏立康唑、伊曲康唑、米卡芬净等[4]。院内获得性肺炎抗菌药疗程一般为至少 10～14 天，金黄色葡萄球菌感染根据情况延长疗程。肺脓肿、吸入性肺炎抗菌药疗程至少 1～2 个月。有 MDR 菌感染风险的推荐至少连续 14 天的疗程[4]。这是以抗菌药有效为前提的，如果无效或疗效不明显，则疗程可能会被拖得更长[4]。MDR 感染风险包括 90 天前抗生素治疗史、住院时间＞5 天、MDR 分离率高、本次感染前 90 天内的住院史、定期到医院血液透析、化疗、免疫缺陷、接受免疫抑制剂治疗[5]。

因此 6 月 28 日停头孢西丁钠，选择美罗培南 0.5 g tid iv gtt（6 月 28 日—7 月 1 日）是正确的，可估算出患者肌酐清除率为 24.6 ml/min，剂量也是适宜的。然而 6 月 29 日发生了假膜性肠炎，按规定应尽量停用抗生素，并予甲硝唑 0.4 g tid po 或（和）万古霉素 0.125 mg qid po(10～14 天)[3]。结合患者严重的肺部感染又不能停用美罗培南，故可在继续予美罗培南的同时口服万古霉素或甲硝唑。

7 月 1 日体温 38.3℃，医师没有考虑到体温上升可能与假膜性肠炎有关，而不是美罗培南对肺炎无效，停用了美罗培南，改用氨苄西林舒巴坦钠 4.5 g bid iv gtt（7 月 1 日—7 月 3 日）、氟罗沙星 0.4 g qd iv gtt（7 月 1 日—7 月 3 日）。7 月 2 日加用阿米卡星 0.4 g bid iv gtt（7 月 2 日—7 月 4 日）、复方磺胺甲噁唑 2 粒 tid po（7 月 2 日—7 月 3 日）、甲硝唑 0.2 g bid po（7 月 2 日—7 月 3 日），并予盐酸洛哌丁胺止泻。6 月 28 日查肌酐 117 μmol/L，可估算出肌酐清除率为 34.6 ml/min，按药品说明书规定，氨苄西林舒巴坦钠 和氟罗沙星未超量；但阿米卡星应该是 0.2 g qd iv gtt，而复方磺胺甲噁唑肾功能减退者不 宜使用，重度肾功能损害者禁用。需要指出的是，在 7 月 2 日—7 月 3 日同时使用了氨苄 西林舒巴坦钠、阿米卡星、复方磺胺甲噁唑，可能加重假膜性肠炎，阿米卡星超量加上复方 磺胺甲噁唑可能与 7 月 3 日肌酐上升至 214 μmol/L 有关。7 月 3 日停复方磺胺甲噁唑，7 月 4 日停阿米卡星。由于使用了甲硝唑，假膜性肠炎被控制，7 月 6 日停甲硝唑。

7 月 7 日肌酐下降至 158 μmol/L，同理可计算出肌酐清除率为 25.6 ml/min，按药品 说明书规定，重新予美罗培南 1 g tid iv gtt（7 月 7 日—7 月 13 日）剂量适宜。美罗培南对 该患者的院内获得性肺炎有效，可适当延长疗程。仅 7 天就降阶梯为左氧氟沙星，如左氧 氟沙星无效则有可能使感染复发。因院内获得性肺炎抗菌药有效的前提下疗程至少 10～ 14 天。7 月 13 日予左氧氟沙星 0.3 g bid iv gtt（7 月 13 日—7 月 16 日）、0.2 g bid iv gtt （7 月 18 日—7 月 26 日）。7 月 16 日**患者体温飙升至 40.5℃**，提示感染复发甚至加重，予 万古霉素 0.5 g bid iv gtt（7 月 16 日—7 月 26 日）。在肌酐清除率为 25.6 ml/min 的条件 下，予左氧氟沙星每日最多 0.4 g，万古霉素每日最多 500 mg。显然，左氧氟沙星和万古霉 素均属过量。7 月 26 日体温仍高**考虑患者肺部感染较重**，停左氧氟沙星和万古霉素，予 哌拉西林钠他唑巴坦钠 4.5 g tid iv gtt（7 月 26 日—7 月 29 日）、卡泊芬净 50 mg qd iv gtt （7 月 26 日—7 月 30 日）和夫西地酸 500 mg tid iv gtt（7 月 26 日—8 月 9 日）。7 月 30 日 体温 38.5℃，考虑效果不佳停哌拉西林钠他唑巴坦钠和卡泊芬净，换成美罗培南 0.5 g tid iv gtt（7 月 29 日—8 月 9 日）。同理可计算出肌酐清除率为 28.6 ml/min，按药品说明书 规定，哌拉西林钠他唑巴坦、卡泊芬净、夫西地酸、美罗培南剂量适宜。

8 月 9 日，**患者再次出现假膜性肠炎**，予洛哌丁胺止泻，停用夫西地酸、美罗培南。**患 者再发假膜性肠炎**，与左氧氟沙星超剂量使用，以及使用美罗培南、哌拉西林钠他唑巴坦 钠、夫西地酸有关。使用洛哌丁胺则再次违反了用药禁忌证。此时应予甲硝唑 0.4 g tid po 或（和）万古霉素 0.125 mg qid po(10～14 天)。实际上 8 月 10 日予头孢唑肟钠 2.25 g bid iv gtt（8 月 10 日—8 月 15 日），8 月 11 日才予甲硝唑 0.4 g tid po（8 月 11 日—8 月 16 日）。8 月 10 日患者出现黑便的情况下，使用二羟丙茶碱、参麦、血塞通静脉滴注（8 月 10 日—8 月 16 日）。8 月 14 日，考虑患者为冠心病、不稳定型心绞痛，再次使用低分子肝 素钠抗凝（8 月 14 日—8 月 24 日）。8 月 15 日患者出现血便，8 月 16 日呕吐暗红色液体， 从 8 月 17 日到 8 月 24 日，尽管使用了大量止血药，但一直解大量鲜血便。8 月 24 日停低 分子肝素钠后，鲜血便才得到一定程度控制。

患者出现消化道大出血的主要原因是：① 假膜性肠炎未得到控制并且不断加重。 ② 存在脓毒血症、大面积脑梗等作为应激源，可造成胃、十二指肠黏膜的急性病变。③ 因 心房颤动被迫使用抗凝药低分子肝素钠，另外使用活血化瘀药参麦、血塞通。④ 使用二羟丙茶碱有舒张外周血管和胃肠道平滑肌的作用,从而引发消化性溃疡。

8 月 11 日予甲硝唑 0.4 g tid po (8 月 11 日—8 月 16 日),但患者假膜性肠炎仍进行性加重。此时应给予万古霉素 500 mg 每 6 小时 1 次,配伍甲硝唑 500 mg 胃管内注入每 8 小时 1 次。患者一旦病情稳定,万古霉素即应减量至 125 mg 每 6 小时 1 次,同时停用甲硝唑[6]。实际上 8 月 15 日停头孢唑肟钠,予头孢哌酮舒巴坦钠 3 g bid iv gtt (8 月 15 日—8 月 16 日)。8 月 16 日停头孢哌酮舒巴坦钠,予哌拉西林他唑巴坦钠 4.5 g tid iv gtt (8 月 17 日—8 月 24 日)。8 月 25 日停哌拉西林他唑巴坦钠,予头孢他啶 3 g bid iv gtt (8 月 25 日—8 月 28 日),万古霉素 0.5 g bid iv gtt (8 月 25 日—8 月 28 日)。8 月 28 日停用头孢他啶、万古霉素,改用夫西地酸 500 mg tid iv gtt (8 月 28 日—8 月 29 日)、头孢哌酮舒巴坦钠 3 g bid iv gtt (8 月 28 日—8 月 29 日)。致使假膜性肠炎进行性加重,最终死亡。

【病例总结】

院内获得性肺炎抗菌药疗程一般为至少 10~14 天,金黄色葡萄球菌感染根据情况延长疗程。肺脓肿、吸入性肺炎抗菌药疗程至少 1~2 个月。这是以抗菌药有效为前提的,如果无效或疗效不明显,则疗程可能会被拖得更长。发生了假膜性肠炎应尽量停用抗生素,并予甲硝唑 0.4 g tid po 或(和)万古霉素 0.125 mg qid po(10~14 天)。重症假膜性肠炎应给予万古霉素 500 mg 每 6 小时 1 次,配伍甲硝唑 500 mg 胃管内注入每 8 小时 1 次。

未遵守上述用药注意事项,可能与患者病情恶化有相关性。

参考文献

[1] 匡培根.神经系统疾病药物治疗学[M].北京:人民卫生出版社,2003:318-320.
[2] 卢海儒,文友民.中药注射剂的不良反应[M].北京:中国医药科技出版社,2006:71-72.
[3] 贾公孚,谢惠民.药害临床防治大全[M].北京:人民卫生出版社,2002:346-347,416-421.
[4] 刘琳,张湘燕.加拿大成人医院获得性肺炎和呼吸机相关肺炎临床诊治指南要点和解读[J].临床内科杂志,2016,33(1):21-22.
[5] 曹彬,蔡柏蔷.美国胸科协会和美国感染协会对医院内获得性肺炎诊治指南的修订[J].中华内科杂志,2005,44(12):945-948.
[6] 徐英春,张曼.中国成人艰难梭菌感染诊断和治疗专家共识[J].协和医学杂志,2017,8(23):131-138.

5.4　消化道出血的药物因素分析

【概述】

一例老年男性患者,因脑梗死、2 型糖尿病、高血压病 2 级(极高危)入院,治疗后患者发生消化道出血。通过此病例分析，探讨患者发生消化道出血的原因。

【病史介绍】

患者 81 岁，男性，因脑梗死、2 型糖尿病、高血压病 2 级(极高危)于 10 月 13 日入院。予阿司匹林肠溶片 100 mg qd po(10 月 13 日—10 月 22 日)、奥扎格雷钠 40 mg bid iv gtt(10 月 13 日—10 月 21 日)；七叶皂苷钠 10 mg bid iv gtt(10 月 13 日—10 月 22 日)10 mg qd iv gtt(10 月 22 日—10 月 27 日)；灯盏细辛 135 mg qd iv gtt(10 月 13 日—10 月 19 日)；前列地尔 10 μg qd iv gtt(10 月 13 日—10 月 22 日)；另外予控制血糖等治疗。

【临床经过】

10 月 14 日，患者神清，腋温 37.7℃，构音障碍，应答切题。左下肺可闻及少量湿啰音。心率 76 次/min，律齐。肌酐 71 μmol/L(59~104 μmol/L)。考虑肺部感染，予头孢哌酮舒巴坦钠 1.5 g bid iv gtt(10 月 14 日—10 月 19 日)。

10 月 19 日 9:00，患者咳嗽咳痰较前好转，进食较前好转，体温正常，构音障碍。两肺未闻及干湿啰音，心率 72 次/min，律齐，血压 140/70 mmHg。目前脑梗死症状平稳，停灯盏细辛，予丹参多酚酸盐 200 mg qd iv gtt(10 月 19 日—10 月 20 日)。15:30，患者诉右肩关节疼痛，**予布洛芬缓释胶囊 1 粒口服**。

10 月 20 日 9:00，患者神清，咳嗽咳痰好转，痰量减少，心率 68 次/min，律齐，血压 130/70 mmHg。患者脑梗死症状较前稳定，因丹参多酚酸盐无药，**改为舒血宁 15 ml qd iv gtt(10 月 20 日—10 月 23 日)**。17:17，患者血钾偏低，**予氯化钾片 2 粒 tid po(10 月 20 日—10 月 22 日)**。

10 月 21 日 16:25，**患者粪便隐血＋，提示消化道出血，停奥扎格雷钠，并予奥美拉唑钠 40 mg qd iv gtt(10 月 21 日—10 月 23 日)(10 月 28 日—11 月 10 日)**。

10 月 22 日 16:30，粪便隐血＋＋＋＋。追问患者病史，患者今晨解黑色柏油样便一次，成形，量中，考虑上消化道出血。予改冷流质，**停阿司匹林肠溶片、前列地尔、氯化钾片**。

10 月 23 日 9:00，患者解柏油样便 2 次，估计出血量 200 ml 左右。停用舒血宁以防出血加重。19:00，患者下午又解柏油样便，约 100 ml，粪隐血＋＋＋，予暂禁食。19:30，消化科会诊，**将奥美拉唑钠加量至 40 mg q8h iv gtt(10 月 23 日—10 月 28 日)**。

10 月 24 日—10 月 25 日，解柏油样便 100 ml 以上，粪隐血＋＋。

10 月 26 日 20:15，腋温 37.8℃，精神萎顿，双肺可闻及散在细湿啰音，考虑肺部感染，予头孢哌酮舒巴坦钠 1.5 g bid iv gtt(10 月 26 日—11 月 1 日)。

10 月 27 日，解柏油样便，粪便隐血＋＋＋。10 月 28 日，予凝血酶冻干粉 200 U tid po(10 月 28 日—11 月 11 日)止血。粪便隐血＋。

10月29日,粪便隐血阴性。11月1日,患者今晨又解少量黑便,约40 ml,不成形。

11月3日,患者咳嗽咳痰较前好转,体温正常,大便正常。

11月5日,粪便隐血试验阴性,考虑消化道出血已止,改予忌糖半流质饮食。

11月10日,患者咳嗽减轻,咳少量稀白痰,体温正常,大便正常。神清,气平,构音障碍,吞咽呛咳,应答切题。心率70次/min,律齐。血压132/68 mmHg。予出院。

【病例用药分析】

患者10月21日发生上消化道大出血的原因

(1) 予阿司匹林肠溶片100 mg qd po(10月13日—10月22日)、10月19日予布洛芬缓释胶囊1粒口服。阿司匹林和布洛芬系非甾体类消炎镇痛药,具有抑制前列腺素合成的作用,可能造成胃肠道黏膜损伤,溃疡和出血[1]。

(2) 予氯化钾片2粒每日3次口服(10月20日—10月22日)。氯化钾片对胃肠道有强烈的刺激作用,可引起恶心、呕吐、胸痛(食管刺激)、腹痛、腹泻,甚至消化性溃疡及出血,在原有胃肠道疾病者更易发生(见天津力生制药股份有限公司产品说明书)。

(3) 予前列地尔10 μg qd iv gtt(10月13日—10月22日)。前列地尔属于前列腺素E_1(PGE_1),有抑制血小板聚集作用(见北京泰德制药有限公司药品说明书)。

(4) 予奥扎格雷钠40 mg bid iv gtt(10月13日—10月21日)。奥扎格雷钠能抑制血栓烷A2的产生和促进前列环素(PGI_2)的产生,改善二者间的平衡,最终抑制血小板聚集(见海南惠普森医药生物技术有限公司药品说明书)。

(5) 予舒血宁15 ml qd iv gtt(10月20日—10月23日)。舒血宁为银杏叶提取物,具有扩张血管,改善微循环的作用(见神威药业有限公司药品说明书)。

(6) 患者存在脑血管意外(急性脑梗死)一个应激源,加上可能有凝血机制障碍(予阿司匹林肠溶片、奥扎格雷钠、前列地尔、舒血宁)、使用非甾体抗炎药(阿司匹林肠溶片和布洛芬)两个危险因素,按规定应予奥美拉唑40 mg q12h;泮托拉唑80 mg qd 或 40 mg q12h;兰索拉唑30 mg q12h;埃索美拉唑40 mg q12h[2]。实际上未予质子泵抑制剂,直到发生了消化道出血。

【病例总结】

(1) 布洛芬缓释胶囊不能与其他解热镇痛药如阿司匹林同时服用。

(2) 非甾体抗炎药如阿司匹林肠溶片和布洛芬缓释胶囊能加重口服氯化钾对胃肠道刺激作用。

(3) 患者存在一个应激源,加上两个危险因素,按规定应予质子泵抑制剂 q12h iv gtt。未遵守上述用药注意事项,可能与患者消化道出血有相关性。

参考文献

[1] 贾公孚,谢惠民.药害临床防治大全[M].北京：人民卫生出版社,2002：416-421.

[2] 应激性溃疡防治专家组.应激性溃疡防治专家建议(2015版)[J].中华医学杂志,2015,95(20)：1555-1557.

5.5 石杉碱甲致急性左心衰竭、心绞痛

【概述】

一例高血压合并糖尿病、冠心病病史的患者,因右侧枕顶叶梗死、高血压病3级(极高危)、2型糖尿病、冠心病、室性期前收缩、心功能Ⅲ级、胆囊切除术后入院。治疗后患者发生急性左心衰竭、心绞痛,通过此病例分析,探讨患者发生急性左心衰竭和心绞痛发作的原因。

【病史介绍】

患者77岁,男性。既往有高血压、糖尿病、冠心病病史。拟右侧枕顶叶梗死、高血压病3级(极高危)、2型糖尿病、冠心病、室性期前收缩、心功能Ⅲ级、胆囊切除术后,于5月22日被收入院。

【临床经过】

予奥扎格雷钠(丹奥)80 mg＋NS 100 ml bid iv gtt(5月22日—6月3日);七叶皂苷钠10 mg＋NS 100 ml bid iv gtt(5月22日—5月30日);灯盏细辛135 mg＋NS 100 ml qd iv gtt(5月22日—6月12日);法莫替丁40 mg＋NS 100 ml qd iv gtt(5月22日—6月9日);**石杉碱甲(双益平)0.1 g bid po(5月22日—6月12日)**;胺碘酮0.2 g qd po(5月22日—6月4日);培哚普利4 mg qd po(5月22日—6月20日);格列齐特160 mg qd po(5月22日—6月20日);氢氯噻嗪25 mg qd po(5月23日—5月27日)、螺内酯20 mg qd po(5月23日—5月27日)。

5月22日,查肌酐78 μmol/L(59～104 μmol/L),肌酸磷酸激酶同工酶9 U/L(<24 U/L)。心脏超声示左室多壁段运动减低(以后下壁明显)EF 40%,心电图示T波异常。

5月25日,**予甲氯芬酯0.25 g＋NS 100 ml qd iv gtt(5月25日—6月12日)**。

5月27日,查钠136.8 mmol/L(135.0～147.0 mmol/L),钾3.84 mmol/L(3.50～5.30 mmol/L),氯96.5 mmol/L(98.0～107.0 mmol/L)。患者尿量正常,**停用氢氯噻嗪和**

螺内酯,予 NS 250 ml(5 月 27 日—6 月 3 日)。患者大便不畅,予大黄碳酸氢钠 0.6 g tid po(5 月 27 日—6 月 2 日)。

5 月 31 日,肌酐 70 μmol/L(59~104 μmol/L),白细胞计数 7.65×10⁹/L(4.0×10⁹/L~10.0×10⁹/L)。动态心电图提示"频发多源性室性期前收缩,二联律,三联律(平均 1 086.4 次/h),短阵室性心动过速心室内传导阻滞(间歇性)"。患者无气促胸闷,无心悸,两肺未闻及干湿啰音,心率 73 次/min,血压 140/70 mmHg。

6 月 3 日 6:00,患者气急,查体神清,气稍促,右侧卧位,两肺未闻及干湿啰音。心率 86 次/min,律不齐。双下肢无水肿。血压 120/80 mmHg。考虑患者心功能不全,予 45° 卧位,去乙酰毛花苷 C 0.4 mg,呋塞米 20 mg iv。8:00,患者胸闷稍缓解,查体双下肺闻及细湿啰音,心率 80 次/min,律欠齐。急查床边心电图示频发室性期前收缩,四联律。心内科急会诊予单硝酸异山梨酯 40 mg qd po(6 月 4 日—6 月 9 日),胺碘酮 300 mg iv gtt(6 月 3 日)。**停用奥扎格雷钠+**NS 100 ml bid iv gtt **以及** 250 ml NS qd iv gtt,**限制补液滴速 15 滴/**min。

6 月 4 日 2:40,患者咳嗽后突发胸闷气促,不能平卧,心电监护示宽 QRS 型心动过速,心率 145 次/min,血压 164/106 mmHg,SPO₂ 85%,查体神清,气促,痛苦貌,大汗淋漓,双肺底可闻及细湿啰音。予利多卡因 50 mg iv,利多卡因 400 mg 加入 NS 40 ml 中静脉推泵;呋塞米 20 mg iv;硝普钠 25 mg 加入 NS 50 ml 中静脉推泵;甲泼尼龙琥珀酸钠 40 mg iv。患者胸闷气促较前明显好转,心电监护示心率 80 次/min,律欠齐,血压 140/80 mmHg,SPO₂ 98%。10:50,予氢氯噻嗪 25 mg qd po(6 月 4 日—6 月 20 日)、螺内酯 20 mg qd po(6 月 4 日—6 月 20 日);美西律 100 mg qid po(6 月 4 日—6 月 7 日)、美西律 150 mg qid po(6 月 7 日—6 月 20 日);硫酸氢氯吡格雷 75 mg qd po(6 月 4 日—6 月 20 日)。

6 月 6 日,患者神清,气平,吸氧中,双下肺可闻及少许湿啰音,BP 130/87 mmHg,HR 76 次/min,一分钟可闻及期前收缩 6 次。

6 月 9 日,患者夜间反复胸闷,心电图示 ST-T 改变,考虑存在心肌供血不足,予单硝酸异山梨酯 10 mg+能量合剂 1 支+5% GS 250 ml qd iv gtt(6 月 9 日—6 月 15 日),停用口服单硝酸异山梨酯。

6 月 10 日 21:30,患者诉胸闷,予呋塞米 20 mg iv。

6 月 11 日 00:00,患者在静脉滴注单硝酸异山梨酯 10 mg+能量合剂 1 支时出现呕吐,出冷汗。心电监护显示心率 61 次/min,律齐,血压 71/42 mmHg,SPO₂ 94%。停用单硝酸异山梨酯 10 mg+能量合剂,予多巴胺 80 mg 静脉滴注,血压升至 120/61 mmHg。9:12,心内科会诊,考虑患者慢性心功能不全,予地高辛 0.125 mg qd po(6 月 11 日—6 月 20 日),米力农 5 mg 静脉推泵维持 6 小时以上(6 月 11 日—6 月 13 日)。

6 月 12 日,患者夜间反复胸闷,精神差。查体神清,呼吸 22 次/min,右肺底可闻及少许湿啰音,心率 86 次/min,闻及期前收缩 3～4 次/min,血压 140/72 mmHg。考虑慢性心功能不全尚未完全纠正。**停用石杉碱甲**、灯盏细辛,**甲氯芬酯疗程已满,予停用。**

6 月 13 日,患者现夜间胸闷稍好转。查体神清,气平,呼吸 21 次/min,两肺未闻及啰音。心率 82 次/min,律不齐,闻及期前收缩 1～2 次/min。血压 130/74 mmHg。停用米力农。

6 月 15 日,患者夜间胸闷较前好转。停用单硝酸异山梨酯＋能量合剂静脉滴注,改用单硝酸异山梨酯 40 mg qd po(6 月 15 日—6 月 20 日)。心律失常较前好转,听诊一分钟未闻及期前收缩。查心电图 ST 段改变,但与前比较提示心肌缺血较前改善。

6 月 17 日,患者无胸闷、气促。

6 月 20 日,患者出院,无胸闷、气促。

【病例用药分析】

患者发生急性左心衰竭和心绞痛发作的原因

(1)患者有高血压、糖尿病、冠心病,心功能 3 级,EF 仅 40%,存在心绞痛、急性左心衰竭疾病基础[1]。

(2)奥扎格雷钠为血栓素合成酶抑制剂,虽然具有抗血小板聚积和扩张血管作用,但也具有水钠潴留作用,引起高血压,增加心脏负荷,增加心肌耗氧量[2]。严重心功能不全者禁用奥扎格雷钠(见丹东医创药业有限责任公司产品说明书)。

(3)石杉碱甲对乙酰胆碱酯酶(ACHE)有选择性抑制作用,从而增加乙酰胆碱,促进记忆再现和增强记忆保持。但乙酰胆碱可致冠状动脉收缩,尤其以变异型心绞痛患者的冠状动脉对乙酰胆碱更为敏感[2],从而诱发心绞痛,造成心肌损害。心绞痛患者禁用石杉碱甲(见上海复旦复华药业有限公司产品说明书)。

(4)5 月 27 日,在钠、钾、氯处在基本正常范围的情况下,突然停用氢氯噻嗪和螺内酯,有可能增加容量负荷,增加心肌耗氧量。

(5)5 月 27 日,增加 NS 250 ml qd iv gtt,再加上原先的每日 800 ml NS,也可增加容量负荷,增加心肌耗氧量。

(6)甲氯芬酯是一种中枢兴奋药,一般在剂量过大时有升高血压、加快心率的作用(见山西普德药业有限公司产品说明书),而患者使用的是常规剂量,因而甲氯芬酯增加心脏负荷和心肌耗氧量的可能性比较小。

(7)患者血电解质、血红蛋白、红细胞数、肾功能等指标均正常,也无明显的感染证据,因而贫血、电解质紊乱、感染、肾功能不全等因素增加心脏负荷和心肌耗氧量的可能性被排除。

5 月 22 日,患者入院时胸闷、胸痛、心力衰竭症状并不明显,而在使用奥扎格雷钠、石杉碱甲、甲氯芬酯,并突然停用利尿剂和增加静脉补液量后,6 月 3 日,其心力衰竭和心律失常症状加重。在停用奥扎格雷钠并减少 NS 静脉滴注后,6 月 4 日,患者发生急性左心衰竭,经救治好转,并且此后未再有急性左心衰竭发作,但患者仍有夜间反复胸闷胸痛发作。6 月 12 日停用石杉碱甲、甲氯芬酯后,患者胸闷胸痛症状即好转。因此,在上述多种诱因中,以石杉碱甲引起冠状动脉痉挛而诱发心绞痛,使心力衰竭症状加重的可能性最大。

【病例总结】

患者存在心力衰竭,5 月 22 日 EF 40%,而严重心功能不全者禁用奥扎格雷钠;患者存在冠心病、心绞痛,而心绞痛患者禁用石杉碱甲。

未遵守上述用药注意事项,可能与患者心力衰竭加重有相关性。

参考文献

[1] 金惠铭,王建枝.病理生理学:6 版[M].北京:人民卫生出版社,2004:214-216.
[2] 贾公孚,谢惠民.药害临床防治大全[M].北京:人民卫生出版社,2002:348-358.

5.6 酚妥拉明、硝普钠致肾功能不全者血压骤降死亡

【概述】

一例高血压伴有脑出血病史的患者,因高血压病 3 级(极高危)、脑出血后遗症症状加重入院。入院治疗后发生肾功能不全、低血压,通过此病例分析,主要探讨以下两方面:① 患者入院后血压极高控制不佳的主要原因。② 患者血压骤降的原因。

【病史介绍】

患者 73 岁,女性,有高血压病史 30 年,血压最高 200/120 mmHg,有脑出血史 11 年,后遗左侧肢体偏瘫,反应迟钝,言语不清等。因高血压病 3 级(极高危)、脑出血后遗症症状加重于 12 月 3 日被收入院。

【临床经过】

予硝苯地平 20 mg tid po(12 月 3 日—12 月 6 日)、10 mg tid po(12 月 6 日—12 月 7 日)、20 mg tid po(12 月 7 日—12 月 14 日),福辛普利钠 10 mg qd po(12 月 3 日—12 月 12 日),氢氯噻嗪 25 mg bid po(12 月 3 日—12 月 12 日),螺内酯 20 mg bid po(12 月 4 日—12 月 14 日),美托洛尔 6.25 mg bid po(12 月 4 日—12 月 14 日);依达拉奉 20 mg+

NS 100 ml bid iv gtt（12 月 4 日—12 月 8 日）；前列地尔 20 μg＋NS 100 ml qd iv gtt（12 月 4 日—12 月 13 日）；灯盏细辛 135 mg＋NS 250 ml qd iv gtt（12 月 4 日—12 月 5 日）；泮托拉唑 40 mg qd iv gtt（12 月 4 日—12 月 9 日）。

12 月 4 日，患者 BP 203/105 mmHg，心率 96 次/min，心悸不适，床边心电图示 ST－T 改变。查血红蛋白 72.4 g/L（110.0～150.0 g/L），**肌酐 243 μmol/L（59～104 μmol/L）**，肌钙蛋白 0.058 ng/ml（0～0.03 ng/ml），肌红蛋白 250.3 ng/ml（＞75 ng/ml）。

12 月 5 日 14:30，心电监护提示血压 200/110 mmHg，神志欠清，急查头颅 CT 未见明显出血及新发脑梗死，胸部正位片示主动脉硬化，肌酸激酶 137 IU/L（26～140 IU/L），肌酸磷酸激酶同工酶 29 U/L（＜24 U/L）。予**硝酸异山梨酯 10 mg＋NS 100 ml qd iv gtt（12 月 5 日—12 月 14 日）**，硝普钠 50 mg 静脉推泵后，血压维持在 160/90 mmHg 左右。

12 月 6 日，BP 200/103 mmHg。**头颅 CT 示双侧基底节区多发腔隙性脑梗死**。予硝普钠 50 mg 静脉推泵。

12 月 8 日，BP 187/96 mmHg，予硝普钠 50 mg 静脉推泵。患者体温 38.5℃，两肺底未闻及干、湿啰音，心率 96 次/min。**予头孢吡肟 1 g＋NS 100 ml bid iv gtt（12 月 8 日—12 月 14 日）**。脑外科会诊考虑幕上脑积水，予乙酰唑胺 0.25 g tid po（12 月 8 日—12 月 14 日），**甘油果糖 250 ml bid iv gtt（12 月 8 日—12 月 16 日）**。

12 月 10 日，BP 200/103 mmHg，予硝普钠 50 mg 静脉推泵。肾动脉造影示双肾动脉多发硬斑，致管腔多发狭窄（约 20～50）。

12 月 11 日，血红蛋白 57.9 g/L（110.0～150.0 g/L），肌酐 245 μmol/L（59～104 μmol/L），BP 191/96 mmHg。头部 CT 示脑桥及双侧基底节区多发腔隙性脑梗死，右侧基底节区小片状高密度影，出血待排。予氨氯地平 5 mg bid po（12 月 11 日—12 月 16 日），呋塞米 20 mg bid po（12 月 11 日—12 月 16 日）联合降血压，另外，予酚妥拉明 100 mg 静脉推泵（12 时、15 时、23 时各 1 次）。

12 月 12 日，BP 189/90 mmHg，予酚妥拉明 100 mg 静脉推泵（2 时）。输红细胞悬液 400 ml。心内科会诊加可乐定 75 mg tid po（12 月 12 日—12 月 14 日）。

12 月 13 日，查肌酐 193 μmol/L（59～104 μmol/L），BP 187/93 mmHg，予酚妥拉明 100 mg 静脉推泵（12 时、20 时各 1 次）。另外予**中长链脂肪乳 250 ml qd iv gtt（12 月 13 日—12 月 14 日）**。

12 月 14 日，患者嗜睡，BP 197/96 mmHg，予酚妥拉明 100 mg 静脉推泵（4 时、9 时、19 时各 1 次）。将美托洛尔加量至 25 mg bid po（12 月 14 日—12 月 16 日），螺内酯增加到 40 mg bid po（12 月 14 日—12 月 16 日）。予 1% 利多卡因 0.1 g 局麻后穿刺右股动脉，**以碘帕醇 370 造影**，引入支架推送系统及 5 mm×15 mm 球囊扩张支架一枚至左肾动脉狭窄段，扩张球囊支架膨胀良好，再次造影见支架形状及位置良好，安返病房（**肾动脉支架植入术**）。

12 月 15 日，查体呼之不应，压眶反射可疑阳性，BP 210/100 mmHg，予酚妥拉明 100 mg 静脉推泵（1 时、8 时、13 时各 1 次）。13:00，患者胃管注入**氯化钾片**后出现呕吐，呕吐物为胃内容物，予停氯化钾片。

15:30，患者神志不清，压眶反射无，张口呼吸，**有痰鸣音**，血压 210/100 mmHg 左右。**予酚妥拉明 100 mg＋NS 50 ml（10 ml／h）静脉推泵**，血压控制不佳，**换用硝普钠 50 mg＋NS 50 ml（3 ml／h）静脉推泵控制血压**。16:05，**床边监护示血压 86／53 mmHg**，将硝普钠推泵减量到 0.5 ml/h 观察，考虑患者基础血压较高，随后给予停用硝普钠推泵。17:15，患者仍神志不清，呼之无反应，压眶反射无，血压 170/80 mmHg 左右，肌酐 221 μmol/L（59～104 μmol/L）。

12 月 16 日 2:40，患者血压 90/50 mmHg 左右，予多巴胺 150 mg 冲入 150 ml 生理盐水中推泵（5 ml/h）。3:40，麻醉科穿刺右侧颈静脉成功，置入双腔 arrow 导管，**测 CVP 较低测不出**，考虑患者昨日进食较少，存在容量不足情况，予 5％ GNS 500 ml 静脉滴注。5:00，患者神志不清，呼之不应，张口呼吸，**有痰鸣音**，血压 170/80 mmHg 左右，停用多巴胺推泵。6:00，血压 190/80 mmHg 左右，予 8.5％ 250 ml 复方氨基酸（18AA－Ⅱ）静脉滴注。10:00，患者仍神志不清，呼之无反应，压眶反射无，血压 170/80 mmHg 左右。16:00，患者出现血压下降、心率减慢、血氧饱和度下降，予多巴胺 5 ml/h 泵入。16:50，患者肢温渐冷，经胸外按压、血管活性药物应用等抢救措施无效，宣布临床死亡。

【病例用药分析】

一、患者入院后血压极高控制不佳的主要原因

（1）患者肾动脉狭窄，肾素、血管紧张素等的活性显著上升，加上脑出血史并有脑积水，可能有颅高压，也可使血压上升[1]。

（2）予氢氯噻嗪 25 mg bid po（12 月 3 日—12 月 12 日），12 月 4 日肌酐 243 μmol/L，患者 73 岁女性，体重 60 kg，可估算出肌酐清除率为 17 ml/min。肌酐清除率＜30 ml/min 时，氢氯噻嗪利尿效果极差（见杭州民生药业集团有限公司药品说明书），应改用呋塞米或托拉塞米，实际上直到 12 月 11 日才给予。

（3）对难治性高血压患者，二氢吡啶类 CCB＋ACEI（或 ARB）＋利尿剂组成的联合方案最为常用，如效果不佳还可加用第四种药物如可乐定或 α 受体、β 受体阻滞剂等[1]。实际上直到 12 月 12 日才予可乐定 75 mg tid po（12 月 12 日—12 月 14 日）。

二、患者血压骤降的原因

（1）12 月 14 日，患者成功地实行了肾动脉支架植入术，有报道肾动脉介入术后患者的肾素、血管紧张素等的活性显著降低，这为血压显著降低奠定了基础[2]。

（2）12 月 14 日可能因肾动脉支架植入术的原因，暂停了所有静脉补液，12 月 15 日未能继续予静脉输液（可能因转科未及时整理医嘱），而经口摄入很少（护理方面的原因或家属喂食很少），造成容量不足；加上予甘油果糖 250 ml bid iv gtt（12 月 8 日—12 月 16 日）、呋塞米 20 mg bid po（12 月 11 日—12 月 16 日），具有强力的利尿脱水作用；还加上体温上升经皮肤蒸发水分、呼吸急促经肺排出的水分，可以造成患者容量严重不足，血压下降[2]，12 月 16 日 CVP 测不出就是证据。

（3）12 月 15 日，共予酚妥拉明 100 mg 静脉推泵 3 次，即 1:00、8:00、13:00 各 1 次。该药为非选择性 α 受体阻滞剂，使血管扩张而降低外周血管阻力，使血压下降。但此患者可能对酚妥拉明产生了耐受，故降压效果不佳。此药静脉注射后半衰期约 20 分钟，作用持续时间 15～30 分钟。而酚妥拉明有一部分以原形自尿排出，规定肾功能不全者禁用酚妥拉明（见上海旭东海普药业有限公司产品说明书）。因此当 15:30 把酚妥拉明换成硝普钠静脉推泵时，酚妥拉明很可能在此患者体内持续存在较长时间不被清除，而硝普钠是通过释放 NO，激活 cGMP 使血管扩张（见北京双鹤现代医药技术有限公司产品说明书），两种药物起协同作用，使血压显著下降。

（4）按药品说明书规定，硝普钠成人静脉常用量开始应该是 0.5 μg/(kg·min)，根据治疗反应以 0.5 μg/(kg·min) 递增（见北京双鹤现代医药技术有限公司产品说明书），而硝普钠实际开始用量为 50 mg 冲入 50 ml 生理盐水 3 ml/h 静脉推泵，约相当于 1 μg/(kg·min) 的滴速。因此硝普钠的开始用量可能过大。

（5）12 月 8 日患者体温 38.5℃，之后出现痰鸣音，提示有院内获得性肺部感染，加上脑出血后遗症症状、神志模糊、长期卧床，感染较难控制。可能的病原体为铜绿假单胞菌、产超广谱 β 内酰胺酶（ESBL）的肺炎克雷伯菌、不动杆菌属等。可选择抗假单胞菌头孢菌素（头孢吡肟，头孢他啶）、碳青霉烯类（亚胺培南，美罗培南），或 β 内酰胺类/β 内酰胺酶抑制剂（哌拉西林/他唑巴坦），加用一种抗假单胞菌喹诺酮类（环丙沙星或左氧氟沙星），或氨基糖苷类（阿米卡星、庆大霉素或妥布霉素）。怀疑 MRSA 加用利奈唑胺或万古霉素。2～3 天抗感染效果不佳及时调整抗菌药[4]。实际上予头孢吡肟 1 g＋NS 100 ml bid iv gtt（12 月 8 日—12 月 14 日），并且在 12 月 14 日停用。可能使感染恶化，促发感染性休克，使血压下降。

【病例总结】

（1）神志不清的患者因没有渴觉和食欲而不能自己摄入食物及水分，应加强护理，每日记录摄入的食物和水分，以便根据出入量及时进行调整。

（2）因手术或转科时，应及时整理医嘱，予静脉补液补充容量。

（3）院内获得性肺部感染，应选择抗假单胞菌头孢菌素、碳青霉烯类、或 β 内酰胺类/β 内酰胺酶抑制剂，加用一种抗假单胞菌喹诺酮类，2～3 天抗感染效果不佳及时调整抗菌药。

（4）肾功能不全者禁用酚妥拉明。硝普钠成人静脉常用量开始应该是 0.5 μg/(kg·min)，特别是与其他降压药合用时。

未遵守上述用药注意事项,可能与患者病情恶化有相关性。

参考文献

［1］ 中国高血压防治指南修订委员会.中国高血压防治指南 2010.中华心血管病杂志,2011,39(7)：579-616.

［2］ 冯颖青,林曙光,罗建方,等.肾动脉介入治疗对肾血管性高血压患者并冠心病的影响[J].中华高血压杂志,2007,15(1)：17-21.

［3］ 贾公孚,谢惠民.药害临床防治大全[M].北京：人民卫生出版社,2002：379-383.

［4］ 曹彬,蔡柏蔷.美国胸科协会和美国感染协会对医院内获得性肺炎诊治指南的修订[J].中华内科杂志,2005,44(12)：945-948.

6

肾 内 科

6.1 慢性支气管炎急发治疗不当致急性心肌梗死

【概述】

一例老年男性患者，因慢性肾小球肾炎、慢性肾功能不全、CKD 3 期、原发性高血压病3级（极高危组）、慢性支气管炎入院。治疗后患者发生急性心肌梗死及消化道出血。通过此病例分析，探讨以下两方面：① 患者发生急性心肌梗死的主要原因。② 导致 8 月 3 日上消化道出血的主要原因。

【病史介绍】

患者 82 岁，男性，因慢性肾小球肾炎、慢性肾功能不全、CKD3 期、原发性高血压病 3级（极高危组）、慢性支气管炎于 7 月 9 日入院。查体神清，气平，两肺未闻及干湿啰音，心率 60 次/min，双下肢 I 度水肿，血压 170/70 mmHg。心电图示窦性心动过缓，I 度房室传导阻滞，T 波异常。

【临床经过】

予阿司匹林肠溶片 100 mg qd po（7 月 9 日—8 月 3 日）；**前列地尔 10 μg＋NS 100 ml qd iv gtt（7 月 9 日—7 月 27 日）**、阿魏酸哌嗪片 200 mg tid po（7 月 9 日—7 月 30 日，8月 4 日—8 月 12 日）；琥珀酸亚铁片 200 mg bid po（7 月 9 日—7 月 20 日）（7 月 30 日—8 月 12 日）；苯磺酸氨氯地平片 2.5 mg qd po（7 月 9 日—7 月 22 日）、5 mg qd po（7 月 30 日—8 月 1 日）（8 月 4 日—8 月 12 日）。

7 月 15 日 9：00，患者诉气促，两肺未闻及干湿啰音，心率 66 次/min，双下肢 I 度水肿，血压 144/60 mmHg。**予复方甲氧那明胶囊 1 粒 tid po（7 月 15 日—7 月 30 日）**、呋塞米片 20 mg tid po（7 月 15 日—7 月 21 日）、20 mg qd po（7 月 21 日—7 月 23 日）、20 mg

bid po(7 月 27 日—7 月 30 日)、20 mg tid po(7 月 30 日—8 月 12 日),螺内酯 40 mg bid po(7 月 15 日—7 月 21 日)、20 mg qd po(7 月 21 日—7 月 23 日)、20 mg tid po（7 月 27 日—7 月 30 日）、20 mg bid po(7 月 30 日—8 月 12 日)。

7 月 16 日,患者诉胸闷、气促较前好转,**两下肺可闻及湿啰音**。心率 64 次/min,双下肢Ⅱ度水肿,血压 144/66 mmHg。白细胞计数 6.01×10^9/L(4.0×10^9/L～10.0×10^9/L),中性粒细胞百分比 38.0%(50.0%～70.0%),血红蛋白 85.0 g/L(110.0～150.0 g/L),血小板计数 237.0×10^9/L(100×10^9/L～300×10^9/L)。GFR 47.7 ml/min。**患者目前有慢性支气管炎发作**,予二羟丙茶碱 0.25 g qd iv gtt(7 月 16 日—7 月 23 日),**头孢克洛胶囊 0.25 g tid po(7 月 16 日—7 月 26 日)**。

7 月 24 日,患者两肺未闻及干湿啰音,心率 71 次/min,律齐,血压 160/50 mmHg。

7 月 26 日,患者两肺未闻及干湿啰音,心率 74 次/min,律齐,血压 150/44 mmHg,肌酐 164 μmol/L(59～104 μmol/L),**体温 38℃**。

7 月 27 日 9:00,患者左下肺可闻及湿啰音。心率 73 次/min,律齐,双下肢Ⅱ度水肿,血压 160/52 mmHg。**胸部 CT 示慢性支气管炎、肺气肿并感染**,双侧胸腔积液,心脏增大,主动脉壁及部分冠脉壁硬化。**予莫西沙星氯化钠注射液 0.4 g qd iv gtt(7 月 27 日—8 月 4 日)**。22:55,患者诉气喘,查体气略促,半卧位,BP 170/70 mmHg,呼吸 22 次/min,双肺可闻及散在湿啰音,未闻及哮鸣音,心率 90 次/min,律齐,双下肢Ⅱ度水肿。予呋塞米 20 mg iv,二羟丙茶碱 0.25 g qd iv gtt。23:30,患者诉气喘无明显好转,查体可闻及哮鸣音。予硝酸甘油 10 mg 5 ml/h 静脉推泵(7 月 27 日—8 月 4 日)。

7 月 28 日 19:40,再查肌钙蛋白 1.180 ng/ml(0～0.03 ng/ml),肌红蛋白 133.10 ng/ml(<75 ng/ml),**肌酸磷酸激酶同工酶 7.83 ng/ml(0.10～4.94 ng/ml)**,心电图示Ⅰ度房室传导阻滞,ST 段、T 波异常。

7 月 30 日 9:00,患者血压 140/60 mmHg,心率 71 次/min,两下肺可闻及少许湿啰音。肌钙蛋白 0.489 ng/ml(0～0.03 ng/ml),肌红蛋白 91.39 ng/ml(<75 ng/ml),肌酸磷酸激酶同工酶 3.73 ng/ml(0.10～4.94 ng/ml)。心电图提示 ST 段压低,T 波倒置。心内科会诊考虑冠心病、**急性冠脉综合征、急性非 ST 段抬高心肌梗死、心功能Ⅲ级**。

予硫酸氢氯吡格雷片 75 mg qd po(7 月 30 日—8 月 12 日),低分子肝素钙 0.4 mg q12h ih (7 月 30 日—8 月 4 日),氯沙坦钾片 50 mg qd po (7 月 30 日—8 月 12 日),单硝酸异山梨酯缓释片 40 mg qd po (7 月 30 日—8 月 12 日)。

8 月 3 日 17:00,大便隐血＋＋,停阿司匹林和低分子肝素钙。**予奥美拉唑肠溶胶囊 20 mg qd po (8 月 4 日—8 月 12 日)**。

8 月 4 日,**停莫西沙星氯化钠**,予头孢克洛胶囊 0.25 g tid po (8 月 4 日—8 月 12 日)。

8 月 5 日,大便隐血＋。8 月 10 日,大便隐血＋。

8 月 12 日,患者无特殊不适主诉,查体:血压 150/65 mmHg,贫血貌,两肺未闻及干湿啰音,心率 59 次/min,律齐,双下肢无水肿。予出院。

【病例用药分析】

一、患者发生急性心肌梗死的主要原因

急性心肌梗死的基本病因是交感神经兴奋性增加,血压、心率增高,左心室负荷明显加重;循环量不足等致心排血量骤降,冠状动脉灌流量锐减;血黏度增高等因素导致在冠状动脉粥样硬化的基础上斑块破裂出血及血栓形成[1]。

(1)患者存在原发性高血压病 3 级(极高危组)、冠心病、慢性肾小球肾炎、慢性肾功能不全 CKD3 期,还有贫血可加重心脏负荷,长期卧床可能使血黏度增高,是急性心肌梗死的危险因素[1]。

(2)慢性阻塞性肺疾病(COPD)急性加重、慢性支气管炎急性发作具备下列 2 条或 2 条以上标准,有铜绿假单胞菌感染可能:最近住院史;经常(每年 4 次)或最近 3 个月使用抗菌药;病情严重(FEV1<30%预计值);既往急性加重时曾分离出铜绿假单胞菌;有结构性肺病(如支气管扩张);使用糖皮质激素者[2]。患者 82 岁高龄,慢性支气管炎伴肺部感染,同时合并有慢性肾小球肾炎、慢性肾功能不全 CKD 3 期、原发性高血压病 3 级(极高危组),最近 3 个月使用过抗生素,曾经住院,包含其中 2 条标准。应首选(头孢他啶、头孢吡肟、β内酰胺类/β内酰胺酶抑制剂、碳青霉烯类)±(环丙沙星、左氧氟沙星)或者氨基糖苷类[2]。实际上予头孢克洛胶囊 0.25 g tid po(7 月 16 日—7 月 26 日),为第二代头孢菌素,对铜绿假单胞菌无效。7 月 26 日体温上升至 38℃提示感染加重,可增加心脏负荷,成为急性心肌梗死的诱发因素[3]。

(3)患者严重心力衰竭,ACEI 是必须用药,其绝对禁忌证是曾因 ACEI 导致的喉头水肿、无尿性肾功能衰竭。相对禁忌证(或慎用)为双侧肾动脉狭窄、血肌酐>265 μmol/L(3 mg/L)、高钾血症、收缩压<90 mmHg,这些患者先接受其他抗心力衰竭治疗,待上述指标改善后再决定是否应用 ACEI[4]。患者肌酐 164 μmol/L,血压偏高,可予小剂量 ACEI,但实际上未给予。直到 7 月 30 日才予氯沙坦钾片 50 mg qd po(7 月 30 日—8 月 12 日),可能使心力衰竭得不到有效控制,成为急性心肌梗死的诱发因素[4]。

(4)予复方甲氧那明胶囊 1 粒 tid po(7 月 15 日—7 月 30 日),阿斯美胶囊中的甲氧那明作用类似麻黄碱,主要激动肾上腺素 β 受体,对肾上腺素 α 受体作用极弱,也可使心率加快,加重心脏负荷,增加心肌耗氧量(见上海三共制药有限公司产品说明书)。茶碱舒张支气管的作用机制之一是促进内源性肾上腺素释放,因此甲氧那明和茶碱(除复方甲氧那明中的氨茶碱外,尚有静脉滴注的二羟丙茶碱)均有增加心肌氧耗量的作用。

二、导致 8 月 3 日上消化道出血的主要原因

(1)予阿司匹林肠溶片 100 mg qd po(7 月 9 日—8 月 3 日),阿司匹林抑制前列腺素合成,并直接破坏胃黏膜屏障[5]。

(2)予氯吡格雷片 75 mg qd po(7 月 30 日—8 月 12 日),氯吡格雷选择性抑制二磷酸

腺苷(ADP)与它的血小板受体的结合及继发的 ADP 介导的糖蛋白 GPⅡb/Ⅲa 复合物的活化,抑制血小板聚集(见杭州赛诺菲安万特民生制药有限公司产品说明书)。

(3) 予低分子肝素钙 0.4 mg q12h ih(7 月 30 日—8 月 4 日),低分子肝素钙具有明显的抗凝血因子 Xa 的活性。

(4) 患者存在心血管意外(急性心肌梗死)一个应激源,加上凝血机制障碍(使用低分子肝素钙、氯吡格雷)、使用非甾体抗炎药(阿司匹林肠溶片)两个危险因素,按规定应予奥美拉唑 40 mg q12h;泮托拉唑 80 mg qd 或 40 mg q12h;兰索拉唑 30 mg q12h;埃索美拉唑 40 mg q12h[6]。实际上未予质子泵抑制剂,直到发生了消化道出血。

【病例总结】

(1) 慢性支气管炎肺气肿有铜绿假单胞菌感染风险患者,应首选(头孢他啶、头孢吡肟、β内酰胺类/β内酰胺酶抑制剂、碳青霉烯类)±(环丙沙星、左氧氟沙星)或者氨基糖苷类。

(2) 心力衰竭患者只要没有禁忌证就应予 ACEI。

(3) 复方甲氧那明应禁用于严重心血管疾病患者;有些临床医师误以为复方甲氧那明中包含的甲氧那明剂量很小,对心脏负荷影响不大,复方甲氧那明 1 粒每日 3 次口服,相当于每日摄入甲氧那明 37.5 mg,已接近常规剂量的四分之一。

(4) 患者存在一个应激源,加上两个危险因素,按规定应予质子泵抑制剂 q12h iv gtt。未遵守上述用药注意事项,可能与患者病情恶化有相关性。

参考文献

[1] 叶任高,陆再英.内科学:6 版[M].北京:人民卫生出版社,2005:283-284.
[2] 抗菌药物临床应用指导原则修订工作组.抗菌药物临床应用指导原则 2015 版.北京:人民卫生出版社,2015:72-75.
[3] 金惠铭,王建枝.病理生理学:6 版[M].北京:人民卫生出版社,2004:178-180,190-198,267-268.
[4] 中华医学会心血管病学分会,中华心血管病杂志编辑委员会.急性心力衰竭诊断和治疗指南[J].2010,38(3):195-208.
[5] 陈新谦,金有豫,汤光.新编药物学:15 版[M].北京:人民卫生出版社,2003:105-106,410.
[6] 应激性溃疡防治专家组.应激性溃疡防治专家建议(2015 版)[J].中华医学杂志,2015,95(20):1555-1557.

6.2　与药物因素相关的急性心肌梗死、上消化道大出血致死

【概述】

一例老年女性患者,因慢性肾小球肾炎、慢性肾功能不全 CKD5 期、冠心病、心房纤维

颤动、心功能Ⅲ级(NYHA)、高血压病3级(极高危组)、左下肢象皮肿伴撕裂伤、脑梗死后入院。治疗后患者突发心肌梗死、消化道出血、肾功能不全加重、低血压休克等,最终死亡。通过此病例分析,主要探讨以下几个方面:① 患者发生急性非ST段抬高性心肌梗死的主要原因。② 患者发生上消化道大出血的主要原因。③ 患者肾功能不全加重的原因。④ 患者出现低血压休克的主要原因。

【病史介绍】

患者84岁,女性,因慢性肾小球肾炎、慢性肾功能不全CKD5期、冠心病、心房纤维颤动、心功能Ⅲ级(NYHA)、高血压病3级(极高危组)、左下肢象皮肿伴撕裂伤、脑梗死后于8月13日入院。查体神清气促,贫血貌,口唇发绀,双肺可闻及干湿啰音,心率110次/min,房颤心律,双下肢Ⅱ度水肿,血压142/80 mmHg。查肌钙蛋白0.072 ng/ml(0~0.03 ng/ml),肌酸磷酸激酶同工酶7.37 ng/ml(0.10~4.94 ng/ml),肌红蛋白121.90 ng/ml(<75 ng/ml)。**胸片示慢性支气管炎伴感染**,心电图示心房颤动(快室率),ST段、T波异常。

【临床经过】

予胰激肽原酶肠溶片(多美乐)240 U tid po(8月13日—8月14日)、前列地尔注射液(凯时)10 μg qd iv gtt(8月13日—8月14日)、阿魏酸哌嗪片200 mg tid po(8月13日—8月14日);**呋塞米片20 mg tid po(8月13日—8月14日)**、螺内酯片40 mg bid po(8月13日—8月14日)。

8月14日1:20,患者端坐呼吸,呼吸急促,两肺广泛哮鸣音及湿啰音,心率140次/min,房颤心律,双下肢重度凹陷性水肿。2:50,血气分析示代谢性酸中毒,低氧血症,查肌钙蛋白0.155 ng/ml(0~0.03 ng/ml),肌红蛋白1 240.00 ng/ml(<75 ng/ml),肌酸磷酸激酶同工酶10.28 ng/ml(0.10~4.94 ng/ml)。心内科会诊考虑**急性非ST段抬高性心肌梗死**,予阿司匹林肠溶片首剂300 mg以后100 mg qd po(8月14日—8月18日)、硫酸氢氯吡格雷首剂225 mg以后75 mg qd po(8月14日—8月18日)、低分子肝素钠5 000 U qd ih(8月14日—8月18日);硝酸甘油10 mg静脉推泵(8月14日—8月21日);**盐酸莫西沙星氯化钠0.4 g qd iv gtt(8月14日—8月21日)**。

8:00,心电监护提示心率140~160次/min,房颤心律,血压152/68 mmHg,血氧饱和度98%,呼吸26次/min。白细胞计数12.54×10⁹/L(4.0×10⁹/L~10.0×10⁹/L),血红蛋白72.0 g/L(110.0~150.0 g/L),血小板计数202.0×10⁹/L(100×10⁹/L~300×10⁹/L),中性粒细胞百分比88.8%(50.0%~70.0%)。肌酐369 μmol/L(45~84 μmol/L),凝血功能筛查正常。高密度脂蛋白胆固醇0.88 mmol/L(>0.90 mmol/L)。予重组人红细胞生成素注射液10 000 U qw ih(8月14日—8月26日)。

8月17日14:30，心电图示心房颤动(室率87次/min)，室内传导延缓。QT间期延长，T波异常，室性期前收缩R-ON-T。心内科急会诊，予美西律片100 mg tid po(8月17日—8月25日)。肌酐660 μmol/L(45~84 μmol/L)。

8月18日6:00，**患者解成形黑便一次，粪便隐血＋＋＋＋**。停波立维、拜阿司匹林和低分子肝素钠。**予奥美拉唑钠40 mg＋NS 100 ml bid iv gtt(8月18日—8月26日)**、凝血酶冻干粉200 U tid po(8月18日—8月21日，8月26日)。

8月21日，患者双肺可闻及少许湿啰音，心率90次/min，律不齐，房颤心律，双下肢Ⅰ度水肿，血压101/60 mmHg。肌钙蛋白0.187 ng/ml(＜75 ng/ml)，肌红蛋白1 433.00 ng/ml(＜75 ng/ml)，肌酸磷酸激酶同工酶14.08 ng/ml(0.10~4.94 ng/ml)。**患者依从性极差，拒绝服用凝血酶冻干粉，拒绝进食，故停凝血酶冻干粉**，予8.5%复方氨基酸(乐凡命)250 ml qd iv gtt(8月21日—8月26日)。**患者白细胞无明显下降，故换用克林霉素0.6 g＋NS 100 ml bid iv gtt(8月21日—8月26日)**。

8月22日，**钠152.0 mmol/L(135.0~147.0 mmol/L)**，钾4.39 mmol/L(3.50~5.30 mmol/L)，氯102.5 mmol/L(98.0~107.0 mmol/L)，肌酐755 μmol/L(45~84 μmol/L)。

8月23日10:00，患者神清，平卧位，可闻及少许湿啰音，心率110次/min，房颤心律，双下肢Ⅰ度水肿，血压130/72 mmHg。肌酐924 μmol/L(45~84 μmol/L)，白细胞计数17.04×10⁹/L(4.0×10⁹/L~10.0×10⁹/L)，血红蛋白78.0 g/L(110.0~150.0 g/L)，血小板计数155.0×10⁹/L(100×10⁹/L~300×10⁹/L)，中性粒细胞百分比86.4%(50.0%~70.0%)。患者仍进食极少，**予30%脂肪乳剂250 ml静脉滴注**。21:30，患者突然出现心率偏快，血压下降，心电监护示心率140次/min，房颤心律，**血压65/44 mmHg**。查体神清，气稍促，两肺未闻及湿啰音。心内科会诊，予乳酸钠林格液500 ml缓慢静脉滴注。

8月24日15:45，心电监护示血压80/50 mmHg，予NS 40 ml＋多巴胺200 mg静脉推泵。另外，**予头孢哌酮舒巴坦钠1.5 g＋NS 100 ml bid iv gtt(8月24日—8月26日)**。17:00，心电监护示心率较快，160~180次/min，血压偏低，(80~90)/(50~60) mmHg。

8月25日10:30，床边EKG提示室上速，完全性右束支阻滞伴左前分支阻滞，ST段T波异常(提示心肌供血不足)。予胺碘酮450 mg静脉推泵(8月25日—8月26日)。13:00，血气分析示代谢性酸中毒，即给予5%碳酸氢钠125 ml静脉滴注。21:40，**患者解黑色稀便50 ml**。

8月26日10:00，解血便一次。查体神清，精神差，平卧位，双肺可闻及少量湿啰音，心率113次/min，律不齐，双下肢Ⅰ度水肿，血压106/70 mmHg。

20:45，患者突发神志不清、呼之不应，心电监护提示心率为0，呼吸为0，血氧饱和度为0，血压测不出，患者家属拒绝临终前所有抢救措施，于21:04心电图呈一直线，宣布临床死亡。

【病例用药分析】

一、患者入院后第二天发生急性非 ST 段抬高性心肌梗死的主要原因

（1）患者心房颤动，CHA_2DS_2-VASc 评分＝心力衰竭（1分）＋高血压（1分）＋84 岁（≥75 岁）（2分）＋脑梗死后（2分）＋冠心病（1分）＋女性（1分）＝8 分[1]，栓塞风险极高；$HAS-BLED$ 评分＝高血压（1分）＋肾功能衰竭（1分）＋84 岁（1分）＋脑梗死后（1分）＝4 分[1]，出血风险也高。按规定可予华法林，至少应予阿司匹林肠溶片。实际上未给予。使包括急性心肌梗死在内的栓塞风险大大增加。

（2）患者冠心病、慢性肾功能不全 CKD5 期，又存在比较严重的感染和贫血，可增加心脏负荷；长期卧床，可能使血黏度增高，是诱发急性心肌梗死的危险因素[2]。

（3）由于患者心力衰竭使心排血量减少，比较严重的基础疾病使胃纳差，入量不足，加上予呋塞米片 20 mg tid po（8 月 13 日—8 月 14 日），可降低抗凝药物和抗纤溶药物的作用，主要是利尿后血容量下降，致血中凝血因子浓度升高，以及利尿使肝血液供应改善、肝脏合成凝血因子增多有关（见上海复星朝晖药业有限公司药品说明书）。

二、8 月 18 日发生上消化道大出血的主要原因

（1）患者存在急性心肌梗死、严重感染脓毒血症两个应激源[3]。

（2）予阿司匹林肠溶片首剂 300 mg 以后 100 mg qd po（8 月 14 日—8 月 18 日），阿司匹林抑制前列腺素合成，并直接破坏胃黏膜屏障（见拜耳医药保健有限公司药品说明书）；予氯吡格雷首剂 225 mg 以后 75 mg qd po（8 月 14 日—8 月 18 日），选择性抑制二磷酸腺苷（ADP）与它的血小板受体的结合及继发的 ADP 介导的糖蛋白 GPⅡb/Ⅲa 复合物的活化，抑制血小板聚集（见杭州赛诺菲安万特民生制药有限公司产品说明书）；予低分子肝素钠 5 000 U qd ih（8 月 14 日—8 月 18 日），主要从肾脏排泄，患者肾功能衰竭可造成低分子肝素钠在体内过量，具有明显的抗凝血因子Ⅹa 的活性。低分子肝素钠不推荐用于严重的肾功能损害的患者（见杭州九源基因工程有限公司药品说明书）。

（3）患者具备两个应激源，同时具有凝血功能障碍、肾功能衰竭两个危险因素，可予奥美拉唑钠 40 mg q12h iv gtt[3]。实际上没有使用奥美拉唑钠。

三、患者肾功能不全加重的原因

患者 8 月 14 日入院时肌酐 369 $\mu mol/L$，8 月 23 日肌酐上升到 924 $\mu mol/L$，其主要原因是患者有上消化道出血、严重心力衰竭、急性心肌梗死、高血压病 3 级等严重基础疾病，还存在严重感染，可能引发肾功能不全[4]。

四、8 月 23 日 21:30，患者出现低血压休克的主要原因

（1）8 月 21 日开始患者拒绝进食，加上体温上升经皮肤蒸发水分、呼吸急促经肺排出的水分，可造成患者容量不足，血压下降。8 月 22 日钠 152 mmol/L，根据补水量公式，补水量（ml）[5]＝[血钠测得值（mmol）-血钠正常值（mmol）]×体重（kg）×4，可大致估算出

患者容量缺失＝(152－142)×60×4＝2.4 L。当日先给补水量的一半,即 1.2 L,另一半在次日补给,此外还应补给当日需要量(每日正常需要量 2 000 ml)。患者拒绝摄入,可予静脉滴注。实际上每日予 NS 400 ml iv gtt,8.5％复方氨基酸(乐凡命)250 ml iv gtt,显然是不足的。

(2)患者 84 岁高龄,慢性支气管炎伴感染,合并慢性肾小球肾炎、慢性肾功能不全 CKD5 期、冠心病、心房纤维颤动、心功能Ⅲ级(NYHA)、高血压病 3 级(极高危组)、左下肢象皮肿伴撕裂伤、脑梗死后。慢性支气管炎伴感染发作具备下列 2 条或 2 条以上标准,有铜绿假单胞菌感染可能:最近住院史;经常(每年 4 次)或最近 3 个月使用抗菌药;病情严重(FEV1＜30％预计值);既往急性加重时曾分离出铜绿假单胞菌;有结构性肺病(如支气管扩张);使用糖皮质激素者[6]。患者最近有住院史,使用抗菌药,使用糖皮质激素,有铜绿假单胞菌风险。应首选(头孢他啶、头孢吡肟、β 内酰胺类/β 内酰胺酶抑制剂、碳青霉烯类)±(环丙沙星、左氧氟沙星)或者氨基糖苷类[6]。实际上予莫西沙星氯化钠 0.4 g qd iv gtt(8 月 14 日—8 月 21 日),对铜绿假单胞菌中度敏感。因效果不佳换用克林霉素 0.6 g bid iv gtt(8 月 21 日—8 月 26 日),主要对革兰阳性球菌效果好,对铜绿假单胞菌无效。抗菌药选择不适宜可加重感染引发脓毒血症和感染性休克。

(3)患者有高血压、冠心病、心功能Ⅲ级(NYHA)、肾功能衰竭,又发生了急性心肌梗死,加上静脉滴注 30％脂肪乳容易发生脂肪超载,在血管内形成泥状物,使血黏度增高,甚至损伤血管内皮,可能形成血栓,从而加重心肌损害[7];还加上美西律片的负性肌力作用(见上海医药有限公司信谊制药总厂药品说明书),使心力衰竭加重导致心源性休克的可能性是存在的[7]。

(4)患者上消化道大出血并且出血不止,8 月 25 日仍解黑色稀便,可使血容量减少而引发休克[8]。

【病例总结】

(1) CHA₂DS₂-VASc 评分 8 分,HAS-BLED 评分 4 分,可予华法林,至少应予阿司匹林肠溶片。

(2)具备两个应激源＋两个危险因素,可予奥美拉唑钠 40 mg q12h iv gtt;对经口不摄入或摄入少的患者应注意静脉补充容量。

(3)有铜绿假单胞菌风险的慢性支气管炎伴感染,应首选(头孢他啶、头孢吡肟、β 内酰胺类/β 内酰胺酶抑制剂、碳青霉烯类)±(环丙沙星、左氧氟沙星)或者氨基糖苷类。

(4)低分子肝素钠不推荐用于严重的肾功能损害的患者。

(5)休克和严重脂质代谢紊乱者禁用 30％脂肪乳。

(6)严重心力衰竭患者禁用美西律片。

未遵守上述用药注意事项,可能与患者病情恶化有相关性。

参考文献

［1］ 臧小彪,张树龙.心房颤动抗凝治疗出血风险 HAS—BLED 评分系统的综合评价［J］.中华心律失
常学杂志,2012,16(5):338－340.

［2］ 陈主初.病理生理学［M］.北京:人民卫生出版社,2001:328－329,371－372.

［3］ 应激性溃疡防治专家组.应激性溃疡防治专家建议(2015 版)［J］.中华医学杂志,2015,95(20):
1555－1557.

［4］ 金惠铭,王建枝.病理生理学:6 版［M］.北京:人民卫生出版社,2004:178－180,190－198,
267－268.

［5］ 吴在德.外科学:6 版［M］.北京:人民卫生出版社,2005:44－54,630－634.

［6］ 抗菌药物临床应用指导原则修订工作组.抗菌药物临床应用指导原则 2015 版.北京:人民卫生
出版社,2015:72－75.

［7］ 蒋朱明,蔡威.临床肠外与肠内营养［M］.北京:科学技术文献出版社,2000:222－223.

［8］ 李德爱,战淑惠,李扬,等.实用消化内科药物治疗学［M］.北京:人民卫生出版社,2003:302－303.

6.3 环磷酰胺、甲泼尼龙片可能致重症肺炎

【概述】

一例老年男性患者因显微镜下多血管炎肾损害、慢性肾功能不全、CKD4 期、原发性高血压病 3 级(极高危组)、高血压心脏病入院。予环磷酰胺、甲泼尼龙等治疗后患者发生重症肺炎。通过此病例分析,探讨以下两个方面:① 患者发生重症肺部感染的主要原因。② 患者重症肺炎的治疗是否合理。

【病史介绍】

患者 80 岁,男性,因显微镜下多血管炎肾损害、慢性肾功能不全、CKD4 期、原发性高血压病 3 级(极高危组)、高血压心脏病于 8 月 20 日入院。于 5 月、6 月、7 月行环磷酰胺冲击治疗,目前累计量 2.4 g。

【临床经过】

予甲泼尼龙片(美卓乐)28 mg qd po(8 月 20 日—8 月 11 日)、24 mg qd po(8 月 31 日—9 月 8 日)、20 mg qd po(9 月 8 日—9 月 15 日)、16 mg qd po (9 月 15 日—9 月 23 日)。另外予降血压、利尿消肿、补钙、护胃、改善微循环等治疗。

8 月 24 日,诉咳嗽、咳痰,两肺可闻及少许湿啰音。

8 月 26 日,诉头晕,头颅 CT 示双侧基底节区及侧脑室体旁多发腔隙性脑梗死。

8 月 28 日,患者两下肺可闻及少许湿啰音。

8月29日,白细胞计数 $12.18×10^9/L(4.0×10^9/L\sim10.0×10^9/L)$,中性粒细胞百分比 89.9%(50%~70%)。肌酐 273 μmol/L(59~104 μmol/L)。**肺部 CT 示慢性支气管炎伴感染**,部分主动脉壁钙化,双侧胸膜增厚。

9月1日,患者两下肺可闻及少许湿啰音,请呼吸内科阅读肺部 CT 后指出患者仍以间质性炎症表现为主,考虑血管炎的肺部表现,建议继续原发病治疗。**予环磷酰胺 0.4 g 一次静脉滴注冲击治疗**,加强水化。

9月3日,患者偶有咳嗽、咳痰,两下肺可闻及少许湿啰音,**再次予环磷酰胺 0.4 g 静脉滴注冲击治疗**。

9月5日,患者诉今晨受凉后出现畏寒、寒战,体温 38℃,仍有咳嗽、咳痰,咳白色黏痰,考虑存在上呼吸道感,予物理降温,**予头孢呋辛 1.5 g bid iv gtt(9 月 5 日—9 月 10 日)**。

9月8日,再次出现发热,体温达 38℃,偶有咳嗽、咳痰。两下肺可闻及少许湿啰音,心率 84 次/min,血压 120/70 mmHg。

9月10日,患者体温 37.7℃,伴有咳嗽、咳痰,诉乏力、纳差。两下肺可闻及少许湿啰音,心率 92 次/min,血压 130/70 mmHg。患者长期应用激素和 CTX 等免疫抑制治疗,抵抗力差,不除外肺部感染加重可能,**停用头孢呋辛,调整为头孢哌酮舒巴坦钠 1.5 g bid iv gtt(9 月 10 日—9 月 23 日)**。心电图示窦性心动过速,异常 Q 波,T 波异常。

9月11日,血气分析示低氧血症和轻度代谢性酸中毒。

9月12日,面罩吸氧中,呼吸尚平稳,两肺可闻及明显湿啰音,血氧饱和度 95%。肌酐 332 μmol/L(59~104 μmol/L)。

9月13日 2:00,患者突发谵妄,自行摘除面罩,不配合治疗,对答不切题,心电监护提示血氧饱和度 82%~85%。予加大氧流量。3:30,呼吸科会诊认为患者为显微镜下多血管炎,目前患者存在低氧血症,考虑肺间质纤维化可能性大,予面罩连接呼吸机机械通气。

9月14日,**胸片示慢性支气管炎伴感染**,心影增大,主动脉壁钙化。

9月15日,考虑肺部感染导致呼吸衰竭可能性大,积极抗感染,**加用盐酸莫西沙星 0.4 g qd iv gtt(9 月 15 日—9 月 23 日)**。

9月16日,痰培养示肺炎克雷伯肺炎亚种,对帕尼培南、美罗培南、亚胺培南、头孢哌酮舒巴坦钠敏感。继续目前抗生素治疗。

9月23日 12:30,患者气稍促,面罩吸氧中,心电监护示心率 130~140 次/min,血压 140/80 mmHg,血氧饱和度 85%~90%。15:45,患者即刻出现昏迷,呼之不应,呼吸急促。心电监护示血压 140/80 mmHg,心率 130 次/min,血氧饱和度 70%~80%。查体两肺满布哮鸣音、**痰鸣音**,心率 130 次/min,律齐。15:50,转 ICU,行气管插管。16:50,患者气管插管后即刻心电监护示心率 0,血压 0,经抢救复苏。17:30,**停盐酸莫西沙星和头孢哌酮舒巴坦钠,换用美罗培南 0.5 g 每日 1 次静脉滴注(9 月 23 日—9 月 24 日)**。

9月24日2:53,患者心率逐渐下降至0,无自主呼吸,心电图呈一直线,临床宣告死亡。

【病例用药分析】

一、患者发生重症肺部感染的主要原因

(1)患者80岁高龄,有显微镜下多血管炎肾损害CKD4期、慢性支气管炎、原发性高血压病3级(极高危组)、高血压心脏病等严重基础疾病,其本身免疫功能低下[1]。

(2)入院前已经行环磷酰胺冲击治疗,累计量2.4g,入院后予环磷酰胺共0.8g冲击治疗(9月1日、9月3日),环磷酰胺为免疫抑制剂,对B淋巴细胞有较强的抑制作用[2]。环磷酰胺静脉注射按体表面积每次$500\sim1\,000\,mg/m^2$,每周1次,连用2次,休息$1\sim2$周重复。当肝肾功能损害时,剂量应减少至治疗量的$1/3\sim1/2$(见江苏恒瑞医药股份有限公司药品说明书)。患者一般体表面积为$1.6\,m^2$,故可使用最大量为1.6g,按要求减少1/2,则应当为0.8g。实际上9月1日予环磷酰胺0.4g,9月3日再次予环磷酰胺0.4g,在1周内达到1.6g,对严重肾功能损害患者剂量可能偏大,可能在很大程度上抑制患者的免疫力。

(3)在予环磷酰胺治疗前,肺部CT示慢性支气管炎伴感染,虽呼吸内科读片后认为以间质性炎症表现为主,考虑血管炎的肺部表现。但结合患者咳嗽咳痰、两下肺可闻及少许湿啰音,存在气管炎支气管炎急性发作的可能性。在患者免疫力被抑制后进展为严重肺炎。

(4)甲泼尼龙片也是免疫抑制剂,抑制淋巴细胞的功能[2]。

二、患者重症肺炎的治疗是否合理

慢性支气管炎急性发作具备下列2条或2条以上标准,有铜绿假单胞菌感染可能:最近住院史;经常(每年4次)或最近3个月使用抗菌药;病情严重(FEV1<30%预计值);既往急性加重时曾分离出铜绿假单胞菌;有结构性肺病(如支气管扩张);使用糖皮质激素者[3]。患者为80岁高龄,存在多血管炎肾损害、慢性肾功能不全CKD4期、高血压心脏病、慢性支气管炎等多种疾病,最近有住院史,使用糖皮质激素,因予大剂量环磷酰胺冲击而使免疫力低下。有铜绿假单胞菌风险。应首选(头孢他啶、头孢吡肟、β内酰胺类/β内酰胺酶抑制剂、碳青霉烯类)±(环丙沙星、左氧氟沙星)或者氨基糖苷类[3]。患者属于院内获得性肺炎,病情危重,肺部感染较难控制,**符合降阶梯治疗条件**[4]。为保证早期抗生素治疗的正确性,需要联合应用广谱抗生素,覆盖耐药革兰阴性杆菌和革兰阳性球菌。该患者常见致病菌可能有铜绿假单胞菌、耐甲氧西林金黄色葡萄球菌(MRSA)、不动杆菌、肠杆菌属细菌和厌氧菌等。可选择氟喹诺酮类或氨基糖苷类联合下列药物之一:① 抗假单胞菌β内酰胺酶类,如头孢他啶、头孢哌酮、哌拉西林等。② 广谱β内酰胺类/β内酰胺酶抑制药,如头孢哌酮/舒巴坦钠、哌拉西林/三唑巴坦等。③ 碳青霉烯类如亚胺培南/西司他丁钠和美罗培南。估计金黄色葡萄球菌感染可能者联合应用万古霉素、替考拉宁、利

奈唑胺,估计真菌感染可能者联合应用抗真菌药物如氟康唑、伏立康唑、伊曲康唑、米卡芬净等[5]。2~3天效果不佳及时调整抗菌药[5]。实际上予头孢呋辛 1.5 g bid iv gtt(9月5日—9月10日),对铜绿假单胞菌等院内获得性肺炎的致病菌无效,使患者肺部感染得不到有效控制,甚至使感染加重。9月10日停用头孢呋辛,调整为头孢哌酮舒巴坦钠 1.5 g bid iv gtt(9月10日—9月23日)。9月11日出现低氧血症,9月13日突发谵妄,血氧饱和度 82%~85%。通常抗感染 2~3天效果不佳就应调整,但直到9月15日才加用盐酸莫西沙星 0.4 g qd iv gtt(9月15日—9月23日),时间上有延误,可增加死亡风险。9月23日患者出现昏迷、血氧饱和度 70%~80%,两肺满布哮鸣音、痰鸣音,提示严重肺部感染,此时才停盐酸莫西沙星和头孢哌酮舒巴坦钠,换用美罗培南 0.5 g qd iv gtt(9月23日—9月24日),时间上有延误,可增加死亡风险。

【病例总结】

(1) 环磷酰胺静脉注射按体表面积每次 500~1 000 mg/m²,每周 1 次,连用 2 次,休息 1~2 周重复;当肝肾功能损害时,剂量应减少至治疗量的 1/3~1/2。

(2) 慢性支气管炎肺气肿有铜绿假单胞菌感染风险患者,应首选(头孢他啶、头孢吡肟、β内酰胺类/β内酰胺酶抑制剂、碳青霉烯类)±(环丙沙星、左氧氟沙星)或者氨基糖苷类;严重的院内获得性肺炎一般需要联合应用广谱抗生素,覆盖耐药革兰阴性杆菌和革兰阳性球菌,2~3天效果不佳及时调整抗菌药。

未遵守上述用药注意事项,可能与患者病情恶化有相关性。

参考文献

[1] 叶任高,陆再英.内科学:6 版[M].北京:人民卫生出版社,2005:17-18,226-227.
[2] 陈新谦,金有豫,汤光.新编药物学:15 版[M].北京:人民卫生出版社,2003:702-703.
[3] 抗菌药物临床应用指导原则修订工作组.抗菌药物临床应用指导原则 2015 版.北京:人民卫生出版社.2015:72-75.
[4] 梁德雄.重症肺炎抗生素降阶梯治疗使用策略[J].中国医学文摘,2005,26(4):484-487.
[5] 刘洋,孟彦苓,杜斌.呼吸机相关肺炎[J].协和医学杂志,2010,1(1):103-107.

6.4 非甾体抗炎药长期使用致急性肾功能衰竭、尿激酶致脑出血

【概述】

一例有慢性支气管炎合并冠心病、糖尿病病史的患者,因服用非甾体抗炎药致糖尿病

肾病、慢性肾功能不全、慢性支气管炎伴感染、冠心病入院。入院治疗后患者又发生下肢静脉栓塞,溶栓后突发脑出血。通过此病例分析,探讨以下几个方面:① 引起患者急性肾衰竭的可能原因。② 患者发生右下肢静脉血栓的主要原因。③ 诱发患者脑出血的因素。

【病史介绍】

患者 64 岁,女性,有慢性支气管炎病史 10 余年,**冠心病病史 8 年**,2 型糖尿病史十多年。7 月中旬,患者出现咳嗽、流涕伴发热,体温 37.8℃,在地段医院就诊,查血白细胞计数 7.1×10⁹/L(4.0×10⁹/L～10.0×10⁹/L),中性分叶核细胞百分比 60.3%(50.0%～70.0%),**一直口服复方美沙芬胶囊(帕尔克)1 粒 tid po (8 月 10 日—9 月 23 日)**,间断口服阿奇霉素、头孢克洛。9 月 23 日,患者无明显诱因出现颜面部及双下肢水肿,脚肿明显,伴尿量减少,出现腹痛,间断性下腹部钝痛,体温 37.5℃,在急诊科就诊,查尿常规:蛋白+++,镜检白细胞 8～12/HP,给予克林霉素、痰热清静脉滴注,体温无明显下降。9 月 24 日在呼吸科就诊,考虑为"发热待查",**给予氨酚伪麻美那敏(泰诺感冒片)1 粒 tid po(9 月 24 日—9 月 25 日)**、莫西沙星 0.4 g qd po,后在泌尿外科就诊,**查肌酐 544 μmol/L**(59～104 μmol/L),为进一步明确诊治,以糖尿病肾病、慢性肾功能不全、**慢性支气管炎伴感染**、**冠心病**收入肾脏内科。

【临床经过】

予前列地尔 10 μg qd iv gtt(9 月 24 日—10 月 6 日)(10 月 26 日—10 月 29 日)改善肾脏微循环;**酚氨咖敏 1 片每日 3 次口服(9 月 24 日—9 月 27 日)**减轻鼻塞症状;左氧氟沙星 0.2 g bid po(9 月 24 日—9 月 27 日)、左氧氟沙星 0.2 g bid iv gtt(9 月 27 日—10 月 3 日)抗感染;呋塞米 20 mg bid iv(9 月 24 日—9 月 27 日)、呋塞米 40 mg bid iv (9 月 27 日—9 月 28 日)、呋塞米 20 mg bid iv (10 月 29 日—11 月 4 日)、螺内酯 20 mg bid po (9 月 24 日—9 月 28 日)利尿消肿;二甲双胍(美迪康)250 mg tid po (9 月 24 日—)降血糖;单硝酸异山梨酯缓释片(欣康)40 mg qd po(9 月 24 日—)扩冠;另外,予包醛氧化淀粉降氮等治疗。

9 月 26 日,颈动脉 B 超示双侧颈部动脉粥样硬化,右侧椎动脉峰值流速减低。

9 月 27 日,**头颅 CT 示右侧小脑半球梗死灶**,双侧额部及右侧颞部少量硬膜下积液。**查肌酐 635 μmol/L**(59～104 μmol/L),患者尿量较少,水肿明显,肌酐较入院上升。另外,**予复方磷酸可待因(新泰洛其)10 ml 每日 3 次口服化痰(9 月 27 日—10 月 4 日)**。

9 月 28 日,考虑患者存在慢性肾功能不全急性加重可能,予第 1 次血液透析治疗。9 月 29 日,予第 2 次血液透析治疗。

10 月 1 日,发现患者右颈部深静脉置管处渗出淡黄色液体,停做血透治疗,急查胸片未见气胸、胸腔积液等表现。予拔除颈部插管。

10月2日，头颅 MRI 示右额顶部硬膜下积液，空蝶鞍。神经内科医师会诊后诊断缺血性脑血管病，颈椎病？**予阿司匹林 100 mg qd po（10月2日—10月11日）。**

10月3日，**另行右股静脉置管术**，术后行第3次血透治疗。查肌酐 558 μmol/L（59～104 μmol/L），停左氧氟沙星，予阿奇霉素 0.5 g qd iv gtt（10月3日—10月8日）、头孢哌酮舒巴 1.5 g bid iv gtt（10月3日—10月9日）抗感染。

10月5日，行第4次血液透析。

10月8日，患者仍有反复发热，停用阿奇霉素和头孢哌酮舒巴坦钠，改为甲硝唑 0.5 g bid iv gtt（10月8日—10月15日），氟康唑 200 mg qd iv gtt（10月8日—10月12日）抗厌氧菌感染。行第5次血液透析。

10月10日，行第6次血液透析。

10月11日，胃镜示胃窦溃疡，慢性浅表萎缩性胃炎，幽门松弛。**停阿司匹林，加用奥美拉唑 20 mg qd po（10月12日—11月27日）。**

10月12日，行第7次血液透析。查肌酐 110 μmol/L（59～104 μmol/L）。骨穿报告示增生性贫血（缺铁可能），粒系可见毒性改变。停氟康唑，**予氨苄西林 3 g bid iv gtt（10月13日—10月17日）。**

10月15日，停甲硝唑，患者进食后有恶心症状，胃纳不佳，予复方消化酶胶囊 1 粒 tid po（10月15日—10月29日）。行第8次血液透析。

10月22日，患者体温呈下降趋势，透析前肌酐 264 μmol/L（59～104 μmol/L），行第9次血液透析。再查肌酐 97 μmol/L（59～104 μmol/L）。透析间期肌酐较前明显下降，小便有增多趋势，**支持急性肾衰竭的诊断**，减少血透次数为每周一次。

10月26日，行第9次血液透析。空腹血糖 7.2 mmol/L（3.10～6.40 mmol/L）。

10月27日，查白细胞计数 6.07×10⁹/L（4.0×10⁹/L～10.0×10⁹/L），中性粒细胞百分比 77.9%（50%～70%），红细胞计数 1.99×10¹²/L（3.50～5.00×10¹²/L），血红蛋白 66.00 g/L（110.0～150.0 g/L），血小板计数 194.0×10⁹/L（100×10⁹/L～300×10⁹/L）。查肌酐 76 μmol/L（59～104 μmol/L）。

10月28日 19:00，患者诉右下肢肿痛，查体右下肢水肿，结合局部有深静脉置管，**考虑静脉血栓可能，予血管彩超示右下肢静脉血栓形成**。请血管外科急会诊，查凝血酶原时间测定 11.8 s（11.0～15.0 s），APTT 测定值 29.5 s（24.0～38.9 s），纤维蛋白原 3.87 g/L，INR 0.91（0.80～1.50），D-二聚体 0.8 mg/L（<0.3 mg/L）。

目前新鲜血栓沿静脉导管形成，拔除股静脉插管可能导致血栓脱落造成严重后果，故暂不拔除。告知患者家属使用溶栓抗凝药物可能出现严重出血等不良后果，家属同意溶栓抗凝治疗。21:00，**予尿激酶 25 万 U 静脉推注溶栓**。

10月29日 5:30，患者诉头痛，查体双瞳等大等圆，对光反射存在，心率 70 次/min，右下肢仍水肿，较昨晚已减轻，四肢活动可。血压 190/100 mmHg。予氨氯地平 5 mg qd po

（10 月 28 日—11 月 8 日）。11:00，患者诉仍感头痛。14:40，患者感恶心，呕吐一次，为胃内容物。予甲氧氯普胺肌内注射止吐对症处理。**15:50，CT 报告示患者颅内出血，出血量多，约 35 ml。停前列地尔静脉滴注**，予甘油果糖 250 ml tid iv gtt（10 月 29 日—11 月 8 日）等降颅压治疗。予七叶皂苷钠 10 mg bid iv gtt（10 月 29 日—11 月 2 日）、七叶皂苷钠 30 mg qd iv gtt、七叶皂苷钠 10 mg bid iv gtt（11 月 8 日—11 月 9 日）抗渗出，改一级护理，心电监护。18:30，转中心 ICU 进一步治疗。

10 月 30 日，查肌酐 100 μmol/L（59～104 μmol/L）。

11 月 1 日，考虑患者经口进食少，**予中长链脂肪乳 250 ml qd iv gtt（11 月 1 日—）营养支持**。床边右下肢血管 B 超提示，在右股静脉置管处见股浅静脉血栓，血流部分恢复。

11 月 2 日，行下腔静脉滤器植入术。予头孢曲松 3 g qd iv gtt（11 月 3 日—11 月 8 日）抗感染，补液维持内环境稳定等处理。

11 月 7 日，患者生命体征平稳，转回普通病房专科治疗。

11 月 9 日，患者血压偏低 100/67 mmHg，予停用氨氯地平，因脑出血已 12 日，目前病情稳定，甘油果糖脱水亦影响血压，予停用。查肌酐 95 μmol/L（59～104 μmol/L），经积极透析治疗后较入院明显下降，支持患者慢性肾功能不全急性加重诊断。头颅 CT 示右侧颞枕叶血肿吸收期，双侧额部硬膜下积液。

11 月 12 日，肌酐 101 μmol/L（59～104 μmol/L）。患者病情较稳定，留置导尿已 10 余日，予拔除导尿管。

11 月 16 日，患者血压 130/75 mmHg，神清，气平，双肺未闻及干湿啰音，心率 85 次/min，律齐，四肢肌力 V 级，生理反射存在，病理反射未引出。患者病情稳定，生命体征平稳，改一级护理为二级护理。

11 月 20 日，头颅 CT 示右侧颞枕叶血肿（吸收期），双侧额部硬膜下少量积液。

11 月 27 日，患者脑出血进入恢复期，择期出院。

【病例用药分析】

一、引起患者急性肾衰竭的可能原因

患者有 2 型糖尿病史十多年，于 7 月中旬出现咳嗽、流涕、发热症状，一直口服复方美沙芬胶囊（每粒含有对乙酰氨基酚 375 mg、盐酸苯丙醇胺 11.5 mg、氢溴酸右美沙芬 10 mg、马来酸氯苯那敏 1 mg）（8 月 10 日—9 月 23 日），9 月 23 日查肌酐 544 μmol/L。9 月 24 日来院就诊，予氨酚伪麻美那敏（每片含主要成分对乙酰氨基酚 325 mg、盐酸伪麻黄碱 30 mg、氢溴酸右美沙芬 15 mg、马来酸氯苯那敏 2 mg）1 片每日 3 次口服（9 月 24 日—9 月 25 日），而收被入院后，又予酚氨咖敏（对乙酰氨基酚 100 mg、氨基比林 150 mg、咖啡因 30 mg、马来酸氯苯那敏 2 mg）1 片每日 3 次口服（9 月 25 日—9 月 27 日），9 月 27 日，查肌酐 635 μmol/L，肾衰竭进一步恶化。经 9 次血液透析等治疗后，患者肾功能恢复

正常,而在停止血液透析后,血肌酐水平还是保持在正常水平。

据此推测,患者存在糖尿病肾病,因口服非甾体抗炎药而引发急性肾功能衰竭。因为非甾体抗炎药抑制对肾脏有保护作用的前列腺素的合成,可导致多种肾损害,特别是老年人肾功能减退者或原有慢性肾功能不全者[1]。在发生肾衰竭前,患者不存在严重脱水、各种类型休克、肾动脉狭窄或栓塞、各型肾小球肾炎、阻塞性肾炎等,因而这些疾病因素引起急性肾衰竭的可能性被排除[2]。

二、患者于 10 月 28 日 19：00 发生右下肢静脉血栓的主要原因

(1) 根据 Caprini 评估表,患者深静脉血栓形成风险极高危:66 岁(年龄 60～74 岁)(2 分)＋缺血性脑卒中(5 分)＋下肢水肿(1 分)＋慢性阻塞性肺疾病(1 分)＋(卧床＞72 h)(2 分)＋中心静脉置管(2 分)＝13 分≥5 分,属于极高危,按规定应予低分子肝素抗血栓形成[3]。根据 Pauda 评分,患者深静脉血栓形成风险也属于高危:(卧床＞72 h)(3 分)＋缺血性脑卒中(1 分)＝4 分≥4 分,属于深静脉血栓形成风险高危,按规定应予低分子肝素抗血栓形成[3]。患者肾功能衰竭,可予小剂量低分子肝素,实际上未给予。

(2) 患者冠心病合并脑梗死,9 月 24 日入院当天就应予阿司匹林,还应予他汀类降脂药。实际上直到 10 月 2 日才予阿司匹林 100 mg qd po (10 月 2 日—10 月 11 日),而 10 月 11 日因胃镜示胃窦溃疡停了阿司匹林。阿司匹林的适应证极强不应停用,可予奥美拉唑钠 40 mg q12h 加强对胃黏膜的保护即可。

(3) 口服复方可待因溶液 10 ml(含盐酸麻黄碱 6 mg)每日 3 次(9 月 27 日—10 月 4 日),相当于每日摄入盐酸麻黄碱 18 mg,共 8 天,麻黄碱成人口服常规剂量每次 15～30 mg,每日 45～90 mg[4],可见患者剂量已达到此剂量的 1/3。麻黄碱对肾上腺素 α 受体和 β 受体均有激动作用,可使皮肤、黏膜和内脏血管收缩,血流量减少[4]。患者因糖尿病等因素,其皮肤、黏膜和内脏血管可能已经硬化、狭窄,由于麻黄碱的血管收缩作用,使血流阻力增大,血流量进一步减少,易使组织缺血缺氧,造成血管内皮损伤,激活凝血系统,促使血栓形成[5]。

三、诱发患者脑出血的因素

在 10 月 28 日 19：00 发生深静脉血栓后,立即予尿激酶 25 万 U 静脉推注溶栓,第 2 天早上患者诉头痛,CT 报告示颅内出血,量多约 35 ml。患者存在陈旧性脑梗死(9 月 27 日,头颅 CT 示右侧小脑半球梗死灶)。在脑出血的病因中,有脑梗死后出血学说,脑组织因缺血性梗死,组织变性,减轻了该动脉周围组织的支持力,当使用抗凝剂或溶栓剂后,则容易诱发脑出血[6]。尿激酶催化裂解纤溶酶原成纤溶酶,降解纤维蛋白凝块,亦能降解血循环中的纤维蛋白原、凝血因子Ⅴ和凝血因子Ⅷ等,从而发挥溶栓作用,对纤维蛋白无选择性,可引起全身性纤溶活性增强,因此诱发出血是其主要的不良反应。故推测患者在脑梗死后的基础上,尿激酶诱发了其脑出血。另外,静脉滴注前列地尔抑制血小板聚集也可能是诱因之一。

综上所述,7 月中旬,当患者出现感冒症状时,如果不长期口服复方美沙芬胶囊,就有可能不发生急性肾衰竭,来院后,如不口服氨酚伪麻美那敏以及酚氨咖敏,就有可能使肾衰竭不进一步加重,也就有可能不用血液透析,不做右股静脉置管术,从而不发生深静脉血栓。如果不发生深静脉血栓,就不会使用尿激酶静脉注射,也就不会发生脑出血。

【病例总结】

(1) 患者存在 2 型糖尿病、冠心病、肾功能不全、糖尿病肾病、深静脉血栓、右侧小脑半球陈旧性梗死。而复方美沙芬心脏病、糖尿病者不宜使用,疗程一般不超过 7 天(见广州白云山光华制药股份有限公司产品说明书);严重肾功能不全患者禁用对乙酰氨基酚(见天津华津制药有限公司药品说明书)。

(2) Caprini 评分≥5 分,Pauda 评分≥4 分,应予低分子肝素预防深静脉血栓形成;脑梗合并冠心病应予阿司匹林;冠心病者禁用复方磷酸可待因(见珠海联邦制药股份有限公司产品说明书)。

(3) 陈旧性脑梗死者禁用尿激酶(见黑龙江迪龙制药有限公司产品说明书)。

未遵守上述用药注意事项,可能与患者病情恶化有相关性。

参考文献

［1］ 贾公孚,谢惠民.药害临床防治大全[M].北京:人民卫生出版社,2002:473-474.
［2］ 陈主初.病理生理学[M].北京:人民卫生出版社,2001:371-373.
［3］ 中华医学会呼吸病学分会肺栓塞与肺血管病学组,中国医师协会呼吸医师分会肺栓塞与肺血管病工作委员会,全国肺栓塞与肺血管病防治协作组.肺血栓栓塞症诊治与预防指南[J].中华医学杂志,2018,98(14):1060-1087.
［4］ 杨世杰.药理学[M].北京:人民卫生出版社,2001:194-195,370-371.
［5］ 吴在德.外科学:5 版[M].北京:人民卫生出版社,2002:689-690.
［6］ 匡培根.神经系统疾病药物治疗学[M].北京:人民卫生出版社,2003:339-340.

6.5 胰岛素相对过量致低血糖昏迷死亡

【概述】

一例有高血压、糖尿病、肾功能不全、蛛网膜下隙出血合并脑梗死病史的患者,因糖尿病肾病 CKD5 期、高血压病 3 级(极高危组)、2 型糖尿病、脑出血后、脑梗死后等疾病入院。治疗后患者多次发生癫痫,发生脑梗死、低血糖等最终死亡。通过此病例分析,主要探讨以下几个方面:① 患者多次发生癫痫的主要原因。② 患者入院后再次发生脑梗死的主要原因。③ 患者发生严重低血糖的主要原因。

【病史介绍】

患者 78 岁,女性,因糖尿病肾病 CKD5 期、高血压病 3 级(极高危组)、2 型糖尿病、脑出血后、脑梗死后等疾病于 10 月 21 日入院。有高血压史 40 年,最高 200/100 mmHg,2 型糖尿病史 20 年,肾功能不全史 10 年,20 年前有蛛网膜下隙出血史,10 年前有脑梗死病史。

【临床经过】

予重组人促红细胞生成素 10 000 IU qw ih(10 月 21 日—11 月 5 日);10％葡萄糖酸钙 1 g qd iv gtt(10 月 21 日—11 月 5 日);精蛋白生物合成人胰岛素(诺和灵 30R)早餐前 8 U,晚餐前 6 U 皮下注射(10 月 21 日—10 月 23 日)。

10 月 22 日 10:00,高密度脂蛋白胆固醇 0.67 mmol/L（>1.15 mmol/L）,肌酐 798 μmol/L(45～84 μmol/L),白蛋白 30 g/L(34～48 g/L),钙 1.60 mmol/L(2.15～2.55 mmol/L)。21:20,血糖 2.0 mmol/L(3.10～6.40 mmol/L),但低血糖症状不明显,予 50％葡萄糖 40 ml 静脉推注。21:50,复测血糖 5.3 mmol/L(3.10～6.40 mmol/L)。

10 月 23 日 9:00,患者进食较少,停胰岛素皮下注射。予**中长链脂肪乳** 250 ml qd iv gtt(10 月 23 日—10 月 25 日)。18:30,患者即刻**体温 39.0℃**,诉发热前有畏寒、寒战。20:00,查 CRP 及中性粒细胞偏高,**予青霉素钠 320 万 U bid iv gtt(10 月 23 日—10 月 28 日)**。

10 月 24 日,**查 T3、T4 降低**,考虑全身状态较差。

10 月 25 日 9:00,患者纳差,诉静脉滴注脂肪乳后恶心,呕吐胃内容物。血压 106/70 mmHg,心率 80 次/min,律不齐,可闻及期前收缩 1～3 次/min。15:20,患者突发四肢抽搐,呕吐胃内容物,气促,口唇发绀,急测血压 146/90 mmHg,急查血糖 5.4 mmol/L(3.10～6.40 mmol/L)。15:40,神经内科医师会诊,考虑癫痫发作。15:50,再次突发四肢抽搐,予地西泮 10 mg iv。16:00,血气分析示酸中毒。予丙戊酸钠缓释片 0.5 g qd po(10 月 25 日—10 月 28 日)、0.25 g bid po(10 月 28 日—11 月 5 日)。19:00,体温再次升高,**予吲哚美辛栓 50 mg 纳肛。头颅 MRI 报告示左侧顶枕叶缺血灶伴部分急性梗死及微量渗血**,双侧小脑、基底节区、半卵圆中心腔隙性脑梗死。

10 月 26 日 9:00,血气分析示代谢性碱中毒、高钠血症,脑电图提示不正常,考虑尿毒症性代谢性脑病。16:00,CRRT 治疗清除毒素。

10 月 27 日 9:00,予 5％葡萄糖 250 ml＋**三磷酸腺苷辅酶胰岛素 1 支**＋法莫替丁 20 mg＋10％氯化钾 7.5 ml qd iv gtt(10 月 27 日—11 月 5 日)。18:10,患者突发上肢抽搐,测血压 140/90 mmHg,心率 84 次/min。神经内科急会诊考虑脑梗死引起可能性大,18:25 患者上肢抽搐缓解。

10 月 28 日 14:50,行血液透析。16:00,患者体温 38℃,既往血培养报告回报:表皮葡萄球菌,药敏提示青霉素耐药,替考拉宁敏感。予替考拉宁 0.4 g q72h iv gtt(10 月 28

日—11 月 5 日）。20:00,患者体温 38.6℃,**予吲哚美辛栓 50 mg 纳肛**。21:10,患者牙关紧闭,双目凝视,持续约 2～3 min,按压人中后恢复,神经内科会诊考虑癫痫发作,加用甘露醇静脉滴注脱水降颅压。

10 月 29 日,输红细胞悬液纠正贫血。

10 月 30 日,患者全身状况较差,予 5％葡萄糖 250 ml＋精蛋白生物合成人胰岛素 3 U＋10％氯化钾 7.5 ml＋维生素 B₆ 200 mg qd iv gtt(10 月 30 日—11 月 5 日)。

11 月 1 日 9:00,肌酐 793 μmol/L(45～84 μmol/L),白蛋白 24 g/L(34～48 g/L),提示营养不良,平素进食较少,患者 CRP＞160 mg/L,提示感染。20:30,行血液透析,**血压下降至 60/40 mmHg**,立即下机,经升压、吸氧等治疗,血压升至 80/50 mmHg,血氧饱和度维持在 98％～100％。期间癫痫发作,牙关紧闭,口角歪斜,予地西泮 5 mg 缓慢静脉推注(仅使用 1/5),约 2 分钟后缓解。20:40,患者返回病房后立即心电监护提示血压 90/60 mmhg,心率 160 次/min,房颤心律,继续多巴胺 160 mg 静脉推泵升压。20:50,患者心电监护仍提示快房颤,心率 172 次/min,予去乙酰毛花苷 C 0.2 mg 静脉推注。21:00,心内科会诊予胺碘酮 300 mg 静脉推泵(11 月 2 日—11 月 5 日)。22:20,患者心率明显下降,维持在 100 次/min 左右,但血压仍偏低波动在 70/50 mmHg 左右,予扩容升压,心肌梗死三项较前无明显变化。

11 月 3 日 11:00,加用胺碘酮 0.2 g tid po(11 月 3 日—11 月 5 日)。17:00,BP 99/52 mmHg,心率 63 次/min。予多巴胺 160 mg 静脉推泵,予扩容治疗。

11 月 4 日 9:00,患者神志清,体温 38.2℃,心电监护示血压 111/67 mmHg,考虑血压仍较低,暂不予吲哚美辛栓,予物理降温,酒精擦浴降温。18:10,患者突发心悸,心电图监护示心率 140 次/min,房颤心律,血压 164/78 mmHg,呼吸 24 次/min。停多巴胺推泵,予去乙酰毛花苷 C 0.2 mg 静脉推注,胺碘酮 300 mg 静脉推泵,患者心悸气促好转,心电图监护示心率 104 次/min,房颤心律,血压 174/110 mmHg,呼吸 20 次/min。予硝苯地平 10 mg 舌下含服,后复测血压 104/66 mmHg。

11 月 5 日 6:00,患者突发呼之不应,即测**血糖 0.6 mmol/L**,予 25％葡萄糖 40 ml 静脉推注,同时出现心率、血压下降,心率 38 次/min,血压 61/40 mmHg,自主呼吸停止。经抢救无效,6:41 宣布临床死亡。

【病例用药分析】

一、10 月 25 日—11 月 1 日,患者多次发生癫痫的主要原因

(1)患者有脑出血、脑梗死病史,此次入院后再发脑梗死伴微量渗血、代谢性酸中毒,存在诱发癫痫的疾病基础[1]。

(2)患者因尿毒症引起代谢产物蓄积、钙磷代谢异常、低钙血症,可引发抽搐[1]。

(3)患者存在肾功能衰竭,予青霉素钠 320 万 U bid iv gtt(10 月 23 日—10 月 28

日），加上 10 月 25 日、10 月 28 日予吲哚美辛栓 50 mg 纳肛，这两种药物均为酸性，可在肾小管分泌时相互竞争，从而减少青霉素从肾小管的分泌，很可能使青霉素在体内蓄积；还加上患者血白蛋白十分低下，使游离型青霉素增加；多种因素协同，使青霉素在脑脊液中浓度过高，抑制中枢神经细胞 $Na^+ - K^+ - ATP$ 酶，使静息膜电位降低，兴奋性增加，而导致抽搐、癫痫、青霉素脑病（见上海新先锋药业有限公司产品说明书）。患者 78 岁高龄，为尿毒症、脑梗死、高血压病 3 级（极高危组）、2 型糖尿病基础上并发的严重感染。符合降阶梯治疗条件[2]。为保证早期抗生素治疗的正确性，需要联合应用广谱抗生素，覆盖耐药革兰阴性杆菌和革兰阳性球菌。该患者常见致病菌可能有铜绿假单胞菌、耐甲氧西林金黄色葡萄球菌（MRSA）、不动杆菌、肠杆菌属细菌和厌氧菌等。可选择氟喹诺酮类或氨基糖苷类联合抗假单胞菌 β 内酰胺酶类（如头孢他啶等）、广谱 β 内酰胺类/β 内酰胺酶抑制药（如头孢哌酮/舒巴坦钠、哌拉西林/三唑巴坦）、碳青霉烯类（如亚胺培南/西司他丁钠和美罗培南）。估计金黄色葡萄球菌感染可能者联合应用万古霉素、替考拉宁、利奈唑胺；估计真菌感染可能者联合应用抗真菌药物如氟康唑、伏立康唑、伊曲康唑、米卡芬净等[3]。实际上予青霉素，属于窄谱抗菌药，对院内获得性感染致病菌耐药率极高，可能控制不了感染甚至使之加重。

（4）10 月 25 日、10 月 28 日予吲哚美辛栓 50 mg 纳肛，患者有尿毒症，可能使吲哚美辛在体内蓄积，使中枢神经系统兴奋性增加，从而诱发癫痫[4]。吲哚美辛栓癫痫患者使用该药可使病情加重，肾功能不全时应禁用或慎用（见上海现代制药股份有限公司药品说明书）。

二、患者入院后再次发生脑梗死的主要原因

（1）患者有高血压、糖尿病等疾病，脑动脉可能存在粥样硬化，10 年前有脑梗死病史，故容易在脑动脉管腔内再次形成血栓[1]。

（2）患者存在 2 型糖尿病，又处在急性应激状态，血糖控制不佳，使血液黏稠度增高，同时又多次发生低血糖可造成脑供能不足，可能促进脑动脉血栓的形成[1]。

（3）予中长链脂肪乳 250 ml qd iv gtt（10 月 23 日—10 月 25 日），按药品说明书规定，约一分钟 20 滴（见广州百特侨光医疗用品有限公司药品说明书），这样慢的滴速在临床是比较难做到的，目前通常 250 ml 的液体在 2 小时甚至更短的时间内就已滴完。这样的滴速下，尽管患者总胆固醇、甘油三酯在正常范围，但仍有可能在滴注脂肪乳时发生脂肪超载，在血管内形成泥状物，使血黏度增高，甚至损伤血管内皮，形成血栓[5]。

（4）患者有心房颤动，可能在院外有阵发性心房颤动。$CHA_2DS_2 - VASc$ 评分=高血压（1 分）+78 岁（≥75 岁）（2 分）+糖尿病（1 分）+脑梗史（2 分）+冠心病（1 分）+女性（1 分）=8 分[6]，栓塞风险极高；HAS - BLED 评分=高血压（1 分）+肾功能衰竭（1 分）+脑梗史（1 分）+脑出血史（1 分）+78 岁（1 分）=5 分[6]，出血风险也高。按规定可予阿司匹林，实际上入院后未给予。

三、11 月 5 日 6:00，患者发生严重低血糖的主要原因

（1）因尿毒症、严重感染、脑梗死、菌血症、癫痫等多种疾病，全身状态差，进食少，吸收差,营养不良,易引发低血糖[7]。

（2）T3、T4降低,可能存在甲减,容易使血糖降低[7]。

（3）予5% GS 250 ml＋三磷酸腺苷辅酶胰岛素1支 qd iv gtt（10月27日—11月5日）,予5% GS 250 ml＋精蛋白生物合成人胰岛素3 U qd iv gtt（10月30日—11月5日）,因患者为尿毒症,可能使胰岛素代谢延迟,同时患者糖异生能力降低,容易引发低血糖。三磷酸腺苷辅酶胰岛素1支包含胰岛素4 U,应与5% GS 500 ml配伍,有严重肾病者使用该药应密切观察血糖变化(见开封康诺药业有限公司药品说明书)。

【病例总结】

（1）老年合并有严重基础疾病的感染患者,在细菌培养＋药敏结果出来之前,为保证早期抗生素治疗的正确性,需要联合应用广谱抗生素,抗感染2～3天效果不佳应及时调整,实际上予青霉素钠320万 U bid iv gtt（10月23日—10月28日）5天才根据药敏结果调整为替考拉宁。

（2）吲哚美辛可减少青霉素从肾小管的分泌,加上肾功能衰竭,很可能使青霉素在体内蓄积;吲哚美辛可能使癫痫加重;吲哚美辛肾功能不全时应禁用或慎用。

（3）三磷酸腺苷辅酶胰岛素1支包含胰岛素4U,应与5% GS 500 ml配伍,有严重肾病者应密切观察血糖变化。

未遵守上述用药注意事项,可能与患者病情恶化有相关性。

参考文献

［1］ 匡培根.神经系统疾病药物治疗学[M].北京：人民卫生出版社,2003：319-320,669-670.

［2］ 梁德雄.重症肺炎抗生素降阶梯治疗使用策略[J].中国医学文摘,2005,26(4)：484-487.

［3］ 刘洋,孟彦苓,杜斌.呼吸机相关肺炎[J].协和医学杂志,2010,1(1)：103-107.

［4］ 张克义,赵乃才.临床药物不良反应大典[M].辽宁：辽宁科学技术出版社,2001：97-99.

［5］ 蒋朱明,蔡威.临床肠外与肠内营养[M].北京：科学技术文献出版社,2000：222-223.

［6］ 臧小彪,张树龙.心房颤动抗凝治疗出血风险 HAS—BLED 评分系统的综合评价[J].中华心律失常学杂志,2012,16(5)：338-340.

［7］ 叶任高,陆再英.内科学：6版[M].北京：人民卫生出版社,2005：815-819.

6.6　感染控制不佳致急性左心衰竭、消化道出血

【概述】

一例老年女性患者,因慢性肾小球肾炎、尿毒症期、慢性支气管炎急性发作、冠心病、

心功能Ⅲ级(NYHA)入院。患者感染控制不佳,多次发作心力衰竭,并发生上消化道出血,最终死亡。通过此病例分析,主要探讨以下几方面:① 患者慢性支气管炎伴感染的抗感染治疗是否合理。② 患者多次急性左心衰竭发作的可能原因。③ 患者发生上消化道出血的可能原因。

【病史介绍】

患者 86 岁,女性。因慢性肾小球肾炎、尿毒症期、**慢性支气管炎急性发作**、冠心病、心功能Ⅲ级(NYHA)于 4 月 11 日入院。**予盐酸莫西沙星氯化钠 0.4 g qd iv gtt (4 月 11 日—4 月 24 日)**;二羟丙茶碱 0.25 g bid iv (4 月 11 日—4 月 13 日)、二羟丙茶碱 0.5 g+5% GS 100 ml qd iv gtt(4 月 13 日—4 月 15 日)、二羟丙茶碱 0.25 g qd iv(4 月 15 日—4 月 19 日),氨氯地平 5 mg qd po (4 月 12 日—4 月 14 日)。

【临床经过】

4 月 12 日,血气分析无低氧血症和二氧化碳潴留。查肌酐 565 μmol/L(45~84 μmol/L),**甘油三酯 4.33 mmol/L(<2.30 mmol/L)**。

4 月 13 日,患者一般情况较差,仍有胸闷、气促、端坐呼吸,仍有咳嗽,痰不易咳出。两肺满布哮鸣音,双下肺底少许湿啰音,心率 80 次/min,可闻及期前收缩,血压 160/74 mmHg。

4 月 14 日 8:00,患者神志欠清,呼之能应,气促明显,端坐呼吸。两肺满布哮鸣音,双下肺底少许湿啰音。心率 109 次/min,血压 158/61 mmHg。查白细胞计数 8.06×10⁹/L (4.0×10⁹/L~10.0×10⁹/L),中性粒细胞百分比 72.4%(50.0%~70.0%),血红蛋白 115.0 g/L(110.0~150.0 g/L)。**予阿奇霉素 0.5 g+5% GS 100 ml qd iv gtt (4 月 14 日—4 月 15 日)**,复方氨基酸(8.5%乐凡命)250 ml qd iv gtt(4 月 14 日—4 月 15 日)。予硝酸甘油 10 mg+NS 50 ml 静脉推泵。10:00,心电监护示即刻血压降至 107/46 mmHg,予停用硝酸甘油和氨氯地平。考虑到常规血液透析出现心血管并发症的风险大,可能导致血压下降、心跳呼吸骤停甚至猝死,故暂不行常规血液透析治疗。考虑血压偏低,予多巴胺 100 mg+NS 50 ml 静脉推泵(4 月 14 日—4 月 20 日)。

4 月 15 日,患者有谵语,气促仍较明显,端坐呼吸,双下肺底少许湿啰音,心率 127 次/min,可闻及期前收缩,血压 150/40 mmHg。血气分析示代谢性酸中毒合并呼吸性酸中毒,行 CRRT 治疗。**予泮托拉唑钠 40 mg+NS 100 ml bid iv(4 月 15 日—4 月 20 日)**。

4 月 16 日,患者精神一般,无胸闷、气促、无发热不适,HR 84 次/min,律齐,BP 135/83 mmHg。予单硝酸异山梨酯 20 mg qd 静脉推泵(4 月 16 日—5 月 5 日)。予 CRRT 治疗,**予低分子肝素钠(吉派林)5 000 IU 静脉推泵**。

4 月 18 日,心电监护示 HR 123 次/min,心房颤动,BP 100/60 mmHg,双下肺底少许湿啰音。患者目前心率较快不排除容量不足。白细胞计数 $6.84 \times 10^9/L$($4.0 \times 10^9/L \sim$ $10.0 \times 10^9/L$)，血红蛋白 89.00 g/L(110.0 $\sim$ 150.0 g/L)，中性粒细胞百分比 85.2% (50.0% $\sim$ 70.0%)。

4 月 19 日，行 CRRT 治疗，**予低分子肝素钠(吉派林) 5 000 IU 静脉推泵。**

4 月 20 日，**白细胞计数 15.26 $\times 10^9$/L(4.0×10^9/L $\sim 10.0 \times 10^9$/L)，中性粒细胞百分比 89.6%(50.0% $\sim$ 70.0%)，血红蛋白 102.0 g/L(110.0 $\sim$ 150.0 g/L)，停泮托拉唑钠。**

4 月 21 日，行 CRRT 治疗，**予低分子肝素钠(吉派林) 5 000 IU 静脉推泵。**心电监护示 HR 100 次/min，心房颤动，BP 110/65 mmHg，心率较快不排除容量不足，予羟乙基淀粉 130/0.4 氯化钠 500 ml qd iv gtt(4 月 19 日—4 月 22 日)、250 ml qd iv gtt (4 月 23 日)。**粪便隐血++。**

4 月 24 日，查白细胞计数 $18.08 \times 10^9/L$($4.0 \times 10^9/L \sim 10.0 \times 10^9/L$)，血红蛋白 106.0 g/L(110.0 $\sim$ 150.0 g/L)，中性粒细胞百分比 89.8%(50.0% $\sim$ 70.0%)。查肝功能不佳，**停盐酸莫西沙星氯化钠，改用哌拉西林舒巴坦钠 2.25 g tid iv gtt(4 月 24 日—4 月 30 日)。**予乳酸钠林格液 300 ml iv gtt。

4 月 26 日，患者神志清楚，精神萎，有胸闷、气促，心电监护示 HR 130 次/min，房颤心律，BP 97/65 mmHg，双下肺可闻及湿啰音。行 CRRT 治疗，**予低分子肝素钠(吉派林) 5 000 IU 静脉推泵。**

4 月 29 日，患者神志清楚，精神萎，有胸闷、气促，心电监护示 HR 151 次/min，房颤心律，BP 102/53 mmHg。双下肺可闻及湿啰音，查白细胞计数 $28.05 \times 10^9/L$($4.0 \times 10^9/L \sim 10.0 \times 10^9/L$)，血红蛋白 93.00 g/L(110.0 $\sim$ 150.0 g/L)，中性粒细胞百分比 90.0% (50.0% $\sim$ 70.0%)。行 CRRT 治疗，**予低分子肝素钠(吉派林)5 000 IU 静脉推泵。**予中长链脂肪乳 250 ml qd iv gtt(4 月 29 日—5 月 3 日)，去甲肾上腺素 20 mg 静脉推泵(4 月 29 日—5 月 4 日)。

4 月 30 日，患者精神萎，有胸闷、气促，心电监护示 HR 140 次/min，房颤心律，BP 107/68 mmHg，CVP 16 cmH$_2$O，双下肺可闻及湿啰音。查白细胞计数 $21.76 \times 10^9/L$ ($4.0 \times 10^9/L \sim 10.0 \times 10^9/L$)，血红蛋白 84.00 g/L(110.0 $\sim$ 150.0 g/L)，中性粒细胞百分比 91.4%(50.0% $\sim$ 70.0%)。患者目前有肺部感染，血常规白细胞持续升高，**哌拉西林舒巴坦钠已用 5 天，效果不佳。考虑患者革兰阴性杆菌可能大，根据经验给予头孢哌酮舒巴坦钠 3 g bid iv gtt(4 月 30 日—5 月 4 日)、1.5 g bid iv gtt (5 月 4 日—5 月 8 日)。**

5 月 3 日，患者神志清楚，精神萎，心电监护示 HR 130 次/min，房颤心律，BP 110/58 mmHg。双下肺可闻及湿啰音。行 CRRT 治疗，**予低分子肝素钠(吉派林)5 000 IU 皮下注射，**二羟丙茶碱 0.25 g qd iv gtt(5 月 3 日—5 月 5 日)，甲泼尼龙琥珀酸钠 40 mg qd iv gtt (5 月 3 日—5 月 5 日)。

5 月 5 日 10:00，心电监护示 HR 130 次/min，考虑可能存在容量不足，予乳酸钠林格液 300 ml 静脉滴注。12:00,患者呼吸急促,神清,气促,两肺满布干啰音,两下肺可闻及湿啰音,心率 150 次/min,律不齐。心电监护示心率 153 次/min,血压 110/60 mmHg。嘱患者半卧位,给予多巴胺滴速调整为 5 ml/h,甲泼尼龙琥珀酸钠 40 mg、去乙酰毛花苷 C 0.2 mg 静脉推注,患者症状好转。**予奥美拉唑钠 40 mg bid iv gtt(5 月 5 日—5 月 8 日)**。

5 月 7 日,患者有咳嗽、咳痰,痰为黄色黏痰,痰不易咳出,**大便色黑**。心电监护示 HR 120 次/min,律齐,BP 128/37 mmHg。行 CVVHDF 治疗,患者无不适之主诉。**查粪便隐血＋＋＋**,胸片示慢性支气管炎伴感染,左肺不张伴胸膜增厚粘连可能。

5 月 8 日 15:50,患者气促不适,心电监护示心率 129 次/min,血压 110/45 mmHg,血氧饱和度 60％,**可闻及痰鸣音**,血压进行性下降,心率下降。经抢救无效,16:19 宣布临床死亡。

【病例用药分析】

一、患者慢性支气管炎伴感染的抗感染治疗是否合理

慢性支气管炎伴感染发作具备下列 2 条或 2 条以上标准,有铜绿假单胞菌感染可能:最近住院史;经常(每年 4 次)或最近 3 个月使用抗菌药;病情严重(FEV1＜30％预计值);既往急性加重时曾分离出铜绿假单胞菌;有结构性肺病(如支气管扩张);使用糖皮质激素者[1]。患者最近有住院史,使用抗菌药,使用糖皮质激素,有铜绿假单胞菌风险。应首选(头孢他啶、头孢吡肟、β 内酰胺类/β 内酰胺酶抑制剂、碳青霉烯类)±(环丙沙星、左氧氟沙星)或者氨基糖苷类[1]。实际上予盐酸莫西沙星氯化钠 0.4 g qd iv gtt(4 月 11 日—4 月 24 日),对铜绿假单胞菌中度敏感故不是首选。抗菌药选择不适宜可加重感染。4 月 24 日,患者血象上升感染加重,停盐酸莫西沙星氯化钠,改用哌拉西林舒巴坦钠 2.25 g tid iv gtt(4 月 24 日—4 月 30 日),对铜绿假单胞菌和肠球菌等作用强,因此是适宜的。

患者 86 岁高龄,慢性支气管炎伴感染,合并慢性肾小球肾炎、尿毒症期冠心病、心功能Ⅲ级(NYHA),行 CRRT,神志模糊。结合症状体征,患者病情危重,肺部感染较难控制,**符合降阶梯治疗条件**[2]。为保证早期抗生素治疗的正确性,需要联合应用广谱抗生素,覆盖耐药革兰阴性杆菌和革兰阳性球菌。该患者常见致病菌可能有铜绿假单胞菌、耐甲氧西林金黄色葡萄球菌(MRSA)、不动杆菌、肠杆菌属细菌和厌氧菌等。可选择氟喹诺酮类或氨基糖苷类联合下列药物之一:① 抗假单胞菌 β 内酰胺酶类,如头孢他啶、头孢哌酮、哌拉西林等。② 广谱 β 内酰胺类/β 内酰胺酶抑制药,如头孢哌酮/舒巴坦钠、哌拉西林/三唑巴坦等。③ 碳青霉烯类如亚胺培南/西司他丁钠和美罗培南。估计金黄色葡萄球菌感染可能者联合应用万古霉素、替考拉宁、利奈唑胺,估计真菌感染可能者联合应用抗真菌药物如氟康唑、伏立康唑、伊曲康唑、米卡芬净等。抗感染 2～3 天效果不佳及时调整[3]。4 月 29 日,患者血象进一步上升,感染进一步加重。哌拉西林舒巴坦钠已用 5 天,

效果不佳,根据经验改用头孢哌酮舒巴坦钠 3～1.5 g bid iv gtt(4 月 30 日—5 月 8 日)。碳青霉烯类抗生素适用于产超广谱 β-内酰胺酶的菌株、产氨基糖苷类钝化酶、多重耐药菌引起的严重感染、混合感染、院内感染,以及应用 β-内酰胺类、氨基糖苷类、喹诺酮类抗菌药物疗效不佳的患者。万古霉素、去甲万古霉素、利奈唑胺适用于耐甲氧西林金黄色葡萄球菌和表皮葡萄球菌感染[3]。此时改用碳青霉烯类＋利奈唑胺更适宜。

二、患者多次急性左心衰竭发作的可能原因

(1) 存在尿毒症、慢性支气管炎急性发作、冠心病、心律失常、心功能Ⅲ级(NYHA)等疾病基础,可造成心肌损害,心肌舒缩功能障碍,使心脏压力负荷和容量负荷过重[4]。

(2) 患者存在严重感染(可能有感染性休克),并且因抗菌药选择不适宜使感染得不到有效控制甚至恶化,感染可通过多种途径加重心脏负荷,削弱心肌的舒缩功能[4]。

(3) 患者冠心病、心力衰竭,有口服阿司匹林肠溶片、ACEI、他汀类降脂药的强适应证[5](因行 CRRT 故没有禁忌证),实际上未使用,可能加重心肌缺血、加重心力衰竭。

(4) 予中长链脂肪乳 250 ml qd iv gtt(4 月 29 日—5 月 3 日)。患者存在高脂血症,静脉滴注脂肪乳易发生脂肪超载,在血管内形成泥状物,使血黏度增高,甚至损伤血管内皮,可能形成血栓,从而加重心肌损害[6]。

三、4 月 21 日粪便隐血＋＋,发生上消化道出血的可能原因

(1) 低分子量肝素钠具有抗凝血酶Ⅲ(ATⅢ)依赖性抗 Xa 因子活性,药效学研究表明对体内外血栓动静脉血栓的形成有抑制作用,能刺激内皮细胞释放组织因子凝血途径抑制物和纤溶酶原活化物,可能诱发出血(见杭州九源基因工程有限公司药品说明书)。

(2) 二羟丙茶碱对胃肠道有较强的刺激作用,有舒张外周血管和胃肠道平滑肌的作用,可能引发消化性溃疡,并使活动性消化性溃疡患者的出血加重[7]。

(3) 甲泼尼龙琥珀酸钠可能损伤胃十二指肠溃疡黏膜(见 Pfizer Manufacturing Belgium NV 药品说明书)。

(4) 患者存在严重感染脓毒血症一个应激源,加上凝血机制障碍、使用糖皮质激素两个危险因素,按规定应予奥美拉唑钠 40 mg 或泮托拉唑钠 40 mg bid iv gtt[8],实际上却在 4 月 20 日停用了泮托拉唑钠。

5 月 7 日出现黑便,**粪便隐血＋＋＋**,上消化道出血加重,原因除了予低分子肝素钠、二羟丙茶碱、甲泼尼龙琥珀酸钠外,还有严重感染脓毒血症进一步加重、发生了感染性或低血容量休克,有两个应激源,加上凝血机制障碍、使用糖皮质激素两个危险因素,应予奥美拉唑钠 40 mg 或泮托拉唑钠 40 mg bid iv gtt[8]。实际上却在 4 月 20 日停用了泮托拉唑钠后,一直未予质子泵抑制剂,直到 5 月 5 日才予奥美拉唑钠 40 mg bid iv gtt(5 月 5 日—5 月 8 日)。

【病例总结】

(1) 有铜绿假单胞菌风险的慢性支气管炎伴感染,应首选(头孢他啶、头孢吡肟、β 内酰胺类/β内酰胺酶抑制剂、碳青霉烯类)±(环丙沙星、左氧氟沙星)或者氨基糖苷类;慢性支气管炎伴感染合并其他多种严重基础疾病,符合降阶梯治疗条件,为保证早期抗生素治疗的正确性,需要联合应用广谱抗生素,覆盖耐药革兰阴性杆菌和革兰阳性球菌,抗感染2～3天效果不佳及时调整。

(2) 冠心病合并心力衰竭,有口服阿司匹林肠溶片、ACEI、他汀类降脂药的强适应证,只要没有禁忌证就应给予。

(3) 一个应激源加上两个危险因素,应予奥美拉唑钠 40 mg 或泮托拉唑钠 40 mg bid iv gtt;患者甘油三酯 4.33 mmol/L(<2.30 mmol/L),存在高脂血症,而高脂血症者禁用中长链脂肪乳。

未遵守上述用药注意事项,可能与患者病情恶化有相关性。

参考文献

[1]　抗菌药物临床应用指导原则修订工作组. 抗菌药物临床应用指导原则 2015 版. 北京:人民卫生出版社,2015:72-75.

[2]　梁德雄. 重症肺炎抗生素降阶梯治疗使用策略[J]. 中国医学文摘,2005,26(4):484-487.

[3]　刘洋,孟彦苓,杜斌. 呼吸机相关肺炎[J].协和医学杂志,2010,1(1):103-107.

[4]　金惠铭,王建枝.病理生理学:6 版[M].北京:人民卫生出版社,2004:214-216.

[5]　叶任高,陆再英. 内科学:6 版[M].北京:人民卫生出版社,2005:283-284.

[6]　蒋朱明,蔡威. 临床肠外与肠内营养[M].北京:科学技术文献出版社,2000:222-223.

[7]　李德爱,战淑惠,李扬,等. 实用消化内科药物治疗学[M]. 北京:人民卫生出版社,2003:302-303.

[8]　应激性溃疡防治专家组. 应激性溃疡防治专家建议(2015 版)[J].中华医学杂志,2015,95(20):1555-1557.

内 分 泌 科

7.1 急性冠脉综合征患者治疗不当猝死

【概述】

一例"垂体肿瘤摘除术"后的患者,因 2 型糖尿病、糖尿病肾病、肾功能不全、冠心病、急性冠脉综合征、心功能Ⅵ级、右下肢烧伤、贫血、垂体瘤术后、肢端肥大症、尿路感染入院。经过治疗患者第二天发生猝死。通过此病例分析,探讨患者发生猝死的原因。

【病史介绍】

患者 55 岁,男性,1992 年因垂体肿瘤行"垂体肿瘤摘除术",病理报告具体不详。术后未服用药物,未复查垂体功能。2008 年 5 月住院时服用赛庚啶片和甲磺酸溴隐亭片,出院后自行停用。因口干、多尿 5 年,胸闷、气促 3 天于 2009 年 1 月 30 日入院,临床诊断为 2 型糖尿病、糖尿病肾病、肾功能不全、冠心病、**急性冠脉综合征**、**心功能Ⅵ级**、右下肢烧伤、贫血、垂体瘤术后、肢端肥大症、尿路感染。查体对答切题,狮子面容,四肢粗大,两肺未闻及干、湿啰音。心脏相对浊音界增大,心率 75 次/min,律齐,未闻及病理性杂音,四肢粗大,左下肢Ⅱ度凹陷性水肿。查血肌酐 149 $\mu mol/L$($59\sim104$ $\mu mol/L$),肌钙蛋白 0.122 ng/ml($0\sim0.03$ ng/ml),肌酸磷酸激酶同工酶 7.5 ng/ml($0.10\sim4.94$ ng/ml),肌红蛋白 392.70 ng/ml(<75 ng/ml),白细胞计数 7.3×10^9/L(4.0×10^9/L$\sim10.0\times10^9$/L),中性粒细胞百分比 84.3%($50\%\sim70\%$),血红蛋白 96.0 g/L($110.0\sim150.0$ g/L)。

【临床经过】

予甲磺酸溴隐亭片 5 mg qd po(1 月 30 日—1 月 31 日)、赛庚啶片 4 mg qn po(1 月 30 日—1 月 31 日)抑制生长激素;注射用前列地尔 20 μg qd iv gtt(1 月 30 日—1 月 31 日)、单硝酸异山梨酯缓释片 50 mg qd po(1 月 30 日—1 月 31 日)扩血管;注射用头孢他啶 2 g bid iv gtt（1 月 30 日—1 月 31 日）抗感染；呋塞米片 40 mg qd po（1 月 30 日—1 月 31 日）、螺内酯片 20 mg tid po（1 月 30 日—1 月 31 日）利尿等治疗。

1 月 31 日 8∶30，患者主诉胸闷，夜间睡眠需高枕卧位，小便量少。左肺底可闻及湿啰音，未闻及哮鸣音，右肺呼吸音减低，心脏相对浊音界增大，心率 84 次/min，律齐，未闻及病理性杂音，左下肢Ⅱ度凹陷性水肿。

10∶00，患者神清、对答切题。右下肢的包扎敷料有许多渗液，予局部换药，观察右下肢水肿明显，右足背动脉搏动未触及，右足底皮肤全部已剪除，表面脓性渗液较多。

13∶00，患者突发呼吸心搏骤停，经气管插管、胸外心脏按压、心三联、呼吸兴奋剂等抢救无效，于 13∶51 心电图呈一直线，瞳孔散大到边，宣布临床死亡。

【病例用药分析】

患者猝死的主要原因

患者因垂体肿瘤摘除术后、糖尿病肾病、急性冠脉综合征、心功能Ⅵ级等疾病入院。予甲磺酸溴隐亭片、注射用前列地尔等治疗后，入院第二天下午猝死。

（1）患者有 2 型糖尿病、肾功能不全、急性冠脉综合征、心功能Ⅵ级、感染等疾病，存在诱发致命性心律失常的病理生理基础[1]。

（2）急性冠脉综合征、心功能Ⅵ级等疾病，应予阿司匹林、氯吡格雷、ACEI、他汀类药、β-受体阻滞剂（因心力衰竭开始予最小剂量），但实际上未给予。可能使心肌缺血及心力衰竭加重，引发致死性心律失常。

（3）甲磺酸溴隐亭激动多巴胺受体，可引发低血压，可能造成冠状动脉供血不足；有时甲磺酸溴隐亭可引发高血压，增加心脏负荷；这两种情况均可能使患者在急性冠脉综合征、心功能Ⅵ级的基础上引发猝死[1]。

（4）前列地尔为外源性前列腺素 E_1（PGE_1），是一种血管扩张剂及抑制血小板聚集剂，但具有负性频率作用，可能会减少心脏输出，加重心力衰竭[2]，引发患者猝死。

（5）赛庚啶除抗组胺 H_1 受体外，尚有轻至中度的抗 5 -羟色胺和抗胆碱作用，可能引发低血压、心动过速，引发患者猝死。

【病例总结】

（1）患者存在急性冠脉综合征、心功能Ⅵ级、2 型糖尿病等疾病，应予阿司匹林、氯吡格雷、ACEI、他汀类药、β-受体阻滞剂（因心力衰竭开始予最小剂量），但实际上未给予。

（2）冠心病及其他严重心血管疾病者禁用甲磺酸溴隐亭片（见 Novartis Pharma Schweiz AG 药品说明书）。

（3）严重心力衰竭者禁用注射用前列地尔（见德国许瓦兹制药集团药品说明书）。

未遵守上述用药注意事项，可能与患者猝死有相关性。

参考文献

［1］ 陆再英,钟南山.内科学：7 版［M］.北京：人民卫生出版社,2011：170 - 181,282 - 296.

［2］ 杨士杰.药理学［M］.北京：人民卫生出版社,2005：173 - 174.

7.2 肺炎、抗生素相关性肠炎控制不佳致多次急性左心衰竭

【概述】

一例糖尿病合并高血压、双目失明的患者,因 1 型糖尿病、糖尿病视网膜病变、冠心病、不稳定型心绞痛、慢性心功能不全、心功能Ⅱ级(NYHA)、高血压病 2 级(极高危)、脑桥区腔隙性脑梗死入院。治疗中患者发生抗生素相关性肠炎、精神症状及急性左心衰竭等。通过此病例分析,探讨以下几个方面：① 患者初始抗感染治疗方案是否合理。② 患者 11 月 8 日急性左心衰竭发作的可能原因。③ 11 月 14 日再次急性左心衰竭发作的可能原因。④ 11 月 16 日患者出现精神症状的原因。⑤ 针对患者抗生素相关性肠炎的治疗是否合理。

【病史介绍】

患者 57 岁,女性,体重 50 kg。有 1 型糖尿病史 40 年,8 年前双目失明,高血压史 15 年。因尿路感染院外使用过抗菌药(呋喃妥因等)。因 1 型糖尿病、糖尿病视网膜病变、冠心病、不稳定型心绞痛、慢性心功能不全、心功能Ⅱ级(NYHA)、高血压病 2 级(极高危)、**脑桥区腔隙性脑梗死**于 11 月 3 日入院。**予美托洛尔 25 mg 早餐后 po、12.5 mg 晚餐后 po(11 月 3 日—11 月 14 日)、头孢他啶 2 g＋NS 100 ml bid iv gtt(11 月 3 日—11 月 12 日)、**氯沙坦钾 50 mg qd po(11 月 3 日—11 月 7 日)、**硝苯地平控释片 30 mg qd po(11 月 3 日—11 月 6 日)**,胺碘酮 0.2 g tid po(11 月 4 日—11 月 7 日)、0.2 g bid po(11 月 7 日—11 月 10 日)、0.2 g qd po(11 月 10 日—11 月 19 日)、0.2 g bid po(11 月 25 日—12 月 6 日)、0.2 g qd po(12 月 6 日—12 月 13 日),阿司匹林肠溶片 100 mg qd po(11 月 3 日—12 月 13 日)。另外予胰岛素降血糖治疗。

【临床经过】

11 月 4 日,患者**腹泻多次**,为黄色水样便,感胸闷、心悸、胸痛,**体温 38.1℃**。查血红蛋白 130.0 g/L(110.0～150.0 g/L),肌酐 81 μmol/L(59～104 μmol/L),心肌酶谱在正常范围,心电图示 ST 段 T 波异常,**胸片示两肺炎症**。

11月5日,患者诉腹痛,予山莨菪碱 10 mg＋5％ GS 250 ml qd iv gtt(11月5日—11月7日),**左氧氟沙星 0.2 g＋NS 250 ml bid iv gtt(11月5日—11月8日)左氧氟沙星 0.2 g＋NS 100 ml bid iv gtt(11月8日—11月19日)**。

11月6日,患者血压偏低,为 85／55 mmHg。停硝苯地平控释片,予单硝酸异山梨酯 40 mg qd po(11月6日—11月7日)。

11月7日,CT 示**两肺散在炎症**,两侧胸腔积液,心脏增大。患者平卧位,神清气平,双肺底可闻及少许湿啰音,心率 78 次/min,偶可闻及期前收缩。血压 151/72 mmHg,血氧饱和度 92％。胸闷、胸痛较前好转,尿微量白蛋白高,提示糖尿病肾病,停氯沙坦钾,改用福辛普利钠 10 mg qd po(11月7日—11月11日)。

11月8日 6:00,患者诉气急,胸闷、呼吸困难,查体端坐呼吸,口唇发绀,气促,双肺满布湿啰音,心率 85 次/min,律齐,双下肢Ⅰ度水肿。心电监护示血压 206/85 mmHg,血氧饱和度 83％。予酒精湿化吸氧、吗啡 10 mg 肌内注射,呋塞米 20 mg iv,硝普钠静脉推泵维持降压。9:00,患者呼吸 22 次/min,双肺满布湿啰音,心率 75 次/min。血压 151/72 mmHg,血氧饱和度 92％。**予呋塞米 40 mg qd po(11月8日—11月12日)**。

11月9日 9:00,患者平卧位,呼吸 20 次/min,双肺湿啰音较昨日减少,心率 72 次/min,偶可闻及期前收缩,双下肢Ⅱ度水肿。查肌酐 74 μmol/L(59～104 μmol/L),急查 2 次心肌酶肌钙蛋白均无升高,且 CK－MB 无成倍升高,故暂时无依据支持急性心肌梗死。**予呋塞米 40 mg qd iv(11月9日—11月12日)**。

11月11日 8:00,患者平卧位,呼吸 20 次/min,双肺湿啰音较前明显减少,心率 75 次/min,偶可闻及期前收缩,血压 180/60 mmHg。**予氨氯地平 5 mg qd po(11月11日—11月13日),将福辛普利钠加量至 10 mg bid po(11月11日—11月13日)**。22:00,患者**腹泻 3 次**,为黄色水样便,予盐酸小檗碱 3 片口服。

11月12日 0:30,患者**仍腹泻多次**,为黄色水样便。2:49,患者突发寒战,全身不适,烦躁胸闷。查体双肺未闻及明显干湿啰音,心率 105 次/min,律尚齐,**体温 38.3℃**。血压 162/75 mmHg。血氧饱和度 92％。予硝酸甘油泵推泵维持。

9:00,白细胞计数 22.4×10⁹/L(4.0×10⁹/L～10.0×10⁹/L),血红蛋白 132.0 g/L(110.0～150.0 g/L),中性粒细胞百分比 90.1％(50.0％～70.0％)。**停用头孢他啶,予头孢吡肟 2 g bid iv gtt(11月12日—11月19日)**,予氢氯噻嗪 25 mg tid po(11月12日—11月20日)、25 mg bid po(11月20日—11月23日),螺内酯 20 mg tid po(11月12日—11月20日)、20 mg bid po(11月20日—11月23日),患者腹泻多次,予盐酸小檗碱口服。

11月13日 9:00,患者体温 37.1℃,血压偏低,持续于(87～112)/(40～59) mmHg,心率持续于 76～88 次/min。双肺可闻及湿啰音,心率 81 次/min。患者尿量少,考虑与血压低有关,**停用氨氯地平和福辛普利钠**。查肌酐 183 μmol/L(59～104 μmol/L),钾 3.1 mmol/L(3.50～5.30 mmol/L),予氯化钾 3 g 推泵维持。

11 月 14 日 9:00,患者血压维持在(136~147)/(49~58) mmHg,血氧饱和度 100%。查体气尚平,双肺可闻及湿啰音,心率 78 次/min,双下肢Ⅱ度水肿。

14:00,患者感胸闷难忍,呼吸困难,伴出汗,烦躁不安,心电监护提示血压 187/107 mmHg,心率 87 次/min,血氧饱和度 82%。体温 37.1℃,查体端坐位,呼吸稍促,两肺可闻及湿啰音,心率 84 次/min,律齐。予硝酸甘油舌下含服,硝普钠静脉推泵小剂量静脉推注扩血管,同时予酒精湿化吸氧、吗啡 10 mg 肌内注射、呋塞米 20 mg iv。

17:30,根据心内科急会诊意见,调整为多巴胺、硝酸甘油抗心力衰竭治疗,患者胸闷除考虑心源性因素外,同时因肺部感染严重,不排除肺部感染影响,**停美托洛尔**。目前心电监护提示血压 90/65 mmHg,心率 80 次/min,血氧饱和度 91%,停硝普钠推泵。20:00,患者胸闷改善,平卧入睡,心电监护提示血压 150/65 mmHg,心率 80 次/min,血氧饱和度 99%,继续多巴胺、硝酸甘油推泵。

11 月 15 日 9:00,患者双肺可闻及湿啰音,心率 91 次/min,律齐,双下肢Ⅱ度水肿,血压 135/61 mmHg。予地高辛 0.13 mg qod(11 月 15 日—11 月 19 日)。10:40,患者仍诉气急,血压 140/70 mmHg,心率 105 次/min,予呋塞米 20 mg iv、甲泼尼龙琥珀酸钠 40 mg iv,予地西泮 2.5 mg iv。心率快,予**比索洛尔 2.5 mg qd po(11 月 15 日—12 月 13 日)**。心脏超声示左室舒张和收缩功能轻度减低,EF 50%。18:00,患者感鼻塞,予酚氨咖敏(克感敏)1 片 tid po (11 月 15 日—11 月 19 日)。

11 月 16 日 9:00,**患者有被害妄想,自觉治疗无望,胡言乱语,不肯配合治疗,情绪激动**。血压维持在(120~155)/(60~66) mmHg,血氧饱和度 100%。患者胸部 B 超未见明显胸水,可排除外压性肺部不张引起的气急。

11 月 17 日,查肌酐 112 μmol/L(59~104 μmol/L)。21:00,患者心电监护提示室性期前收缩增多,约 14 次/min,心率 114 次/min,予胺碘酮 300 mg 静脉推泵,即刻快速血糖 4.7 mmol/L(3.10~6.40 mmol/L),家属反映今患者进食少,晚餐几乎未进食,予暂停胰岛素泵。

11 月 18 日 13:30,患者即刻血糖为 30.0 mmol/L(3.10~6.40 mmol/L),且近三天胃纳差,予增加胰岛素泵基础量为 26.8 U,继续观察。15:50,急测血糖为 31.9 mmol/L(3.10~6.40 mmol/L),予胰岛素推泵维持。

11 月 19 日 3:30,患者即刻血糖为 4.6 mmol/L(3.10~6.40 mmol/L),伴出汗。予停用胰岛素推泵,50% 葡萄糖 40 ml 静脉推注,10% 葡萄糖静脉滴注维持。5:00,血糖为 13.2 mmol/L(3.10~6.40 mmol/L),6:00 为 14.6 mmol/L(3.10~6.40 mmol/L),予停葡萄糖静脉滴注,胰岛素推泵。9:00,**停用地高辛、头孢吡肟及左氧氟沙星,改用头孢哌酮钠舒巴坦钠(舒普深)3 g + NS 250 ml bid iv gtt(11 月 19 日—11 月 30 日)**,予福辛普利钠 10 mg qd po(11 月 19 日—11 月 20 日)、氯丙嗪 12.5 mg bid po(11 月 19 日—11 月 20 日)、美西律 100 mg tid po(11 月 19 日—11 月 25 日)。

11 月 20 日，查肌酐 131 μmol/L（59～104 μmol/L），患者心电监护示血压 113/45 mmHg，双下肢不肿，予利尿剂减量，停用福辛普利钠。**因精神异常症状恢复正常**，将氯丙嗪减量为 12.5 mg qd po（11 月 20 日—11 月 25 日）。心电图示Ⅰ度房室传导阻滞，T 波异常，多源性室性期前收缩。

11 月 23 日 9:00，血压监测（75～131）/（36～93）mmHg，心率 53～102 次/min。体温最高达 37.5℃，**有下降趋势**。查体左肺全肺可闻及明显湿啰音，右肺闻及少许湿啰音。**近几日血压低，需考虑血容量不足情况，停用利尿剂**。查肌酐 148 μmol/L（59～104 μmol/L）。

11 月 26 日，**患者腹泻约十次，为水样便**，予盐酸洛哌丁胺 2 粒口服。

11 月 27 日，查肌酐 112 μmol/L（59～104 μmol/L）。

11 月 29 日，患者腹泻多次，每次量少。予蒙脱石散剂口服。

11 月 30 日 10:00，**患者再次腹泻多次，予洛哌丁胺止泻**。11:00，**患者呕吐为胃内容物**，予甲氧氯普胺肌内注射。粪常规示白细胞 10～12/HP，红细胞＋＋/HP，黏液＋＋。考虑长期应用抗生素后不能排除假膜性肠炎，**停用头孢哌酮钠舒巴坦钠，改用甲硝唑** 0.2 g qid po（11 月 30 日—12 月 10 日），蒙脱石散剂 6 g tid po（11 月 30 日—12 月 13 日）。

12 月 4 日 5:50，患者诉不适，气略急，左肺可闻及明显湿啰音，右肺底可闻及少许湿啰音，双下肢Ⅱ度水肿，血压 160/80 mmHg，心率 101 次/min，律不齐，每分钟可闻及 5～6 个期前收缩。查心电图示心率 101 次/min，ST 段压低，T 波倒置。考虑患者心功能不全，予去乙酰毛花苷 C 0.2 mg iv，呋塞米 20 mg iv，10 分钟后患者入睡。**患者腹泻好转**。考虑患者存在慢性心功能不全，加用螺内酯 20 mg tid po（12 月 4 日—12 月 6 日）、40 mg tid po（12 月 6 日—12 月 13 日），氢氯噻嗪 25 mg tid po（12 月 4 日—12 月 13 日）。

12 月 12 日，患者无腹痛、腹泻，无发热。气尚平，双肺未闻及明显干湿啰音，心率 84 次/min，双下肢不肿，血压 138/76 mmHg。予明日出院。

【病例用药分析】

一、患者初始抗感染治疗方案是否合理

根据咳嗽咳痰、发热、白细胞总数和中性粒细胞百分比升高、胸片示肺纹理增粗，可诊断急性气管、支气管炎[1]。社区获得性肺炎的诊断依据：① X 线检查显示片状/斑片状浸润性阴影或间质性改变。② 咳嗽咳痰或原有呼吸道疾病加重并出现脓性痰。③ 发热。④ 闻及湿啰音。⑤ 白细胞＞10×10^9/L。第 1 项加上第 2～5 中的任何一项，除外非感染性疾病可作出诊断[1]。院内获得性肺炎的诊断依据是 X 线检查出现新的或进展的肺部浸润影加上下列三项临床症状中的两项或以上：① 体温＞38℃。② 白细胞增多或减少。③ 脓性气道分泌物[1]。院内获得性肺炎的临床表现、实验室和影像学检查特异性低，应与肺不张、心力衰竭、肺水肿、肺恶性肿瘤、急性呼吸窘迫综合征等相鉴别[1]。

　　患者胸片示两肺炎症,加上发热,闻及湿啰音,可诊断为需要住院的合并有基础疾病的社区获得性肺炎。致病菌一般有肺炎链球菌、流感嗜血杆菌、需氧革兰阴性杆菌、金黄色葡萄球菌、肺炎支原体衣原体。初始经验治疗通常予第二、三代头孢菌素(或阿莫西林克拉维酸钾、氨苄西林他唑巴坦)单用或联合大环内酯类(或呼吸喹诺酮类)[2]。患者肺炎合并 1 型糖尿病、不稳定型心绞痛、慢性心功能不全等基础疾病,应及早开始正确的经验性抗生素治疗,早期治疗若不能覆盖所有可能致病菌,显著增加死亡率。为保证早期抗生素治疗的正确性,需要联合应用广谱抗生素,覆盖耐药革兰阴性杆菌和革兰阳性球菌。常见致病菌可能有铜绿假单胞菌、耐甲氧西林金黄色葡萄球菌(MRSA)、不动杆菌、肠杆菌属细菌和厌氧菌等。可选择氟喹诺酮类或氨基糖苷类联合头孢菌素类或广谱 β 内酰胺类/β 内酰胺酶抑制药或碳青霉烯类。估计金黄色葡萄球菌感染可能者联合应用万古霉素、替考拉宁、利奈唑胺,估计真菌感染可能者联合应用抗真菌药物如氟康唑、伏立康唑、伊曲康唑、米卡芬净等[3]。抗感染 2～3 天效果不佳应及时更换抗生素[3]。实际上予头孢他啶 2 g bid iv gtt(11 月 3 日—11 月 12 日)、左氧氟沙星 0.2 g bid iv gtt(11 月 5 日—11 月 19 日)是适宜的。11 月 4 日患者腹泻多次为黄色水样便,应考虑抗生素相关性肠炎,若予甲硝唑 0.4 g tid po 或(和)万古霉素 0.125 mg qid po(10～14 天)[4],有可能使腹泻好转,实际上未给予。11 月 6 日患者血压降至 85/55 mmHg,停硝苯地平控释片。除与降压药有关外,因腹泻引发低血容量是重要原因。

二、患者 11 月 8 日急性左心衰竭发作的可能原因

　　患者 11 月 3 日入院时虽存在心功能不全,但心功能为Ⅱ级(NYHA),但 11 月 8 日急性左心衰竭发作的可能原因有以下两点。

　　(1)患者 1 型糖尿病、糖尿病视网膜病变、冠心病不稳定型心绞痛、慢性心功能不全、高血压病 2 级(极高危)、脑桥区腔隙性脑梗死,加上肺炎和抗生素相关性肠炎未被控制,存在诱发心力衰竭的疾病基础[5]。

　　(2)予美托洛尔 25 mg 早餐后 po、12.5 mg 晚餐后 po(11 月 3 日—11 月 14 日),美托洛尔为 β-阻断药,可抑制传导,减慢心率,具有负性心力作用,能直接减弱心肌收缩力,加上胺碘酮也有减弱心肌收缩力的作用[6],可诱发心力衰竭。

　　11 月 8 日发生急性左心衰竭,提示感染未控制。应及时调整抗菌药,并予万古霉素或甲硝唑口服。直到 11 月 12 日患者突发寒战体温 38.3℃,停用头孢他啶,改用头孢吡肟 2 g bid iv(11 月 12 日—11 月 19 日)。

　　11 月 13 日血压偏低,持续于(87～112)/(40～59) mmHg,停用氨氯地平和福辛普利钠,查肌酐 183 μmol/L。患者低血压除与降压药、利尿剂有关外,因腹泻引发低血容量是重要原因。患者肌酐上升肾功能不全加重也与低血容量以及感染未被控制有相关性。

三、11 月 14 日再次急性左心衰竭发作的可能原因

　　(1)患者 1 型糖尿病、糖尿病视网膜病变、冠心病不稳定型心绞痛、慢性心功能不全、

高血压病 2 级(极高危)、脑桥区腔隙性脑梗死,加上肺炎和抗生素相关性肠炎未被控制,存在诱发心力衰竭的疾病基础[5]。

(2)因腹泻等因素造成容量不足加上未及时调整氨氯地平和福辛普利钠的剂量而引发低血压,可加重心肌缺血[5]。

(3)美托洛尔与胺碘酮联用可使负性肌力作用增强[6]。

11 月 14 日再次急性左心衰竭发作提示头孢吡肟 2 g bid iv gtt(11 月 12 日—11 月 19 日)联合左氧氟沙星 0.2 g bid iv gtt(11 月 5 日—11 月 19 日)抗感染效果不佳,应及时调整抗感染方案。实际上未能及时调整。

四、11 月 16 日患者出现精神症状的原因

11 月 16 日,患者有被害妄想,自觉治疗无望,胡言乱语,不肯配合治疗,情绪激动。可能与代谢性脑病有关,还可能与头孢吡肟 2 g bid iv gtt(11 月 12 日—11 月 19 日)联合左氧氟沙星 0.2 g bid iv gtt(11 月 5 日—11 月 19 日)有关。患者 57 岁,女性,体重 50 kg,11 月 13 日肌酐 183 μmol/L,可估算出肌酐清除率为 23 ml/min。按规定头孢吡肟应该是 0.5~2 g qd iv gtt,显然头孢吡肟相对于肾功能剂量过大使之在体内蓄积,使脑脊液浓度过高而导致抗生素脑病(见中美上海施贵宝制药有限公司产品说明书);按规定,左氧氟沙星首剂 0.4~0.5 g,以后每 24 小时 0.25 g qd iv gtt,显然左氧氟沙星相对于肾功能剂量过大使之在体内蓄积,使脑脊液浓度过高而导致抗生素脑病(见第一三共制药有限公司药品说明书)。抗生素脑病通常易发生于肾功能不全患者,并且大剂量应用 β-内酰胺类抗生素,使之在体内和脑脊液中浓度过高,抑制中枢神经细胞 Na^+-K^+-ATP 酶,使静息膜电位降低,从而导致精神异常、癫痫、抽搐、昏迷等中枢毒性反应[7]。

11 月 19 日停头孢吡肟及左氧氟沙星,改用头孢哌酮钠舒巴坦钠(舒普深)3 g＋NS 250 ml bid iv gtt(11 月 19 日—11 月 30 日)是适宜的。停头孢吡肟及左氧氟沙星后,11 月 20 日患者精神异常症状恢复正常,提示这两种抗生素在诱发抗生素脑病中的作用。

五、针对患者抗生素相关性肠炎的治疗是否合理

11 月 23 日患者体温最高 37.5℃有下降趋势。提示头孢哌酮舒巴坦钠抗感染有效。近几日血压低,还是因腹泻加上使用利尿剂而造成血容量不足,予停用利尿剂。头孢哌酮舒巴坦钠治疗肺炎虽然有效,但可能加剧了抗生素相关性肠炎。11 月 26 日患者腹泻十次水样便,应及时予甲硝唑 0.4 g tid po 或(和)万古霉素 0.125 mg qid po(10~14 天)。但直到 11 月 30 日才予甲硝唑 0.2 g qid po (11 月 30 日—12 月 10 日)。此时头孢哌酮舒巴坦钠疗程已达 12 天予停用。12 月 4 日患者腹泻好转,之后心力衰竭被控制,患者好转出院。

【病例总结】

(1)肺炎合并严重基础疾病,抗感染 2~3 天效果不佳应及时调整抗生素。

（2）抗生素使用过程中发生腹泻应考虑抗生素相关性腹泻，应予甲硝唑 0.4 g tid po 或（和）万古霉素 0.125 mg qid po（10～14 天）。

（3）腹泻可造成容量不足，应慎用利尿剂和降压药。

（4）应根据肌酐清除率调整头孢吡肟和左氧氟沙星的剂量，肾功能不全加重应减量。

未遵守上述用药注意事项，可能与患者病情恶化有相关性。

参考文献

［1］ 葛均波，徐永健. 内科学：8 版［M］.北京：人民卫生出版社，2013：16－18，42－45，242－248，518－523.

［2］ 抗菌药物临床应用指导原则修订工作组. 抗菌药物临床应用指导原则 2015 版. 北京：人民卫生出版社，2015：72－79.

［3］ Jay P. Sanford. 桑德福抗微生物治疗指南：43 版［M］.北京：中国协和医科大学出版社，2013：41－44.

［4］ 徐英春，张曼. 中国成人艰难梭菌感染诊断和治疗专家共识［J］. 协和医学杂志，2017，8(23)：131－138.

［5］ 金惠铭，王建枝.病理生理学：6 版［M］. 北京：人民卫生出版社，2004：214－216.

［6］ 贾公孚，谢惠民.药害临床防治大全［M］，北京：人民卫生出版社，2002：357－358.

［7］ 章旭. 慢性肾功能衰竭并发抗生素脑病 19 例［J］.现代诊断与治疗，2005，16(1)：56－57.

8

心 内 科

8.1 胺碘酮苯妥英钠合用致心搏骤停

【概述】

一例脑梗死继发癫痫病史的患者,因冠心病、急性冠脉综合征、心房颤动、心功能Ⅲ～Ⅳ级(NYHA)、脑梗死后、继发性癫痫、前列腺增生入院。治疗后患者突发心搏骤停而死亡。通过此病例分析,探讨患者突发心搏骤停而死亡的原因。

【病史介绍】

患者 78 岁,男性,2 年前有脑梗死病史,并继发癫痫,长期服用苯妥英钠。有前列腺增生病史。因"反复胸闷、气促 2 年,加重伴双下肢水肿 2 周"于 12 月 21 日入院。查体神清,气平,颈静脉稍充盈,两肺可闻及少量湿啰音,心率 85 次/min,为房颤心律,BP 110/70 mmHg。血气分析示无低氧血症和二氧化碳潴留。血常规示血红蛋白 88.60 g/L(110～160 g/L),中性分叶核细胞百分比 67.3%(50%～70%),白细胞计数 4.69×10⁹/L(4.0×10⁹/L～10.0×10⁹/L),肌酐 87 μmol/L(59～104 μmol/L)。肌钙蛋白(急诊)0.726 ng/ml(0～0.030 ng/L),肌红蛋白(急诊)130.10 ng/ml(>75 ng/ml),肌酸磷酸激酶同工酶(急诊)11.88 ng/ml(0.10～4.94 ng/ml)。诊断为冠心病、急性冠脉综合征、心房颤动、心功能Ⅲ～Ⅳ级(NYHA)、脑梗死后、继发性癫痫、前列腺增生。

【临床经过】

予阿司匹林肠溶片(拜阿司匹林)100 mg qd po(12 月 21 日—12 月 25 日)抗凝;普伐他汀钠 20 mg qn po(12 月 21 日—12 月 25 日)降脂稳定斑块;单硝酸异山梨酯缓释片 40 mg qd po(12 月 21 日—12 月 25 日)扩冠;螺内酯 20 mg bid po(12 月 21 日—12 月 25 日)利尿;苯妥英钠(大仑丁)0.1 g tid po(12 月 21 日—12 月 25 日)抗癫痫等治疗。

12月22日9:00,患者无明显胸闷不适,查体神清,气平,颈静脉稍充盈,两肺可闻及少量湿啰音,心界不大,心率80次/min,房颤心律,BP 90/52 mmHg。查肌钙蛋白(急诊)0.998 ng/ml(0～0.030 ng/L),肌红蛋白(急诊)65.58 ng/ml(>75 ng/ml),肌酸磷酸激酶同工酶(急诊)6.83 ng/ml(0.10～4.94 ng/ml)。

12月23日9:00,患者无胸闷气促发作。查体神清,气平,颈静脉稍充盈,可闻及少量湿啰音,心界不大,心率88次/min,房颤心律。双下肢Ⅰ度水肿。BP 102/57 mmHg。予呋塞米20 mg tid po(12月23日—12月25日)、布美他尼4 mg每日1次静脉推泵(12月23日—12月25日)加强利尿;硫酸氢氯吡格雷75 mg qd po(12月23日—12月25日)、低分子肝素钙4 100 U bid ih(12月23日—12月25日)加强抗凝。

12月24日9:00,患者无明显胸闷,气促不适。心电监护提示房颤心律。查体神清,气平,颈静脉稍充盈,两肺可闻及少量湿啰音,心界不大,心率94次/min,房颤心律,双下肢无水肿,BP 96/65 mmHg。查肌钙蛋白(急诊)1.030 ng/ml(0～0.030 ng/L),肌红蛋白(急诊)64.11 ng/ml(>75 ng/ml),钠137.4 mmol/L(135.0～147.0 mmol/L),钾3.33 mmol/L(3.50～5.30 mmol/L),肌酐106 μmol/L(59～104 μmol/L)。患者下肢水肿消退,肌红蛋白降至正常,存在轻度低钾,予口服补充。17:00,予胺碘酮(可达龙)300 mg静脉推泵。

12月25日7:00,**再次予胺碘酮(可达龙)300 mg静脉推泵**。8:00,予富马酸比索洛尔(康忻)1.25 mg口服。12:26,患者心电监护出现室性逸搏,心率22次/min,并伴血压、血氧饱和度进行性下降,立即予胸外按压,并予阿托品、异丙肾上腺素、肾上腺素、洛贝林、多巴胺等提升心率兴奋呼吸,以及辅助通气等治疗,但患者心率血压无法维持,虽经积极抢救,15:19心电图示一直线,呼吸循环衰竭,宣布死亡。

【病例用药分析】

12月25日12:26患者突发心搏骤停而死亡的可能原因

患者因急性冠脉综合征、心房颤动、心功能Ⅲ～Ⅳ级(NYHA)、继发癫痫等疾病入院,经过苯妥英钠、阿司匹林、胺碘酮、富马酸比索洛尔等治疗,在肌红蛋白降至正常,电解质基本正常,无明显胸闷气促不适等情况下,12月25日12:26患者突发心搏骤停而死亡。

(1)患者有急性冠脉综合征、心房颤动、心功能不全等,可能还存在非ST段抬高性急性心肌梗死,这些是12月25日发生心搏骤停的疾病基础[1]。

(2)患者因继发癫痫长期口服苯妥英钠,而入院后口服阿司匹林。体内和体外研究结果表明,水杨酸盐类可将苯妥英钠从其血浆蛋白结合位点置换出来,使苯妥英钠的血浆浓度升高20%～30%[2];12月24日下午和12月25日早上分别有2次胺碘酮静脉推泵,胺碘酮抑制苯妥英钠的肝代谢,因苯妥英钠清除药动学具饱和特征,故其清除率下降幅度可能比较大,可使苯妥英钠血药浓度提高 2.5 倍[2]。苯妥英钠在高浓度时可引发严重心动过缓、低血压等[2]。

(3) 12 月 25 日 8:00,加用富马酸比索洛尔口服,比索洛尔为选择性 β₁ 肾上腺素受体阻断药,可引发心动过缓、心脏传导阻滞等;而胺碘酮对窦房结和房室结有抑制作用,常见心动过缓;两药协同,有可能引发更加严重的心律失常[2]。

综上所述,患者可能存在非 ST 段抬高性急性心肌梗死,加上比索洛尔和胺碘酮的协同抑制心脏传导作用,再加上苯妥英钠在体内蓄积,多种因素协同,诱发了患者心搏骤停。

【病例总结】

胺碘酮与苯妥英钠联用时,会引起苯妥英钠血浆浓度升高,应进行临床监测,控制苯妥英钠血药浓度并减少其剂量(见杭州赛诺菲安万特民生制药有限公司产品说明书)。

未遵守上述用药事项,不排除与患者病情恶化有相关性。

参考文献

[1] 叶任高,陆再英. 内科学:6 版[M]. 北京:人民卫生出版社,2005:226-227,283-284,848-849.
[2] 贾公孚,谢惠民. 药害临床防治大全[M].北京:人民卫生出版社,2002:964-969.

8.2 格列齐特、培哚普利致低血糖昏迷最终死亡

【概述】

一例老年女性患者因冠心病、慢房颤、室性逸搏、心功能 Ⅱ 级(NYHA)、高血压病 3 级(极高危)、低血糖昏迷后、肺部感染、白内障术后入院。入院前后患者发生低血糖,治疗过程中患者发生脑梗死、消化道出血,最终猝死。通过此病例分析,主要探讨以下几个方面:① 患者低血糖昏迷的主要原因。② 患者发生右额叶急性梗死的主要原因。③ 患者发生上消化道出血的主要原因。④ 患者猝死的可能原因。

【病史介绍】

患者 80 岁,女性,因 2 型糖尿病平时口服格列齐特缓释片,入院前于某医院住院期间突发昏迷,头颅 CT 未见异常,血糖 1.4 mmol/L(3.10~6.40 mmol/L)。因冠心病、慢房颤、室性逸搏、心功能 Ⅱ 级(NYHA)、高血压病 3 级(极高危)、低血糖昏迷后、肺部感染、白内障术后于 5 月 21 日入院。患者呼之能应,意识较差,测 CVP 为 2.0 cmH₂O,血糖为 2.8 mmol/L。心电监护示心率 63 次/min,呼吸 20 次/min,血压 133/63 mmHg,血氧饱

和度 100%。查血糖 4.62 mmol/L(3.10~6.40 mmol/L)，肌酐 94 μmol/L(45~84 μmol/L)。头颅 CT 未见急性脑血管病变，与前片比较相仿。

【临床经过】

予复方氨基酸(8.5%乐凡命)250 ml qd iv gtt(5 月 21 日—5 月 24 日)加强营养；培哚普利 2 mg qd po(5 月 21 日—5 月 22 日)、4 mg qd po(5 月 22 日—6 月 10 日)改善心室重塑；硫酸沙丁胺醇缓释片 4 mg bid po(5 月 21 日—6 月 4 日)平喘；异丙肾上腺素 1 mg 每日 1 次静脉推泵(5 月 21 日—5 月 22 日)增加心率；阿司匹林肠溶片 100 mg qd po(5 月 21 日—6 月 1 日)抗血小板聚集；氯化钾缓释片 0.5 g bid po(5 月 21 日—6 月 1 日)补钾；单硝酸异山梨酯缓释片 40 mg qd po (5 月 21 日—6 月 10 日)扩冠；**头孢呋辛钠 1.5 g bid iv gtt (5 月 22 日—5 月 25 日)抗感染**；10%葡萄糖 500 ml＋50%葡萄糖 60 ml＋正规胰岛素 10 U＋10%氯化钾 10 ml qd iv gtt(5 月 21 日)。

5 月 22 日，心电监护示心率 108 次/min，呼吸 21 次/min，**血压 188/98 mmHg**，血氧饱和度 99%。**测 CVP 3 cmH$_2$O**，血糖 7.1 mmol/L(3.10~6.40 mmol/L)。TNT 0.045 ng/ml(0~0.03 ng/ml)，肌酸激酶 196 IU/L(38~174 IU/L)，听诊肺部少许干湿啰音，**予 30%脂肪乳 250 ml qd iv gtt(5 月 22 日，5 月 24 日)**。

5 月 23 日 9:50，血糖 2.5 mmol/L(3.10~6.40 mmol/L)，予以 50%葡萄糖溶液 40 ml iv。5 月 24 日，患者稍感气促，精神萎，心电监护示心率 76 次/min，呼吸 20 次/min，血压 146/50 mmHg，血氧饱和度 98%。**头颅 MRI 示右额叶急性梗死**、双侧基底节区、半卵圆中心陈旧腔隙性脑梗死。

5 月 25 日，患者前胸后背出现散在皮疹，考虑药物变应原因导致，立即停用头孢呋辛钠。5 月 26 日，考虑患者存在肺部感染，**改用左氧氟沙星 0.2 g qd iv gtt(5 月 26 日—6 月 5 日)抗感染**。

6 月 1 日，停阿司匹林，予噻氯匹定 0.25 g qd po(6 月 1 日—6 月 4 日)，奥美拉唑肠溶胶囊 20 mg bid po(6 月 1 日—6 月 2 日)。

6 月 4 日，患者咳嗽咳痰较剧烈，两肺闻及干湿啰音。**予复方可待因口服溶液(新泰洛其)10 ml tid po (6 月 4 日—6 月 8 日)止咳**。15:30，患者解黑便 1 次，粪便隐血＋，不成形，考虑上消化道出血可能，予急查大便隐血，停噻氯匹定，予奥美拉唑钠 40 mg bid iv gtt(6 月 4 日—6 月 10 日)保护胃黏膜止血，停普食改为白粥。

6 月 5 日，患者中性粒细胞、白细胞仍高，仍有咳嗽咳痰，两肺闻及干湿啰音。**改用氨曲南 2 g bid iv gtt 抗炎(6 月 5 日—6 月 10 日)**。

6 月 10 日 9:00，患者近日未解黑便，咳嗽气促不适。呼之可应，双肺可闻及干湿啰音，房颤心室率 78 次/min，血压 110/72 mmHg。查体不能完全配合，左侧肢体肌力 4-级，右侧肢体肌力 5 级。患者颜面部水肿，考虑与低蛋白血症有关，予复方氨基酸

(8.5％乐凡命)500 ml 静脉滴注支持治疗。

15:20,患者突发心跳呼吸骤停,立即予胸外按压后,心跳及自主呼吸恢复,约 30 s 后呼吸再次停止。立即予气管插管辅助通气,心电监护示室性心动过速,予电除颤 2 次后,为室性逸搏心律,心率逐渐减慢,血压逐渐降低,给予多巴胺 200 mg 静脉滴注升压,先后予肾上腺素 6 mg、阿托品 3 mg 静脉推注提升心率,但终因抢救无效,于 16:10 宣告临床死亡。

【病例用药分析】

一、患者低血糖昏迷的主要原因

患者入院前低血糖昏迷的主要原因是患者 80 岁高龄,又存在肾功能不全,格列齐特缓释片虽然主要在肝脏代谢,但主要经尿排出,故肾功能损害时也可能在体内蓄积(见施维雅制药有限公司药品说明书)。患者入院第三天即 5 月 23 日再次发生低血糖的主要原因:① 格列齐特缓释片对肾功能正常的成人其半衰期在 12～20 h,患者为 80 岁高龄又有肾功能不全,实际半衰期会更长,而一般要经过 5 个半衰期才能被代谢完,因此 5 月 23 日格列齐特缓释片很可能在体内没有被清除。② 患者同时口服 ACE 抑制剂培哚普利,可以增强格列齐特缓释片和胰岛素的降低血糖作用(见施维雅制药有限公司药品说明书)。

二、5 月 24 日患者发生右额叶急性梗死的主要原因

(1)患者存在 2 型糖尿病、冠心病、高血压病 3 级等疾病,脑动脉也可能存在粥样硬化,容易在脑动脉管腔内形成血栓。加上低血糖使脑供氧不足,且血压控制不佳(5 月 22 日血压 188/98 mmHg)[1]。

(2)5 月 22 日 CVP 3 cmH$_2$O,存在容量不足、脱水,使血黏度升高[2]。造成容量不足的原因是水和食物摄入少、发热使水分经皮肤丢失、呼吸频率快使水分从呼吸道丢失,顾虑心力衰竭而静脉补液不足。

(3)患者心房颤动,CHA$_2$DS$_2$ - VASc 评分 = 心力衰竭(1 分) + 高血压(1 分) + 80 岁(≥75 岁)(2 分) + 2 型糖尿病(1 分) + 冠心病(1 分) + 女性(1 分) = 7 分[3],栓塞风险极高;HAS - BLED 评分 = 高血压(1 分) + 86 岁(1 分) + 口服阿司匹林肠溶片(1 分) = 3 分[3],出血风险也高。按规定应予华法林,实际上未给予。使包括急性脑梗死在内的栓塞风险大大增加。

(4)患者接受 30％脂肪乳 250 ml qd iv gtt(11 月 23 日、11 月 26 日—11 月 29 日、12 月 2 日—12 月 5 日),容易发生脂肪超载,在血管内形成泥状物,使血黏度增高,甚至损伤血管内皮,形成血栓[4]。

三、6 月 4 日患者发生上消化道出血的主要原因

(1)患者存在脑血管意外一个应激源,加上口服阿司匹林(抑制前列腺素合成直接破坏胃黏膜屏障)、噻氯匹定抑制血小板聚集,存在使用非甾体抗炎药及凝血功能异常两个

危险因素。按规定应静脉给予奥美拉唑 40 mg q12h；泮托拉唑 40 mg q12h；兰索拉唑 30 mg q12h；埃索美拉唑 40 mg q12h[5]。实际上直到 6 月 1 日才予奥美拉唑肠溶胶囊 20 mg bid po(6 月 1 日—6 月 2 日)，且剂量不足。

(2) 氯化钾缓释片该药对胃肠道有较强的刺激作用，能腐蚀胃黏膜，引起黏膜下层炎症，纤维化，甚至侵入肌层[6]。

四、6 月 10 日患者猝死的可能原因

(1) 患者有急性脑梗死、冠心病、慢房颤、室性逸搏、心力衰竭、2 型糖尿病、高血压病 3 级等诱发心搏骤停的疾病基础[7]。

(2) 患者此次入院前于当地医院住院期间已经发生肺炎，5 月 21 日因肺炎入院，当属院内获得性肺炎，加上合并有多重严重基础疾病，应及早开始正确的经验性抗生素治疗，早期治疗若不能覆盖所有可能致病菌，显著增加死亡率。为保证早期抗生素治疗的正确性，需要联合应用广谱抗生素，覆盖耐药革兰阴性杆菌和革兰阳性球菌。常见致病菌可能有铜绿假单胞菌、耐甲氧西林金黄色葡萄球菌(MRSA)、不动杆菌、肠杆菌属细菌和厌氧菌等。可选择氟喹诺酮类或氨基糖苷类联合头孢菌素类或广谱 β 内酰胺类/β 内酰胺酶抑制剂或碳青霉烯类。估计金黄色葡萄球菌感染可能者联合应用万古霉素、替考拉宁、利奈唑胺，估计真菌感染可能者联合应用抗真菌药物如氟康唑、伏立康唑、伊曲康唑、米卡芬净等[8]。抗感染 2～3 天效果不佳应及时更换抗生素。实际上入院后予头孢呋辛钠 1.5 g bid iv gtt(5 月 22 日—5 月 25 日)，5 月 26 日改用左氧氟沙星 0.2 g qd iv gtt(5 月 26 日—6 月 5 日)，因抗感染效果不佳，6 月 5 日改用氨曲南 2 g bid iv gtt(6 月 5 日—6 月 10 日)。氨曲南对革兰阴性杆菌有效，对革兰阳性菌和厌氧菌无效，因此属于窄谱抗菌药。除非患者明确是革兰阴性杆菌感染，否则可使患者肺部感染得不到有效控制甚至加重，造成患者猝死。

(3) 复方磷酸可待因溶液为复方制剂，其组分为：每 1 ml 含磷酸可待因 1 mg，盐酸麻黄碱 0.6 mg，曲普利啶 0.14 mg，愈创木酚磺酸钾 14 mg(见珠海联邦制药股份有限公司产品说明书)。复方磷酸可待因溶液 10 ml tid po，相当于每日摄入盐酸麻黄碱 18 mg。麻黄碱成人口服常规剂量每次 15～30 mg，每日 45～90 mg，可见患者剂量已接近此剂量的一半。麻黄碱对肾上腺素 α 受体和 β 受体均有激动作用，可使皮肤、黏膜和内脏血管收缩，血压升高，增加心脏负荷和心肌耗氧量，从而可能诱发心搏骤停。

【病例总结】

(1) 高龄合并肾功能不全患者，可增加格列齐特在体内过量的风险；ACE 抑制剂培哚普利可增强格列齐特缓释片和胰岛素的降低血糖作用。

(2) 心房颤动 CHA_2DS_2 - VASc 评分 7 分，HAS - BLED 评分 3 分，应予华法林。

(3) 存在一个应激源＋两个危险因素，应静脉给予奥美拉唑 40 mg q12h。

（4）院内获得性肺炎合并多重严重基础疾病，需要联合应用广谱抗生素，覆盖耐药革兰阴性杆菌和革兰阳性球菌，抗感染 2～3 天效果不佳应及时更换抗生素。

（5）复方可待因口服液（新泰洛其）严重高血压和冠心病患者禁用。

未遵守上述用药注意事项，可能与患者猝死有相关性。

参考文献

［1］ 匡培根.神经系统疾病药物治疗学［M］.北京：人民卫生出版社,2003：319－320.
［2］ Robert Berkow.默克家庭诊疗手册［M］.北京：人民卫生出版社,1999：270－271.
［3］ 臧小彪,张树龙.心房颤动抗凝治疗出血风险 HAS—BLED 评分系统的综合评价［J］.中华心律失常学杂志,2012,16(5)：338－340.
［4］ 蒋朱明,蔡威.临床肠外与肠内营养［M］.北京：科学技术文献出版社,2000：222－223.
［5］ 应激性溃疡防治专家组.应激性溃疡防治专家建议（2015 版）［J］.中华医学杂志,2015,95(20)：1555－1557.
［6］ 陈新谦,金有豫,汤光.新编药物学：15 版［M］.北京：人民卫生出版社,2006：368－369.
［7］ 叶任高,陆再英.内科学：6 版［M］.北京：人民卫生出版社,2005：207－208.
［8］ Jay P. Sanford.桑德福抗微生物治疗指南：43 版［M］.北京：中国协和医科大学出版社,2013：41－44.

8.3 脑梗死、慢性支气管炎急发治疗不当致死

【概述】

一例老年女性患者因脑梗死、慢性支气管炎急性发作、冠心病入院。治疗后患者发生猝死。通过此病例分析，探讨患者发生猝死的原因。

【病史介绍】

患者 85 岁，女性，11 月 3 日因无明显诱因下突然出现头晕，动则加重，呕吐胃内容物 2 次，胸闷，咳嗽来院急诊，头颅 CT 示：双侧基底节区腔隙性脑梗死。拟"脑梗死"收入中医病房。患者有慢性支气管炎史 20 年，冠心病史 10 年，时有胸闷心悸。临床诊断为**脑梗死、慢性支气管炎急性发作、冠心病**。体温 37℃，呼吸 18 次/min，脉搏 70 次/min，血压 100/70 mmHg，神志清，呼吸平，两肺可闻及少许湿啰音。查白细胞计数 9.18×10^9/L（4.0×10^9/L～10.0×10^9/L），中性粒细胞百分比 86.0%（50%～70%），血红蛋白 115.0 g/L（110.0～150.0 g/L）。

【临床经过】

予疏血通 6 ml＋5% 葡萄糖氯化钠 250 ml qd iv gtt（11 月 3 日—11 月 5 日）、参附

40 ml＋5％葡萄糖 250 ml qd iv gtt（11 月 3 日—11 月 5 日）益气活血化瘀；依达拉奉 30 mg＋生理盐水 100 ml bid iv gtt（11 月 3 日—11 月 5 日）抗自由基；奥拉西坦 4 g＋生理盐水 250 ml qd iv gtt（11 月 3 日—11 月 4 日）保护脑细胞；**氨曲南 2 g bid iv（11 月 3 日—11 月 5 日）抗感染**。

11 月 4 日，血压 100/70 mmHg，神志清，两肺可闻及少许湿啰音，心率 70 次/min，律齐，四肢肌力Ⅴ度。

11 月 5 日 10：00，患者入院后胸闷心悸，纳差，大便不畅。体温 37℃，呼吸 18 次/min，血压 120/70 mmHg，神志清，两肺可闻及少许湿啰音，四肢肌力Ⅴ度。**胸片示慢性支气管炎肺气肿伴左下肺少量炎症改变，右侧胸腔积液伴胸膜增厚**；B 超示双侧颈动脉粥样硬化伴斑块形成；心脏超声示升主动脉扩张，主动脉瓣钙化伴少量反流，三尖瓣少量反流，左室舒张功能减低。予单硝酸异山梨酯缓释片 50 mg qd po（11 月 5 日）扩血管；**复方甲氧那明胶囊 1 粒 tid po（11 月 5 日）平喘**。

21：20，患者家属诉扶患者起床如厕后患者呼吸突然急促，不能平卧。查体神志欠清，面色苍白，口唇发绀，呼吸急促，30 次/min，两肺呼吸音粗，BP 60/40 mmHg，HR 25 次/min，律不齐。予重酒石酸间羟胺升压，多巴胺、肾上腺素强心抗休克，尼可刹米、洛贝林兴奋呼吸，二羟丙茶碱 0.25 g＋生理盐水 250 ml 一次静脉滴注平喘，予急查心电图，并密切观察病情变化。

21：30，患者神志不清，呼之不应。呼吸、脉搏、血压均未测及，听诊心音消失，颈动脉搏动消失，双侧瞳孔散大接近边缘，对光反射消失，压眶反射消失。

22：20，经过一系列持续抢救，患者各生命体征仍未恢复，EKG 示各导联均呈一直线。宣告患者临床死亡。

【病例用药分析】

患者发生猝死的原因

导致心搏骤停的病理生理机制最常见为致死性快速性心律失常、严重缓慢性心律失常和心室停顿。冠状动脉粥样硬化是最常见的病理表现，还有低氧血症、酸中毒、电解质紊乱、神经生理性等因素[1]。此外许多药物如平喘药茶碱类等均可导致严重心动过缓、室性心动过速、心室颤动等，并因此而发生心搏骤停[2]。

（1）患者腔隙性脑梗死，通常应用阿司匹林等抗血小板药物，予低分子肝素等抗凝剂，还可予右旋糖酐 40 帮助降低血黏度。对于有心脏病、高血压、高脂血症的患者要及时予以治疗，可予他汀类降脂药[1]。患者冠心病，血压正常，肾功能正常，应予小剂量 ACEI 和 β 受体阻滞剂。实际上未给予，可能使脑缺血、心肌缺血加重。

（2）患者为 85 岁高龄女性，有慢性支气管炎史 20 年，此次因急性发作入院。慢性支气管炎急性发作具备下列 2 条或 2 条以上标准，有铜绿假单胞菌感染可能：最近住院史；

经常（每年 4 次）或最近 3 个月使用抗菌药；病情严重（FEV1＜30％预计值）；既往急性加重时曾分离出铜绿假单胞菌；有结构性肺病（如支气管扩张）；使用糖皮质激素者[2]。患者最近有住院史，经常使用抗菌药，使用糖皮质激素，有铜绿假单胞菌风险。应首选（头孢他啶、头孢吡肟、β内酰胺类/β内酰胺酶抑制剂、碳青霉烯类）±（环丙沙星、左氧氟沙星）或者氨基糖苷类[2]。实际上予氨曲南。根据《2013 铜绿假单胞菌下呼吸道感染诊治专家共识》，氨曲南对铜绿假单胞菌敏感性只有 51.7％，不是首选，对革兰阳性菌和厌氧菌无效，因此属于窄谱抗菌药，可能使患者肺部感染得不到有效控制，甚至使感染加重。按照抗菌药降阶梯疗法，对老年人合并有比较严重基础疾病的感染患者，首先应选择广谱的强力抗菌药物。因为初始经验性治疗不足或不合理，或尔后根据病原学结果调整抗菌药物，其病死率均明显高于初始治疗正确者[3]。而氨曲南对氨基糖苷类和其他抗菌药耐药的革兰阴性菌有较强抗菌活性，却对革兰阳性菌和厌氧菌无效，因此属于窄谱抗菌药，可能使患者肺部感染得不到有效控制，甚至使感染加重。氨曲南仅适用于治疗敏感需氧革兰阴性菌所致的各种感染（见深圳市海滨制药有限公司药品说明书），如果患者致病菌为革兰阳性菌，就有加重感染，增加心脏负荷的危险。因此在没有痰培养药敏结果之前，通常应使用广谱抗菌药。因此予氨曲南抗感染效果不佳，可能加重感染，成为猝死的诱因之一。

（3）11 月 5 日 10:00 予复方甲氧那明 1 粒每日 3 次口服，21:20 出现口唇发绀，呼吸急促，BP 60/40 mmHg，HR 25 次/min，予二羟丙茶碱 0.25 g 静脉滴注。复方甲氧那明每粒由盐酸甲氧那明 12.5 mg、那可汀 7 mg、氨茶碱 25 mg 及马来酸氯苯那敏 2 mg 配制而成（见上海三共制药有限公司产品说明书）。甲氧那明作用类似麻黄碱，主要激动肾上腺素 β 受体，对肾上腺素 α 受体作用极弱，可使血压升高[4]；氨茶碱舒张支气管的作用机制之一是促进内源性肾上腺素释放，有直接兴奋心肌，加强心肌收缩力的作用，剂量稍大时可加快心率。因此复方甲氧那明有使交感神经兴奋性增加，血压、心率增高，左心室负荷加重，从而诱发严重甚至致死性心律失常的作用。

【病例总结】

（1）患者存在冠心病、腔隙性脑梗死，通常应用阿司匹林等抗血小板药物、予低分子肝素等抗凝剂、他汀类降脂药、小剂量 ACEI 和 β 受体阻滞剂。

（2）慢性支气管炎急性发作有铜绿假单胞菌风险患者，应首选（头孢他啶、头孢吡肟、β内酰胺类/β内酰胺酶抑制剂、碳青霉烯类）±（环丙沙星、左氧氟沙星）或者氨基糖苷类。对老年人合并有比较严重基础疾病的感染患者，首先应选择广谱的强力抗菌药物。

（3）复方甲氧那明应禁用于严重心血管疾病患者（见上海三共制药有限公司产品说明书）。

未遵守上述用药注意事项，不能排除与患者猝死有相关性。

参考文献

［1］　殷慧娟,张连发.腔隙性脑梗死社区治疗分析[J].预防与卫生,2007,112：78－79.

［2］　抗菌药物临床应用指导原则修订工作组.抗菌药物临床应用指导原则2015版.北京：人民卫生出版社,2015：72－75.

［3］　崔嵘,吕强,张石革.临床药学问答[M].北京：化学工业出版社,2008：133－134,184－185.

［4］　贾公孚,谢惠民.药害临床防治大全[M].北京：人民卫生出版社,2002：338－341.

9

肿 瘤 科

9.1　口服甲羟孕酮分散片致左侧下肢股静脉血栓形成

【概述】

　　一例老年女性患者因左肺中央型肺腺癌,伴两肺及纵隔淋巴结转移,左侧胸腔积液入院。患者治疗过程中出现左侧下肢股静脉血栓形成。通过此病例分析,探讨造成患者下肢静脉血栓形成的可能因素。

【病史介绍】

　　患者 78 岁,女性,因干咳 2 月余伴胸闷 2 周,于 7 月 7 日入院。诊断为左肺中央型肺腺癌,伴两肺及纵隔淋巴结转移,左侧胸腔积液。查体精神差,口唇轻度发绀,双肺呼吸音粗,左肺呼吸音低,未闻及干湿啰音。心率 86 次/min,律齐,腹平软,双下肢无水肿,也无酸痛、压痛等不适感,BP 120/70 mmHg。予复方斑蝥胶囊 0.75 g bid po (7 月 7 日—);胸腺素 150 mg qd iv gtt(7 月 7 日—);8.5%乐凡命(18AA)250 ml qd iv gtt (7 月 7 日—)。

【临床经过】

　　7 月 8 日,查血白细胞 5.2×10^9/L (4.00×10^9/L~10.0×10^9/L),中性分叶核细胞百分比 52.3% (50%~70%),淋巴细胞百分比 33.9% (20%~40%),红细胞计数 4.07×10^{12}/L (3.5×10^{12}/L~5.0×10^{12}/L),血红蛋白 122 g/L (110~150 g/L),血细胞比容 36.2% (37%~43%),血小板计数 212×10^9/L (100×10^9/L~300×10^9/L),葡萄糖 4.1 mmol/L (3.1~6.4 mmol/L)。

　　7 月 13 日,为增强患者食欲而予甲羟孕酮分散片 0.25 g bid po (7 月 13 日—7 月 28 日),当天查体患者双下肢无水肿,也无酸痛、压痛等不适感。

7月20日，予葛根素 0.2 g qd iv gtt（7月20日—）（病史记录中未说明用此药的原因）。

7月24日，查体患者仍然双下肢无水肿，也无酸痛、压痛等不适感。

7月26日，患者出现左腿酸痛、麻木症状，有压痛，左大腿以下水肿，皮肤温度略高于对侧。超声检查示左侧下肢股静脉血栓形成伴不完全梗阻。

7月27日，予复方丹参 30 ml qd iv gtt（7月27日—），阿司匹林肠溶片 50 mg qd po（7月27日—），7月28日，在笔者的提醒下，停用了甲羟孕酮分散片。当天患者诉左下肢酸痛、麻木，体检左下肢大腿以下水肿。

8月2日，患者左下肢大腿以下水肿减轻，已无酸痛、麻木感，水肿减轻。8月4日，患者水肿完全消退。

【病例用药分析】

造成患者下肢静脉血栓形成的可能因素

（1）根据 Caprini 评估表，患者深静脉血栓形成风险极高危：78岁（年龄≥75岁）（3分）＋左肺中央型肺腺癌伴两肺及纵隔淋巴结转移（2分）＋卧床的内科病史（1分）＝6分≥5分，属于极高危，按规定应予低分子肝素抗血栓形成[1]。根据 Pauda 评分，患者深静脉血栓形成风险也属于高危：左肺中央型肺腺癌伴两肺及纵隔淋巴结转移（3分）＋78岁（1分）＝4分≥4分，属于深静脉血栓形成风险高危，按规定应予低分子肝素抗血栓形成[1]。实际上未给予。使栓塞风险大大增加。

（2）左肺中央型肺腺癌伴两肺及纵隔淋巴结转移，癌组织容易发生坏死或血行转移，释放组织因子入血，激活凝血酶原成为凝血酶，生成纤维蛋白并使血小板活化，这可能是导致患者血管内异常凝结形成血栓的原发疾病因素[2]。

（3）患者不存在高血压、糖尿病、心脏病、脑血管病、手术、外伤、各种动脉疾病、静脉疾病、长期卧床等病史；另外，患者的红细胞、白细胞、血小板计数等均处在正常范围，因而这些可能引起血流缓慢，血管壁损伤，血液高凝状态的因素被排除[3]。

（4）患者使用的药物中，复方斑蝥胶囊包含人参、黄芪等，能改善微循环、抑制血小板聚集[4]；葛根素为血管扩张药，有活血化瘀等作用[4]；乐凡命可引起用药局部血管栓塞[5]，但患者静脉滴注部位是在上肢静脉；尚无胸腺素引起血管栓塞的报道[5]。因而这些药物导致药源性血栓性静脉炎的可能性被排除。

（5）正常人血液中存在许多天然凝血抑制因子，其中最重要的是 ATⅢ，对凝血酶和因子Ⅹa抑制作用最强，因而其在抗血栓形成中起重要的保护作用。当血浆中 ATⅢ 浓度降至正常值的 70% 时，血栓形成的危险性增加。有研究表明，醋酸甲羟孕酮类避孕药在用药期间，能使 ATⅢ 活性和含量呈下降趋势[6]。因此已有口服醋酸甲羟孕酮致深静脉血栓的报道[7]。

患者既往没有各种动脉疾病、静脉疾病等病史,在使用醋酸甲羟孕酮之前,查体双下肢一直无异常,7 月 13 日因增加食欲的需要,开始口服醋酸甲羟孕酮,7 月 26 日,出现了下肢深静脉血栓。因此笔者推测,患者左肺中央型肺腺癌伴两肺及纵隔淋巴结转移使血液呈高凝状态,加上服用醋酸甲羟孕酮增强了凝血作用,内外因素协同,导致患者发生深静脉血栓。停用醋酸甲羟孕酮后,患者症状即消退,有力地支持了醋酸甲羟孕酮导致深静脉血栓的推测。

【病例总结】

Caprini 评估≥5 分、Pauda 评分≥4 分,应予低分子肝素预防血栓形成。在发生深静脉血栓后,仍在继续使用醋酸甲羟孕酮,就违反了这个药物的禁忌证了。易使病情进一步恶化,甚至发生肺栓塞。

未遵守上述用药注意事项,可能与患者发生深静脉血栓形成有相关性。

参考文献

［1］ 中华医学会呼吸病学分会肺栓塞与肺血管病学组,中国医师协会呼吸医师分会肺栓塞与肺血管病工作委员会,全国肺栓塞与肺血管病防治协作组. 肺血栓栓塞症诊治与预防指南[J].中华医学杂志,2018,98(14):1060-1087.

［2］ 陈主初.病理生理学[M].北京:人民卫生出版社,2001:328-329.

［3］ 吴在德.外科学:5 版[M]. 北京:人民卫生出版社,2002:689-690.

［4］ 贾公孚,谢惠民.药害临床防治大全[M].北京:人民卫生出版社,2002:1665,1818,1826.

［5］ 汤光.李大魁.现代临床药物学[M].北京:化学工业出版社,2003:479-480,618,913.

［6］ 孙丹利,陈爱君,卢风英,等.两种长效避孕针对抗凝血酶Ⅲ活性和含量影响的研究[J].现代应用药学,1996,13(2):3-6.

［7］ 孙逊,邹恒琴.醋酸甲羟孕酮长效避孕药致深静脉血栓 1 例[J].药物流行病学杂志,1999,8(1):49.

9.2　吗啡控释片致严重过敏反应

【概述】

一例老年女性患者因原发性支气管肺癌(右上肺,周围型、腺癌)术后化疗放疗后(T4N3M1)、慢性支气管炎、肺源性心脏病、呕吐待查入院。治疗后患者发生过敏反应最终死亡。通过此病例分析,探讨患者发生死亡的主要原因。

【病史介绍】

患者 72 岁,女性,2005 年 5 月 26 日被诊断为肺腺癌,术后行紫杉醇单药化疗,2006

年 4 月发现肝转移,行伽马刀治疗。因发现右锁骨上淋巴结转移,2006 年 12 月—2007 年 2 月行放射治疗,效果明显。因发现右骶髂骨转移于 2007 年 4 月 2 日—2007 年 4 月 13 日行姑息性放疗,自觉腰痛症状有所改善。5 月 8 日因肠梗阻入院,经治疗后症状缓解,5 月 14 日出院后患者一直便秘,同时伴有恶心、腹痛。5 月 21 日患者无明显诱因下出现频繁呕吐胃内容物,拟原发性支气管肺癌(右上肺,周围型、腺癌)术后化疗放疗后 (T4N3M1)、慢性支气管炎、肺源性心脏病、呕吐待查入院。

【临床经过】

予能量合剂 1 支 qd iv gtt(5 月 21 日—5 月 29 日),参麦 60 ml qd iv gtt(5 月 23 日— 5 月 27 日),复方甲氧那明 1 粒 tid po(5 月 21 日—5 月 30 日),复方斑蝥胶囊 2 粒 tid po (5 月 21 日—5 月 29 日)等治疗。

5 月 22 日,心电图见肺型 P 波,心脏超声示 EF 57%,腹部立卧位片未见明显肠梗阻表现。

5 月 23 日,患者无发热,无明显恶心、呕吐。查体双肺未闻及明显干湿啰音。查肝、肾功能正常。

5 月 24 日 9:00,患者诉灌肠后仍未大便,有咳嗽、腰部疼痛。但无发热,无恶心、呕吐。查体神清,气平,双肺未闻及明显干湿啰音。予乳果糖 15 ml tid po(5 月 24 日—5 月 28 日),酮替酚胶囊 1 mg bid po(5 月 24 日—5 月 30 日),**吗啡缓释片(美施康定)30 mg q12h po(5 月 24 日—5 月 30 日)**。7:00,患者诉皮肤瘙痒,予异丙嗪 25 mg 肌内注射对症治疗。

5 月 25 日 9:00,患者躯体部出现散在斑疹,瘙痒难忍,皮肤科会诊后诊断为过敏性皮炎,给予炉甘石洗剂外用,西替利嗪 10 mg qn po(5 月 26 日—5 月 30 日)。另外,头颅 CT 未见明显肿瘤颅内转移倾向,结合腹部立卧位片结果,考虑患者呕吐与食用不洁食物后引起急性肠胃炎有关。

5 月 26 日 9:00,患者诉躯体皮肤瘙痒。无发热,无恶心、呕吐。查体神清,气平,双肺未闻及明显干湿啰音。

5 月 27 日 3:15,患者出现恶心、呕吐,同时测得血压 150/100 mmHg,予甲氧氯普胺 10 mg im,硝苯地平 10 mg po。

5 月 28 日 1:30,患者自觉头晕、气急,全身皮肤瘙痒,无发热,无恶心、呕吐。查体神清,气平,躯体可见散在红色的丘疹,双肺可闻及哮鸣音,心率 74 次/min,律齐,双下肢不肿。患者出现头晕、喘息等症状,追问病史知患者长期服用吉非替尼(易瑞沙)治疗肺癌,故考虑上述症状药物过敏可能性大,故嘱其暂时停用,并加用甲泼尼龙琥珀酸钠及地塞米松抗过敏。

5 月 28 日 8:30,患者诉躯体皮肤瘙痒难忍,无发热,无恶心、呕吐。查体:神清,气平。双肺可闻及哮鸣音。心率 74 次/min,律齐,血压 125/75 mmHg。存在低钾、低钠血症,予氯化钾 0.5 g tid po(5 月 28 日—5 月 30 日)以纠正电解质紊乱。

5 月 29 日 10:00,患者气促,查体双肺遍布哮鸣音,心率 76 次/min,律齐,血压 120/70 mmHg。予二羟丙茶碱 0.25 g bid iv(5 月 29 日—5 月 30 日)、地塞米松磷酸钠 5 mg qd iv(5 月 29 日—5 月 30 日)。患者目前喘息型慢性支气管炎急性发作,为避免其他药物引起过敏的可能,停用能量合剂及复方斑蝥胶囊。患者恶性肿瘤患者,自身免疫力低下,为避免感染进一步加重慢性支气管炎,故加用头孢他啶 2 g bid iv(5 月 29 日—5 月 30 日)预防感染。5:20,患者活动后出现气促,查体两肺可闻及大量哮鸣音,给予甲泼尼龙琥珀酸钠 40 mg 静脉推注。20:00,患者诉气促,查体神清,体温 37.8℃,右肺可闻及少量哮鸣音,左肺可闻及少量湿啰音,心率 84 次/min,律齐,血压 125/80 mmHg。予甲泼尼龙琥珀酸钠 40 mg 静脉推注。

5 月 30 日 2:00,患者诉难以入睡,予异丙嗪 25 mg 肌内注射。6:00,患者诉气促,查体神清,较烦躁,双肺可闻及哮鸣音,满布干啰音,未闻及湿啰音。心率 75 次/min,律齐,双下肢不肿。血压 110/70 mmHg。予患者沙丁胺醇喷雾吸入后无明显好转,予甲泼尼龙琥珀酸钠 40 mg 静脉推注,二羟丙茶碱 0.25 g 静脉推注。7:00,患者突然呼之不应,呼吸心跳停止,血压测不出,予持续胸外按压、肾上腺素、尼可刹米、洛贝林静脉推注,碳酸氢钠静脉滴注纠正酸中毒等积极抢救。7:50,患者呼吸心跳不能恢复,心电图呈一直线,临床宣告死亡。

【病例用药分析】

患者死亡的主要原因

吗啡诱发人体组胺释放,发生瘙痒、皮疹、支气管痉挛等[1];吗啡可直接抑制脑干的呼吸中枢,治疗剂量也能损害呼吸功能,吗啡抑制咳嗽可导致肺不张[1]。因此上述事件很可能是吗啡引起的严重过敏反应。

患者为肺癌晚期,慢性支气管炎,肺源性心脏病,各级支气管壁有各类炎性细胞浸润,活化的炎性细胞可分泌各种细胞因子、炎性介质,使气道反应性增高,气道收缩,黏液分泌增加,气道重塑,是哮喘的诱发因素之一[2]。

但从 5 月 21 日入院一直到 5 月 24 日,双肺未闻及干湿啰音和哮鸣音。而 5 月 24 日口服**吗啡缓释片**后,患者当天诉皮肤瘙痒,第 2 天躯体部出现散在斑疹,瘙痒难忍,虽经西替利嗪、甲泼尼龙琥珀酸钠、二羟丙茶碱等抗过敏平喘,头孢他啶预防感染等治疗,但患者症状进行性加重,主要原因在于未停用吗啡,使变应原持续存在,致使病情进一步恶化,最终导致患者呼吸衰竭而死亡。

在其他可能引发过敏反应的药物中,参麦在 5 月 27 日停用;乳果糖在 5 月 28 日停用;能量合剂、复方斑蝥胶囊在 5 月 29 日停用。但患者症状未得到改善,另外,酮替酚和复方甲氧那明本身是治疗哮喘的药物,头孢他啶是在发生哮喘后才使用的,因此这些药物均被排除。

追溯病史,患者于 3 月 30 日入院时,双肺未闻及干湿啰音和哮鸣音,3 月 30 日予口服吗啡缓释片 10 mg 每晚 1 次,4 月 7 日停用,而 4 月 8 日,患者右上肺可闻及明显哮鸣音,但 4 月 9 日哮鸣音消失,此后未再出现。吗啡控释片半衰期为 3.5～5 小时,需经过 5 个半衰期也就是 24 个小时才能基本在体内清除,因此 4 月 7 日晚上停用,4 月 8 日未完全在体内被清除,有可能诱发过敏反应。

【病例总结】

患者存在使哮喘发作的基础疾病,吗啡可诱发支气管痉挛,支气管哮喘者禁用吗啡缓释片。

未遵守上述用药注意事项,可能与患者死亡有相关性。

参考文献

[1] 中华医学会呼吸病学分会肺栓塞与肺血管病学组,中国医师协会呼吸医师分会肺栓塞与肺血管病工作委员会,全国肺栓塞与肺血管病防治协作组. 肺血栓栓塞症诊治与预防指南[J].中华医学杂志,2018,98(14):1060-1087.

[2] 陈主初.病理生理学[M].北京:人民卫生出版社,2001:328-329.

[3] 吴在德.外科学:5 版[M].北京:人民卫生出版社,2002:689-690.

[4] 贾公孚,谢惠民.药害临床防治大全[M].北京:人民卫生出版社,2002:1665,1818,1826.

[5] 汤光.李大魁.现代临床药物学[M].北京:化学工业出版社,2003:479-480,618,913.

[6] 孙丹利,陈爱君,卢凤英,等.两种长效避孕针对抗凝血酶Ⅲ活性和含量影响的研究[J].现代应用药学,1996,13(2):3-6.

[7] 孙逊,邹恒琴.醋酸甲羟孕酮长效避孕药致深静脉血栓 1 例[J].药物流行病学杂志,1999,8(1):49.

9.3 甲地孕酮、复方可待因致急性心肌梗死

【概述】

一例老年女性患者因原发性肝癌 cT4NxMx Ⅳ 期 、快速性心房颤动,心功能Ⅲ级(NYHA)、高血压病 3 级(极高危)、2 型糖尿病入院。治疗后患者发生急性心肌梗死、低血糖、消化道出血等,最终死亡。通过此病例分析,主要探讨以下几个方面:① 患者发生急性心肌梗死的主要原因。② 患者抗感染治疗是否合理。③ 患者发生严重低血糖的主要原因。④ 患者发生上消化道出血的可能原因。

【病史介绍】

患者 82 岁，女性，因原发性肝癌 cT4NxMx Ⅳ期 、快速性心房颤动，心功能 Ⅲ 级（NYHA）、高血压病 3 级（极高危）、2 型糖尿病于 1 月 23 日入院。**予醋酸甲地孕酮分散片 160 mg bid po（1 月 22 日—2 月 19 日）**，硝苯地平片 10 mg tid qd po（1 月 22 日—2 月 4 日）、地高辛 0.125 mg qd po（1 月 22 日—2 月 4 日）、二甲双胍 850 mg bid po（1 月 22 日—2 月 4 日）、格列奇特Ⅱ 80 mg qd po（1 月 22 日—2 月 18 日）。

【临床经过】

1 月 23 日，患者胃纳一般，精神尚可，偶有恶心。肌酐 126 μmol/L（45～84 μmol/L），谷丙转氨酶 97 IU/L（<64 IU/L），肌酸激酶 162 IU/L，肌酸磷酸激酶同工酶 27 U/L，乳酸脱氢酶 366 IU/L（135～225 IU/L），γ-谷氨酰转肽酶 133 IU/L（3～66 IU/L），总胆固醇 6.47 mmol/L（<6.22 mmol/L）。血红蛋白 126.0 g/L（110.0～150.0 g/L）。各项凝血指标正常。心电图示心房颤动、ST 段 T 波异常。

1 月 24 日，患者心率 120 次/min，心律绝对不齐，双下肢轻度水肿。**予呋塞米 20 mg tid po（1 月 24 日—2 月 20 日）**、螺内酯 40 mg tid po（1 月 24 日—2 月 21 日）。

2 月 1 日，患者胃纳尚可，精神可，偶有咳嗽，痰黏。心率 82 次/min，心律绝对不齐，**予复方可待因（新泰洛其）10 ml tid po（2 月 1 日—2 月 4 日）**。

2 月 2 日，查肌酐 105 μmol/L（45～84 μmol/L）。19:00，患者畏寒、寒战，查体神志清，急性病容，口腔温度 37.7℃，听诊两肺满部哮鸣音，伴有少量湿啰音。**考虑肺部感染伴有支气管痉挛，予二羟丙茶碱 0.25 g qd iv gtt（2 月 2 日—2 月 18 日），头孢吡肟 1 g qd iv gtt（2 月 2 日—2 月 4 日）**。

2 月 4 日 9:00，患者略有气急，夜间不能平卧，双肺可闻及哮鸣音，双肺底可闻及少许干湿啰音。心率 98 次/min，心律绝对不齐。20:30，患者气急，不能平卧，自觉胸闷，端坐位，呼吸略急促，略烦躁，血压 160/86 mmHg，两肺呼吸音略粗，双肺可闻及哮鸣音，双肺底可闻及少许干湿啰音。心率 130 次/min，心律绝对不齐。床边心电图示心房颤动（快心室率），ST-T 段弓背向上抬高，心肌酶偏高，考虑**心功能不全Ⅳ级，心肌梗死**。予硫酸氢氯吡格雷 75 mg qd po（2 月 4 日—2 月 14 日）。

2 月 10 日，予阿司匹林肠溶片 100 mg qd po（2 月 10 日—2 月 14 日）；福辛普利钠 10 mg qd po（2 月 10 日—2 月 21 日）、单硝酸异山梨酯缓释片 40 mg qd po（2 月 10 日—2 月 21 日）、富马酸比索洛尔 2.5 mg qd po（2 月 10 日—2 月 21 日），**氟康唑 200 mg qd iv gtt（2 月 10 日—2 月 18 日）**。

2 月 11 日，患者偶有胸闷，气尚平，双肺底可闻及少许干湿啰音。心率 98 次/min，心律绝对不齐。白细胞计数 13.4×10^9/L（4.0×10^9/L～10.0×10^9/L），血红蛋白 133.0 g/L

（110.0～150.0 g/L），中性粒细胞百分比 77.9%（50%～70%），肌酐 140 μmol/L（45～84 μmol/L）。

2月14日，尿隐血＋＋＋＋，镜检红细胞＋＋＋＋/HP。停阿司匹林肠溶片和硫酸氢氯吡格雷。**予青霉素钠 320 万 U bid iv gtt（2月14日—2月21日）**。

2月18日，**葡萄糖 1.31 mmol/L（3.10～6.40 mmol/L），停格列奇特Ⅱ**。另外，停氟康唑和青霉素钠，换用左氧氟沙星 0.2 g bid iv gtt（2月18日—2月21日）。

2月19日 9:00，患者有胸闷、胸痛、乏力、萎软、咳嗽、咳少量白黏痰。气略促，双肺底可闻及少许干湿啰音。心率 100 次/min，心律绝对不齐。血气分析示低氧血症、二氧化碳潴留。

2月21日，因患者家属坚决要求，放弃治疗。

2月23日，患者胸闷、胸痛，**反复解深红色血便**。心电图提示心肌梗死好转。

2月28日，患者呼吸心跳停止，家属放弃临终前一切抢救，宣布临床死亡。

【病例用药分析】

一、患者发生急性心肌梗死的主要原因

急性心肌梗死的基本病因是交感神经兴奋性增加，血压、心率增高，左心室负荷明显加重；循环量不足等致心排血量骤降，冠状动脉灌流量锐减；血黏度增高等因素导致在冠状动脉粥样硬化的基础上斑块破裂出血及血栓形成[1]。

（1）患者心房颤动，CHA_2DS_2-VASc 评分＝心力衰竭（1分）＋高血压（1分）＋82 岁（≥75 岁）（2分）＋冠心病（1分）＋女性（1分）＝6分[2]，栓塞风险极高；HAS-BLED 评分＝高血压（1分）＋肾功能异常（1分）＋肝功能异常（1分）＋82岁（1分）＝4分[2]，出血风险也高。按规定可予华法林，至少应予阿司匹林。实际上入院后未给予。根据 Caprini 评估表，患者深静脉血栓形成风险极高危：82岁（年龄≥75岁）（3分）＋卧床＞72 小时（2分）＋心力衰竭（1分）＋予醋酸甲地孕酮分散片（1分）＋原发性肝癌 cT4NxMx Ⅳ期（2分）＋下肢水肿（1分）＝10分≥5分，属于极高危，按规定应予低分子肝素抗血栓形成[3]。根据 Pauda 评分，患者深静脉血栓形成风险也属于高危：原发性肝癌 cT4NxMx Ⅳ期（3分）＋卧床＞72 小时（3分）＋82岁（1分）＋予醋酸甲地孕酮分散片（1分）＝8分≥4分，属于深静脉血栓形成风险高危，按规定应予低分子肝素抗血栓形成[3]。实际上未给予。使包括急性心肌梗死在内的栓塞风险大大增加。

（2）患者心功能Ⅲ级（NYHA）、高血压病 3 级（极高危）、2 型糖尿病、冠心病、血脂偏高，加上未予他汀类降脂药、未予血管紧张素转换酶抑制剂，是急性心肌梗死的危险因素[4]；存在比较严重的感染，可增加心脏负荷[4]。

（3）予复方可待因（新泰洛其）10 ml tid po（2月1日—2月4日），复方磷酸可待因溶液中的麻黄碱对肾上腺素 α 受体和 β 受体均有激动作用，可使皮肤、黏膜和内脏血管收

缩,加快心率,加重心脏负荷,增加心肌耗氧量[5]。

（4）予醋酸甲地孕酮分散片 160 mg bid po（1 月 22 日—2 月 19 日）。正常人血液中存在许多天然凝血抑制因子,其中最重要的是 ATⅢ,对凝血酶和因子 Ⅹa 抑制作用最强,因而其在抗血栓形成中起重要的保护作用。当血浆中 ATⅢ 浓度降至正常值的 70% 时,血栓形成的危险性增加。有研究表明,醋酸甲羟孕酮类药在用药期间,能使 ATⅢ 活性和含量呈下降趋势。因此醋酸甲地孕酮可能使急性心肌梗死的发生率增加[6]。

（5）予呋塞米 20 mg tid po（1 月 24 日—2 月 20 日）。可降低抗凝药物和抗纤溶药物的作用,主要是利尿后血容量下降,致血中凝血因子浓度升高,以及利尿使肝血液供应改善、肝脏合成凝血因子增多（见上海信谊药业有限公司药品说明书）。

二、患者抗感染治疗是否合理

2 月 2 日患者发生肺部感染,属于迟发型院内获得性肺炎。迟发型 HAP、VAP 和 HCAP 的患者,可能的病原体为铜绿假单胞菌、产超广谱 β 内酰胺酶（ESBL）的肺炎克雷伯菌、不动杆菌属等。可选择抗假单胞菌头孢菌素（头孢吡肟、头孢他啶）、碳青霉烯类（亚胺培南、美罗培南）或 β 内酰胺类/β 内酰胺酶抑制剂（哌拉西林/他唑巴坦）,加用一种抗假单胞菌喹诺酮类（环丙沙星或左氧氟沙星）,或氨基糖苷类（阿米卡星、庆大霉素或妥布霉素）。怀疑 MRSA 加用利奈唑胺或万古霉素。疑为嗜肺军团菌加用大环内酯类或氟喹诺酮类[7]。大量的循证医学证据表明,不适当的初始经验性治疗可以增加抗生素耐药性、HAP 死亡率和医疗费用,延长住院时间。即使以后根据细菌培养结果调整抗生素治疗也不能降低初始不适当抗生素治疗相关的高死亡率[7]。为了达到充分治疗 HAP 的目的,不仅需要使用正确的抗生素,而且需要使用合理的剂量、疗程和正确的给药途径。严重 HAP 或 VAP 患者必须使用充足剂量的抗生素以保证最大的疗效[7]。实际上 2 月 2 日予头孢吡肟 1 g qd iv gtt（2 月 2 日—2 月 4 日）。患者 82 岁女性,体重 60 kg,2 月 2 日肌酐 105 μmol/L,可估算出肌酐清除率为 34 ml/min。肌酐清除率在 30～60 ml/min,头孢吡肟可予 1～2 g qd 或 q12h iv gtt（见上海施贵宝制药有限公司药品说明书）。因此予头孢吡肟 1 g qd iv gtt（2 月 2 日—2 月 4 日）剂量偏小,并且仅用 3 天即停用。从 2 月 5 日—2 月 9 日整 5 天未予抗菌药,直到 2 月 10 日予氟康唑 200 mg qd iv gtt（2 月 10 日—2 月 18 日）。WVUH 深部真菌感染的危险因素评估为实体肿瘤（3 分）＋留置导管（3 分）＋2 型糖尿病（3 分）＋白细胞计数>10 000/mm³（3 分）=12 分。非 ICU 患者>25 分,立即投用抗真菌药;15～25 分,加强监测;<15 分,维持和监护[8]。因此 2 月 10 日不必使用抗真菌药,当时应予抗假单胞菌头孢菌素＋一种抗假单胞菌喹诺酮类。实际上未给予,直到 2 月 14 日才予青霉素钠 320 万 U bid iv gtt（2 月 14 日—2 月 21 日）。青霉素对绝大多数院内条件致病菌耐药。不合理使用抗菌药可使感染加重而危及生命。

三、2 月 18 日葡萄糖 1.31 mmol/L,发生严重低血糖的主要原因

（1）肾功能不全加重,可使肾糖异生减少,肾廓清胰岛素能力减低,容易引发低

血糖[9]。

（2）因严重心力衰竭引发肝淤血，使肝功能减退，肝糖原合成储备不足，糖原分解减少，糖异生障碍；肝细胞对胰岛素灭活减少[9]。

（3）患者因严重疾病进食少，加上因严重心力衰竭等造成胃肠道淤血导致吸收减少[9]。

（4）格列奇特Ⅱ 80 mg qd po（1月22日—2月18日），患者肝肾功能损害加重可使格列齐特在体内蓄积，加上予氟康唑 200 mg qd iv gtt（2月10日—2月18日）可增加磺脲类药物的半衰期，使发生严重低血糖的风险大增（见天津华津制药有限公司药品说明书）。

四、患者发生上消化道出血的可能原因

2月23日患者可能发生了上消化道大出血，可能原因是患者2月4日发生了急性心肌梗死（1个应激源）＋感染加重可能发生了脓毒血症（1个应激源）＋予阿司匹林＋氯吡格雷（高危因素）。按规定应予质子泵抑制剂静脉滴注，实际上未给予，可引发应激性溃疡[10]。

【病例总结】

（1）CHA$_2$DS$_2$- VASc评分6分、HAS-BLED评分4分，可予华法林，至少应予阿司匹林；Caprini评估≥5分、Pauda评分≥4分，应予低分子肝素预防血栓形成；心力衰竭＋高血压病3级＋2型糖尿病＋冠心病＋血脂偏高，应予他汀类降脂药和血管紧张素转换酶抑制剂；严重高血压冠心病者禁用复方磷酸可待因溶液；血栓栓塞性疾病者禁用醋酸甲地孕酮分散片。

（2）迟发型院内获得性肺炎可选择抗假单胞菌头孢菌素（或碳青霉烯类、β内酰胺类/β内酰胺酶抑制剂）加用一种抗假单胞菌喹诺酮类，且应使用充足剂量；WVUH深部真菌感染的危险因素评估＜15分不必使用抗真菌药；肝肾功能损害加重可使格列齐特在体内蓄积，氟康唑可增加磺脲类药物的半衰期。

（3）2个应激源＋1个高危因素应予质子泵抑制剂静脉滴注。

未遵守上述用药注意事项，可能与患者病情恶化有相关性。

参考文献

［1］ 叶任高,陆再英.内科学:6版[M].北京:人民卫生出版社,2005:283-284.

［2］ 臧小彪,张树龙.心房颤动抗凝治疗出血风险 HAS-BLED 评分系统的综合评价[J].中华心律失常学杂志,2012,16(5):338-340.

［3］ 中华医学会呼吸病学分会肺栓塞与肺血管病学组,中国医师协会呼吸医师分会肺栓塞与肺血管病工作委员会,全国肺栓塞与肺血管病防治协作组.肺血栓栓塞症诊治与预防指南[J].中华医学杂志,2018,98(14):1060-1087.

［4］ 陈主初.病理生理学[M].北京:人民卫生出版社,2001:328-329,328-329,371-372.

［5］ 杨世杰.药理学［M］.北京：人民卫生出版社,2001：194 - 195.

［6］ 孙逊,邹恒琴.醋酸甲羟孕酮长效避孕药致深静脉血栓 1 例［J］.药物流行病学杂志,1999,8(1)：49.

［7］ 曹彬,蔡柏蔷.美国胸科协会和美国感染协会对医院内获得性肺炎诊治指南的修订［J］.中华内科杂志,2005,44(12)：945 - 948.

［8］ Jay P. Sanford.桑德福抗微生物治疗指南：43 版［M］.北京：中国协和医科大学出版社,2013：41 - 44.

［9］ 殷莲华.病理生理学：8 版［M］.北京：人民卫生出版社,2013：26 - 31,72 - 74.

［10］ 应激性溃疡防治专家组.应激性溃疡防治专家建议(2015 版)［J］.中华医学杂志,2015,95(20)：1555 - 1557.

9.4　肾功能不全予顺铂致死

【概述】

一例有高血压伴糖尿病病史的患者,因胸腺癌切除术后、KPS 80 分、高血压 2 级(高危组)、2 型糖尿病入院。治疗后患者发生肾功能不全、高钾血症、骨髓抑制、低血糖等,最终死亡。通过此病例分析,主要探讨以下几个方面：① 患者出现肾功能不全的主要原因。② 患者高钾血症的原因。③ 12 月 19 日发生Ⅳ度骨髓抑制的主要原因。④ 12 月 20 日发生代谢性酸中毒的主要可能原因。⑤ 患者发生低血糖的主要原因。⑥ 12 月 21 日患者发生肾功能衰竭的主要原因。⑦ 12 月 21 日患者发生呼吸衰竭的主要原因。

【病史介绍】

患者 59 岁,男性,有高血压病史 10 余年,血压最高 170/80 mmHg,长期服用降血压药物治疗。有糖尿病病史 7 年,血糖最高 16 mmol/L,长期服用二甲双胍治疗。7 月胸腔镜下行纵隔肿瘤切除术,术后病理诊断为前上纵隔胸腺神经内分泌肿瘤,倾向类癌。从 7 月至 8 月放疗 20 次。11 月复查骨 ECT 提示骨转移可能,于 11 月 30 日收治住院。临床诊断为胸腺癌切除术后、KPS 80 分、高血压 2 级(高危组)、2 型糖尿病。

【临床经过】

查体未发现异常。予甲地孕酮分散片 1 片 bid po (11 月 30 日—12 月 21 日)改善食欲,硫普罗宁 0.2 g qd iv gtt (11 月 30 日—12 月 8 日),艾迪 80 ml qd iv gtt (11 月 30 日—12 月 9 日),吗啡缓释片 30 mg bid po (11 月 30 日—12 月 13 日)、60 mg bid po (12 月 13 日—12 月 21 日)、吗啡控释片 20 mg bid po (12 月 18 日—12 月 21 日)、**吲哚美辛栓 100 mg 每日 1 次纳肛(12 月 1 日—12 月 9 日)**止痛等治疗。

12 月 1 日，查肌酐 100 μmol/L(59～104 μmol/L)。

12 月 2 日，查体未见异常。**予呋塞米 20 mg qd po（12 月 2 日—12 月 9 日）20 mg bid po（12 月 10 日—12 月 15 日）**，螺内酯 40 mg qd po（12 月 2 日—12 月 9 日）利尿。

12 月 3 日，骨 ECT 示全身多发骨转移，肿瘤断层显像见右侧胸腔积液，颈部 CT 示双侧颈部多发小中大淋巴结。

12 月 5 日，患者面部轻度水肿，双下肢无水肿。

12 月 7 日，临时予吲哚美辛栓 100 mg 一次纳肛。

12 月 9 日，查尿蛋白 1＋，提示肾功能损害。

12 月 10 日，患者颜面部及双下肢水肿，诉腰背部疼痛(NSR＝3 分)，干咳无痰，无发热。白细胞计数 3.58×10⁹/L(4.0×10⁹/L～10.0×10⁹/L)，中性粒细胞百分比 72.3%(50%～70%)，提示白细胞减少，查红细胞、血小板正常。**钾 6.61 mmol/L(3.50～5.30 mmol/L)**，钙 2.65 mmol/L(2.15～2.55 mmol/L)，提示高钾、高钙血症。葡萄糖 5.91 mmol/L(3.10～6.40 mmol/L)，**肌酐 132 μmol/L(59～104 μmol/L)**，提示肾功能损害。另外，**查各项凝血指标提示高凝状态**，肝功能各项指标基本正常。予聚磺苯乙烯钠散 15 g qd po（12 月 10 日—12 月 15 日）降钾。

12 月 11 日，患者诉腰背部疼痛(NSR＝1 分)，乏力，干咳无痰，无发热，睡眠差。**予二甲双胍 0.5 g 每日 3 次餐前 30 分钟口服（12 月 11 日—12 月 21 日）**降血糖，阿普唑仑 0.4 mg 每晚 1 次口服（12 月 11 日—12 月 21 日）改善睡眠。

12 月 12 日 10:00，医师经讨论后认为，患者目前无明显化疗绝对禁忌证，予 TP 方案（紫杉醇 150 mg/m² d1＋顺铂 75 mg/m² d1）。患者体表面积 1.68 m²，故具体剂量为紫杉醇 240 mg 一次静脉滴注（12 月 12 日），**顺铂 40 mg 每日 1 次静脉滴注（12 月 12 日—12 月 14 日）**。另外，予参附 80 ml＋生物合成人胰岛素 4 U＋5% 葡萄糖 250 ml 每日 1 次静脉滴注（12 月 12 日—12 月 21 日）。

12 月 13 日 00:00，患者全身酸痛，难以入睡，**临时予吲哚美辛栓 100 mg 一次纳肛**。

12 月 14 日 16:00，化疗结束后，患者诉腹胀，上腹部隐痛，查体移动性浊音阳性，考虑自发性腹膜炎可能，且化疗期间易并发消化道、呼吸道等部位感染，**予头孢呋辛钠 1.5 g bid iv gtt（12 月 14 日—12 月 18 日）**预防感染。

12 月 15 日，患者 24 小时尿量 1 380 ml，较前有所减少，腹泻 5 次，黄色水样便。白细胞计数 3.55×10⁹/L(4.0×10⁹/L～10.0×10⁹/L)，中性粒细胞百分比 92.9%(50%～70%)，**肌酐 131 μmol/L(59～104 μmol/L)**。各项凝血指标提示继发纤溶亢进。予重组人粒细胞集落刺激因子等治疗。

12 月 17 日，予右侧胸腔引流 460 ml 淡黄色液体，经引流管注入金葡液 10 ml。腹部 B 超示双侧肾盂分离并双侧输尿管上段扩张，慢性膀胱炎，可能存在泌尿道梗阻。

12 月 19 日，**白细胞计数 0.87×10⁹/L(4.0×10⁹/L～10.0×10⁹/L)，中性粒细胞绝对数**

$0.37×10^9/L(2×10^9/L\sim7×10^9/L)$，红细胞、血小板计数正常，**提示Ⅳ度骨髓抑制**。钾 5.46 mmol/L(3.50~5.30 mmol/L)，二氧化碳结合力 16.8 mmol/L(22~29 mmol/L)，**肌酐 195 μmol/L(59~104 μmol/L)**，葡萄糖 3.24 mmol/L(3.10~6.40 mmol/L)。谷丙转氨酶 98 IU/L(<64 IU/L)，乳酸脱氢酶 304 IU/L(135~225 IU/L)，提示肝功能损害。**予头孢他啶 2 g bid iv gtt (12 月 19 日—12 月 21 日)** 预防感染。

12 月 20 日 9:00，白细胞计数 $3.59×10^9/L(4.0×10^9/L\sim10.0×10^9/L)$，中性粒细胞绝对数 $3.31×10^9/L(2×10^9/L\sim7×10^9/L)$，提示骨髓抑制有所改善。

16:30，患者神清，反应稍迟钝，气稍促，呼吸 20 次/min，心率 86 次/min，律齐，**急查血糖提示 2.1 mmol/L(3.10~6.40 mmol/L)**，嘱患者进食糖水。

20:00，血气分析示 pH 7.221(7.35~7.45)，碳酸氢根 8.3 mmol/L (22~26 mmol/L)，剩余碱- 19.4 mmol/L(- 3~+3 mmol/L)，提示存在代谢性酸中毒，予 5% 碳酸氢钠 250 ml 静脉滴注纠正代谢性酸中毒；**血糖 3.1 mmol/L(3.10~6.40 mmol/L)**，提示患者血糖偏低，予 5% 糖水持续静脉滴注纠正低血糖。

12 月 21 日 8:00，患者尿少，精神萎靡，**反应迟钝**，呼吸稍促，呼吸 22 次/min，口唇稍发绀，双肺未闻及干湿啰音，心率 106 次/min，律齐，腹部膨隆，移动性浊音阳性，双下肢轻度水肿。各项指标提示骨髓抑制纠正。血气分析 pH 7.258(7.35~7.45)，剩余碱-14.1 mmol/L(- 3~+3 mmol/L)，二氧化碳分压 3.96 kPa(4.5~6.0 kPa)，氧气分压 4.42 kPa(10.66~13.33 kPa)，**提示存在呼吸衰竭伴代谢性酸中毒**，予 5% 碳酸氢钠 125 ml 静脉滴注纠正酸中毒。

9:00，心肌酶谱提示存在心肌受损；**肌酐 417 μmol/L(59~104 μmol/L)**，谷丙转氨酶 88 IU/L(<64 IU/L)，乳酸脱氢酶 411 IU/L(135~225 IU/L)，提示存在肝功能损害，肾功能衰竭。

10:10，患者神志欠清，呼吸浅慢，心电监护提示血氧饱和度 28%，血压 95/45 mmHg，心率 115 次/min。之后患者呼吸停止，血压 70/35 mmHg，心率 62 次/min，经抢救无效，11:03 患者死亡。

【病例用药分析】

患者因胸腺癌切除术后、高血压 2 级(高危组)、2 型糖尿病于 11 月 30 日入院。12 月 10 日查肌酐 132 μmol/L，12 月 12 日予 TP 方案化疗后，12 月 19 日出现Ⅳ度骨髓抑制，12 月 20 日好转，但又发生了代谢性酸中毒、肾功能衰竭和呼吸衰竭，12 月 21 日死亡。

一、患者出现肾功能不全的主要原因

患者入院时，12 月 1 日肌酐 100 μmol/L，12 月 10 日化疗前肌酐上升到 132 μmol/L，出现肾功能不全。

(1)患者有胸腺癌切除术后全身多发骨转移伴高钙血症、高血压 2 级(高危组)、2 型

糖尿病,可导致肾血液灌流量降低[1]。

（2）予呋塞米 20 mg qd po（12 月 2 日—12 月 9 日）、20 mg bid po（12 月 10 日—12 月 15 日），加上患者摄入少,可能引发容量不足导致肾血液灌流量和 GFR 显著降低[1]。

（3）予吲哚美辛栓 100 mg 每日 1 次纳肛（12 月 1 日—12 月 9 日）,12 月 7 日又临时加用一次,此药为非甾体抗炎药,可抑制前列腺素的合成,减少对肾脏的保护作用[2]。

二、患者高钾血症的原因

在心力衰竭而肾功能正常情况下,螺内酯：呋塞米＝2∶1 对血钾影响最小,因此螺内酯 40 mg qd po 联合呋塞米 20 mg qd po 通常不会引发高钾血症[3]。实际上予呋塞米 20 mg 每日 1 次口服（12 月 2 日—12 月 9 日）20 mg 每日 2 次口服（12 月 10 日—12 月 15 日）,螺内酯 40 mg 每日 1 次口服（12 月 2 日—12 月 9 日）。螺内酯：呋塞米＝2∶1,而患者发生了肾功能损害,故引发了高钾血症。

三、12 月 19 日发生Ⅳ度骨髓抑制的主要原因

（1）予顺铂 40 mg 每日 1 次静脉滴注（12 月 12 日—12 月 14 日）,顺铂直接作用于骨髓,影响细胞代谢,抑制白细胞生长发育[2]。

（2）顺铂半衰期在 48 小时以上,主要由肾脏排泄,通过肾小球过滤或部分由肾小管分泌,用药后 96 小时内 25％～45％ 由尿排出。患者存在肾功能不全,使顺铂半衰期延长,在体内蓄积,从而使骨髓抑制发生概率大大增加（见齐鲁制药有限公司药品说明书）。

（3）予紫杉醇 240 mg 一次静脉滴注（12 月 12 日）,紫杉醇可引发骨髓抑制,一般发生在用药后 8～10 日,严重中性粒细胞减少发生率为 47％（见南京思科药业有限公司药品说明书）。患者 12 月 12 日使用紫杉醇,12 月 19 日发生骨髓抑制,因此时间上相符。

四、12 月 20 日发生代谢性酸中毒的主要可能原因

（1）予二甲双胍 0.5 g 每日 3 次口服（12 月 11 日—12 月 21 日）,此药主要经肾脏排泄,24 小时内肾脏排泄 90％。患者存在肾功能不全,并且进行性加重,可造成二甲双胍在体内蓄积,增强无氧酵解,抑制肝脏及肌肉对乳酸的摄取,抑制糖异生作用,从而引发乳酸性酸中毒（见深圳市中联制药有限公司药品说明书）。

（2）患者存在肾功能不全,并且进行性加重,可造成体内固定酸不能由尿排出,在体内蓄积[1]。

（3）12 月 19 日钾 5.46 mmol/L,存在高钾血症,钾离子与细胞内氢离子交换,可引起细胞外氢离子增加,导致代谢性酸中毒[1]。

（4）患者休克、感染、脑血管意外、心肌梗死、心力衰竭等证据不足,故这些因素诱发乳酸性酸中毒的可能性比较小[1]。

（5）由于患者（12 月 20 日血糖 2.1 mmol/L）血糖偏低,故酮症酸中毒引发代谢性酸中毒的可能性比较小[4]。

五、患者发生低血糖的主要原因

(1) 予二甲双胍 0.5 g 每日 3 次口服(12 月 11 日—12 月 21 日)。因肾功能衰竭导致二甲双胍在体内蓄积而降低血糖(见深圳市中联制药有限公司药品说明书)。

(2) 患者因严重疾病摄入极少,加上肾功能衰竭肝功能损害,使糖异生能力降低从而引发低血糖[4]。

六、12 月 21 日患者发生肾功能衰竭的主要原因

(1) 患者有肾功能不全、胸腺癌切除术后全身多发骨转移伴高钙血症、高血压 2 级(高危组)、2 型糖尿病、代谢性酸中毒、严重骨髓抑制等引发肾功能衰竭的疾病基础[1]。

(2) 予顺铂 40 mg 每日 1 次静脉滴注(12 月 12 日—12 月 14 日),此药主要由肾脏排泄,患者已经存在肾功能不全,使顺铂半衰期延长,在体内蓄积,而在肾脏蓄积又约为其他脏器的 6 倍[2],可产生肾小管坏死,诱发肾功能衰竭(见齐鲁制药有限公司药品说明书)。

(3) 虽然紫杉醇损害肾功能的报道比较少,但可能性也是存在的[2]。

(4) B 超示可能存在泌尿道梗阻。

七、12 月 21 日患者发生呼吸衰竭的主要原因

(1) 患者存在休克、右侧胸腔积液、代谢性酸中毒、胸腺癌切除术后全身多发骨转移伴高钙血症等引发呼吸衰竭的疾病基础[4]。

(2) 顺铂、紫杉醇可能对肺造成损伤[2]。

(3) 患者存在高钾血症,可能加重呼吸肌麻痹[4]。

(4) 予阿普唑仑 0.4 mg 每晚 1 次口服(12 月 11 日—12 月 21 日),此药经肝脏代谢为和原药一样有药理活性的 α-羟基阿普唑仑,经肾脏排泄,患者已经发生了肾功能衰竭,又有肝脏损害,阿普唑仑和 α-羟基阿普唑仑可能在体内蓄积,引起呼吸中枢抑制(见上海信谊药厂有限公司药品说明书)。

(5) 予吗啡缓释片 60 mg 每日 2 次口服(12 月 13 日—12 月 21 日)、吗啡控释片 20 mg 每日 2 次口服(12 月 18 日—12 月 21 日),将吗啡缓释片和吗啡控释片同时给患者服用,加上患者肾功能衰竭合并肝脏损害,再加上阿普唑仑可加剧和延长吗啡的抑制作用,导致呼吸中枢抑制(见北京萌蒂制药有限公司药品说明书)。

(6) 患者严重感染可能没有得到有效控制。中性粒细胞缺乏引发的感染,常规使用抗铜绿假单胞菌 β 内酰胺类药物如头孢他啶、头孢吡肟、哌拉西林他唑巴坦钠、头孢哌酮舒巴坦钠、碳青霉烯类,对血流动力学不稳定者可联合抗革兰阳性球菌的药物。2~3 天抗感染效果不佳及时调整抗菌药物[5]。该患者应密切监测降钙素原、CRP 等指标,及时行床旁胸片等,判断抗感染是否有效,以便及时更换抗菌药。

(7) 患者胸腺癌切除术后全身多发骨转移伴高钙血症,加上 2 型糖尿病合并高血压,再加上予甲地孕酮分散片 1 片每日 2 次口服(11 月 30 日—12 月 21 日)使 ATⅢ活性和含量呈下降趋势,使发生栓塞的风险增加。应予低分子肝素、阿司匹林肠溶片等预防栓塞。

实际上未给予,因此患者发生呼吸衰竭死亡不能排除发生了肺栓塞[6]。

【病例总结】

(1) 患者 12 月 10 日肌酐上升到 132 μmol/L,12 月 12 日仍予顺铂化疗,而肾功能损害者禁用顺铂(见齐鲁制药有限公司药品说明书)。

(2) 糖尿病肾病者禁用二甲双胍,血清肌酐超过 132.6 μmol/L 者禁用二甲双胍(见深圳市中联制药有限公司药品说明书);肝肾功能损害者禁用阿普唑仑(见上海信谊药厂有限公司药品说明书)。

(3) 在心力衰竭而肾功能正常情况下,螺内酯:呋塞米=2:1 对血钾影响最小;应严格掌握利尿剂的适应证。

(4) 中性粒细胞缺乏引发的感染,常规使用抗铜绿假单胞菌 β 内酰胺类药物,应密切监测降钙素原、CRP 等指标,及时行床旁胸片等,判断抗感染是否有效,2~3 天抗感染效果不佳及时调整。

(5) 全身多发骨转移伴高钙血症,加上 2 型糖尿病合并高血压,再加上予甲地孕酮分散片,使发生栓塞的风险增加。应予低分子肝素、阿司匹林肠溶片等预防栓塞。

未遵守上述用药注意事项,可能与患者病情恶化死亡有相关性。

参考文献

[1] 王建枝,殷莲华. 病理生理学:8 版[M].北京:人民卫生出版社,2013:15 - 21,246 - 259.
[2] 贾公孚,谢惠民. 药害临床防治大全[M].北京:人民卫生出版社,2002:389 - 393,496 - 505,515 - 522,528 - 532.
[3] 代铁成,赵月. 不同剂量利尿剂联合应用对心力衰竭患者血钾的影响[J].心血管康复医学杂志,2010,19(6):636 - 638.
[4] 叶任高,陆再英. 内科学:6 版[M].北京:人民卫生出版社,2005:141 - 142,234 - 235,809 - 812.
[5] 《抗菌药物临床应用指导原则》修订工作组. 抗菌药物临床应用指导原则 2015 版.国卫办医发[2015]43 号附件,2015:94 - 100,128 - 129.
[6] 牛旭,李志霞. 普外科腹部手术后肺栓塞的预防研究进展[J].中华临床医师杂志,2011,5(3):818 - 822.

9.5 甲地孕酮、呋塞米致深静脉栓塞

【概述】

一例中年女性患者因胆总管中段腺癌 pTxNxM1(M:大网膜)Ⅳ期 PS 2 分等疾病入院。治疗后患者发生深静脉血栓、消化道大出血等,最终死亡。通过此病例分析,主要

探讨以下几个方面：① 7 月 11 日发生左下肢深静脉血栓的主要原因。② 患者深静脉栓塞加重的原因。③ 7 月 30 日发生导管置入处明显渗血的主要原因。④ 7 月 30 日患者发生消化道大出血的原因。

【病史介绍】

患者 50 岁，女性，胆总管中段腺癌 pTxNxM1（M：大网膜） Ⅳ 期 PS 2 分等疾病于 6 月 28 日入院。查血红蛋白 92.0 g/L（110.0～150.0 g/L），血小板计数 250.0×10⁹/L（100×10⁹/L～300×10⁹/L），白细胞计数 11.10×10⁹/L（4.0×10⁹/L～10.0×10⁹/L），中性粒细胞百分比 84.3％（50％～70％）。肌酐 44 μmol/L（45～84 μmol/L），γ-谷氨酰转肽酶 204 IU/L（3～66 IU/L），碱性磷酸酶 272 IU/L（40～129 IU/L），总胆红素 20.1 μmol/L（6.0～20.0 μmol/L），直接胆红素 13.8 μmol/L（0～6.0 μmol/L），提示轻度梗阻性黄疸，肝功能损伤，**粪隐血＋＋**。查体腹膨隆明显，**腹壁静脉曲张**，双下肢凹陷性水肿。

【临床经过】

予呋塞米 20 mg bid po（6 月 28 日—7 月 15 日）、螺内酯 40 mg bid po（6 月 28 日—7 月 15 日），**5％葡萄糖 250 ml＋复方苦参 20 ml qd iv gtt（6 月 30 日—7 月 10 日）、奥美拉唑钠 40 mg＋NS 100 ml qd iv gtt（6 月 30 日—7 月 31 日）**，另外予吗啡缓释片止痛。

7 月 1 日，患者有血栓外痔，予回纳，并予迈之灵 2 粒 bid po（7 月 1 日—7 月 31 日）。患者发热明显，寒战，体温 38.9℃。

7 月 2 日，体温 39.8℃。伴神萎乏力。白细胞计数 12.62×10⁹/L（4.0×10⁹/L～10.0×10⁹/L），血红蛋白 102.0 g/L（110.0～150.0 g/L），血小板计数 256.0×10⁹/L（100×10⁹/L～300×10⁹/L），中性粒细胞百分比 85.1％（50％～70％）。**予头孢他啶 2 g bid iv gtt（7 月 2 日—7 月 8 日）**。予甲地孕酮分散片 1 粒 bid po（7 月 2 日—7 月 10 日）。

7 月 7 日，患者尿量少，予呋塞米 20 mg qd iv（7 月 7 日—7 月 18 日）、20 mg bid iv（7 月 18 日—8 月 1 日）。

7 月 8 日，肌酐 59 μmol/L（45～84 μmol/L）。白细胞计数 21.08×10⁹/L（4.0×10⁹/L～10.0×10⁹/L），血红蛋白 89.0 g/L（110.0～150.0 g/L），血小板计数 416.0×10⁹/L（100×10⁹/L～300×10⁹/L），中性粒细胞百分比 90.4％（50％～70％）。血象增高明显，考虑感染控制不佳，**改用左氧氟沙星 0.2 g bid iv gtt（7 月 8 日—7 月 9 日）**。

7 月 9 日，患者发热明显，体温 38.5℃，血小板计数 377.0×10⁹/L（100×10⁹/L～300×10⁹/L）。**改用头孢哌酮舒巴坦钠 3 g bid iv gtt（7 月 9 日—8 月 1 日）、甲硝唑 0.5 g bid iv gtt（7 月 9 日—8 月 1 日）**。患者引流量明显减少，**考虑留置导管易加重腹腔感染，予以拔除**。

7 月 10 日，患者胃纳可，大便仍较秘结，停甲地孕酮分散片和复方苦参，改予参附益气扶正。

7月11日18:00,患者左下肢肿胀明显,**急查B超提示左下肢深静脉血栓形成**。血管外科会诊,**予低分子肝素钙 0.4 ml bid ih (7月11日—7月15日)**。

7月12日,**患者体温正常、血象正常**,左下肢肿胀明显,双下肢凹陷性水肿。**血小板计数 266.0×10⁹/L**(100×10⁹/L~300×10⁹/L)。

7月14日,下腔静脉造影CT示左侧髂内外静脉栓子形成,管腔重度狭窄,腹腔、盆腔内大量积液,腹膜后及盆腔内多发淋巴结肿大,腹膜转移。

7月15日10:00,肌酐 47 μmol/L(45~84 μmol/L),γ-谷氨酰转肽酶 676 IU/L(3~66 IU/L),碱性磷酸酶 748 IU/L(40~129 IU/L),总胆红素 34.2 μmol/L(6.0~20.0 μmol/L),直接胆红素 28.0 μmol/L(0~6.0 μmol/L)。**血小板计数 447.0×10⁹/L**(100×10⁹/L~300×10⁹/L)。

14:00,在ERCP下行胆总管支架重新更换术及鼻胆管引流术。术后**予中长链脂肪乳 250 ml qd iv gtt (7月15日—8月1日)**,换用**低分子肝素钠 5 000 IU bid ih (7月15日—7月30日)**。

7月17日—7月18日,予吲哚美辛栓 50 mg 每日1次纳肛止痛。

7月20日,肌酐 65 μmol/L(45~84 μmol/L),γ-谷氨酰转肽酶 888 IU/L(3~66 IU/L),碱性磷酸酶 664 IU/L(40~129 IU/L),总胆红素 44.8 μmol/L(6.0~20.0 μmol/L),直接胆红素 37.5 μmol/L(0~6.0 μmol/L),血红蛋白 69.0 g/L(110.0~150.0 g/L),**血小板计数 266.0×10⁹/L**(100×10⁹/L~300×10⁹/L)。

7月21日,患者夜间睡眠不佳,予艾司唑仑 1 mg qn po (7月21日—7月31日)。**胃镜示十二指肠球部溃疡(A1)**。

7月27日,肌酐 178 μmol/L(45~84 μmol/L),γ-谷氨酰转肽酶 1441 IU/L(3~66 IU/L),碱性磷酸酶 774 IU/L(40~129 IU/L),总胆红素 117.0 μmol/L(6.0~20.0 μmol/L),直接胆红素 95.0 μmol/L(0~6.0 μmol/L)。提示肝肾功能损伤进行性加重,梗阻性黄疸,低白蛋白血症。血红蛋白 54.0 g/L,**血小板计数 163.0×10⁹/L,血小板计数值低于7月20日的39%**,APTT测定值 89.2 s(24.0~43.0 s),D-二聚体 0.300 mg/L(<0.3 mg/L),**凝血酶时间测定 41.6 s**(11.0~15.0 s)。患者贫血进行性加重,予人血白蛋白红细胞悬液支持治疗。

7月29日,肌酐 269 μmol/L(45~84 μmol/L),**提示肾功能损伤进行性加重,肾静脉血栓所致肾衰竭不能除外**。

7月30日8:00,**患者右颈部深静脉穿刺 Arrow 导管置入处渗血明显,考虑凝血功能障碍所致,停低分子肝素钠**,予凝血酶止血。18:50,渗血仍明显,心电监护示血压 66/48 mmHg,心率 130 次/min,呼吸 31 次/min,血氧饱和度 97%。继续予凝血酶止血。19:00,患者精神萎,胸闷气急,不能平卧,**腹壁见多发瘀斑**。20:00,**患者解黑便数次**,粪隐血+++,肌酐 308 μmol/L(45~84 μmol/L)。

7月31日,患者神萎,气促,心率 120~130 次/min,血压 90/40 mmHg,呼吸 32 次/min。

8月1日00:20,患者呼吸停止,心率逐渐下降为0,血压为0,心电图示一直线,宣告临床死亡。

【病例用药分析】

一、7月11日发生左下肢深静脉血栓的主要原因

(1) 根据 Caprini 评估表,患者深静脉血栓形成风险极高危:50 岁(年龄 41~60 岁)(1 分)+卧床>72 小时(2 分)+腹壁静脉曲张(1 分)+予醋酸甲地孕酮分散片(1 分)+胆总管中段腺癌(pTxNxM1)(2 分)+下肢水肿(1 分)+败血症(1 分)=9 分≥5 分,属于极高危,按规定应予低分子肝素抗血栓形成[1]。根据 Pauda 评分,患者深静脉血栓形成风险也属于高危:胆总管中段腺癌(pTxNxM1)(3 分)+卧床>72 小时(3 分)+予醋酸甲地孕酮分散片(1 分)+败血症(1 分)=8 分≥4 分,属于深静脉血栓形成风险高危,按规定应予低分子肝素抗血栓形成[1]。实际上未给予。使肾静脉血栓形成的风险大大增加。

(2) 予甲地孕酮分散片 1 粒每日 2 次口服(7 月 2 日—7 月 10 日)。正常人血液中存在许多天然凝血抑制因子,其中最重要的是 ATⅢ,对凝血酶和因子Ⅹa抑制作用最强,因而其在抗血栓形成中起重要的保护作用。当血浆中 ATⅢ 浓度降至正常值的 70% 时,血栓形成的危险性增加。有研究表明,醋酸甲羟孕酮类避孕药在用药期间,能使 ATⅢ 活性和含量呈下降趋势[2]。已有口服醋酸甲羟孕酮致深静脉血栓的报道[3]。患者既往没有各种动脉疾病、静脉疾病等病史,在使用醋酸甲羟孕酮之前,查体双下肢一直无异常,7 月 2 日因增加食欲的需要,开始口服醋酸甲羟孕酮,7 月 10 日停用,7 月 11 日出现了下肢深静脉血栓,因此在时间上有相关性。

(3) 予 5% 葡萄糖 250 ml+复方苦参 20 ml 每日 1 次静脉滴注(6 月 30 日—7 月 10 日)。复方苦参包含苦参和白土苓,辅料为聚山梨酯 80、氢氧化钠、醋酸。其中聚山梨酯 80 为增溶剂,增加苦参和白土苓的溶解度,使之能制成注射液;氢氧化钠和醋酸调节 pH,使注射液偏中性,增加苦参和白土苓溶解度并增加注射液的稳定性。复方苦参通常应用生理盐水稀释,而实际与葡萄糖配伍,5% 葡萄糖 pH 较低,可能增加注射液的不稳定性,再加上复方苦参注射液超量使用(应该是 12 ml,实际为 20 ml),多种因素使输液中不溶性微粒的数量大大增加,并且体积增大。输液器滤过孔径通常在 5 μm 以上,仅能滤过大的微粒。因此大量不溶性微粒通过静脉输液经血液循环进入肺部微循环,另有部分微粒可通过微循环中间微动脉直接进入肺静脉,再由左心房进入左心室,并由主动脉进入全身各组织,造成循环障碍,诱发静脉栓塞[4]。

(4) 予呋塞米 20 mg 每日 1 次静脉推注(7 月 7 日—7 月 18 日)、20 mg 每日 2 次静脉

推注(7月18日—8月1日)。可降低抗凝药物和抗纤溶药物的作用,主要是利尿后血容量下降,致血中凝血因子浓度升高,以及利尿使肝血液供应改善、肝脏合成凝血因子增多(见上海信谊药业有限公司药品说明书)。

二、患者深静脉栓塞加重的原因

在发生了左下肢深静脉血栓后,虽经低分子肝素等抗凝治疗,但未得到改善,甚至有可能进一步发生了肾静脉血栓,成为诱发肾功能衰竭的因素之一(严重感染基本被控制因此引发肾衰竭的可能性小)。

(1) Caprini 评估为 9 分,有发生栓塞的极高风险。

(2) 予中长链脂肪乳 250 ml 每日 1 次静脉滴注(7月15日—8月1日),在静脉滴注时容易发生脂肪超载,在血管内形成泥状物,使血黏度增高,甚至损伤血管内皮,形成血栓[5],从而有可能加重深静脉栓塞。

(3) 予呋塞米 20 mg 每日 1 次静脉推注(7月7日—7月18日)、20 mg 每日 2 次静脉推注(7月18日—8月1日)。可降低抗凝药物和抗纤溶药物的作用,主要是利尿后血容量下降,致血中凝血因子浓度升高,以及利尿使肝血液供应改善、肝脏合成凝血因子增多(见上海信谊药业有限公司药品说明书)。

三、7月30日发生导管置入处明显渗血的主要原因

(1) 予低分子肝素钠 5 000 IU 每日 2 次皮下注射(7月15日—7月30日),低分子肝素钠具有很高的抗凝血因子 Xa 活性,加上患者进展为急性肾功能衰竭,可能延缓低分子肝素钠的排泄,加强其抗凝活性。肾功能衰竭患者不宜使用低分子肝素(见杭州九源基因工程有限公司药品说明书)。

(2) 予低分子肝素钠 5 000IU 每日 2 次皮下注射(7月15日—7月30日)后,7月15日血小板计数 447.0×10^9/L,7月20日降至 266.0×10^9/L,7月27日进一步降至 163.0×10^9/L,血小板计数值低于 7月20日的 39%,按药品说明书规定,应立即停用低分子肝素钠(见杭州九源基因工程有限公司药品说明书),而实际上直到 7月30日才停用,使患者发生了比较严重的出血。

(3) 患者肝功能损害进行性加重,可能使肝合成凝血因子减少[6]。

(4) 患者血小板进行性下降除与低分子肝素可能有关外,予头孢哌酮舒巴坦钠 3 g bid iv gtt(7月9日—8月1日)、甲硝唑 0.5 g bid iv gtt(7月9日—8月1日)的可能性也不能除外。头孢哌酮舒巴坦钠血小板减少症发生率 0.8%、低凝血酶原血症发生率 3.8%(见辉瑞制药有限公司药品说明书)。甲硝唑可能引发血小板降低,规定血液系统疾病患者禁用(见石家庄四药有限公司药品说明书)。7月27日当血小板计数 163.0×10^9/L、APTT 测定值 89.2 s、PT 测定 41.6 s 时,应及时停用头孢哌酮舒巴坦钠和甲硝唑,改用碳青霉烯类,实际上未调整抗菌药。

(5) 患者各项实验室指标尚不符合 DIC 诊断标准。

四、7 月 30 日 20:00,患者解黑便数次,发生消化道大出血的原因

(1) 患者血小板显著降低,PT、APTT 显著延长。

(2) 7 月 21 日胃镜示十二指肠球部溃疡(A1)。根据急性非静脉曲张性上消化道出血诊治指南,对出血高危患者,尽可能早期应用 PPI,内镜检查前应用 PPI 可以改善出血病灶的内镜下表现,从而减少内镜下止血的需要。内镜治疗后,应用大剂量 PPI 可以降低高危患者再出血的发生率,并降低病死率。溃疡再出血高危患者在内镜止血后,推荐静脉应用大剂量埃索美拉唑(80 mg 静脉推注+8 mg/h 速度持续输注 72 h)可降低再出血率,而且大剂量静脉埃索美拉唑滴注及后续口服治疗具有良好的安全性,不增加不良事件[7]。对于低危患者,可予常规剂量 PPI 治疗,如埃索美拉唑 40 mg 静脉输注,每日 2 次[7]。根据 Rockall 评分系统,患者低血压(2 分)+胆总管中段腺癌 pTxNxM1(M:大网膜)、肝肾功能衰竭(3 分)+内镜诊断溃疡(1 分)=6 分[7]≥5 分。属于高危,应予大剂量质子泵抑制剂。实际上仅常规予奥美拉唑钠 40 mg+NS 100 ml qd iv gtt(6 月 30 日—7 月 31 日)。

【病例总结】

(1) Caprini 评估≥5 分、Pauda 评分≥4 分应予低分子肝素抗血栓形成。

(2) 有栓塞者禁用中长链脂肪乳。

(3) 复方苦参注射液每次 12 ml 每日 1 次静脉滴注,通常用氯化钠注射液稀释。

(4) 肾功能衰竭患者不宜使用低分子肝素;在低分子肝素钠使用过程中当血小板计数低于原值的 30%~50%时应停药。

(5) 根据急性非静脉曲张性上消化道出血诊治指南,对出血高危患者应予大剂量质子泵抑制剂。

未遵守上述用药注意事项,可能与患者病情恶化有相关性。

参考文献

［1］ 中华医学会呼吸病学分会肺栓塞与肺血管病学组,中国医师协会呼吸医师分会肺栓塞与肺血管病工作委员会,全国肺栓塞与肺血管病防治协作组.肺血栓栓塞症诊治与预防指南[J].中华医学杂志,2018,98(14):1060-1087.

［2］ 孙丹利,陈爱君,卢凤英,等.两种长效避孕针对抗凝血酶Ⅲ活性和含量影响的研究[J].现代应用药学,1996,13(2):3-6.

［3］ 孙逊,邹恒琴.醋酸甲羟孕酮长效避孕药致深静脉血栓 1 例[J].药物流行病学杂志,1999,8(1):49.

［4］ 卢海儒,文友民.中药注射剂的不良反应[M].北京:中国医药科技出版社,2006:71-72.

［5］ 陈主初.病理生理学[M].北京:人民卫生出版社,2001:328-329.

［6］ 叶任高,陆再英. 内科学:6 版[M].北京:人民卫生出版社,2005:442-443.

［7］ 中华内科杂志,中华医学杂志,中华消化杂志,等.急性非静脉曲张性上消化道出血诊治指南(2015年,南昌).中华医学杂志,2016,96(4):254-259.

神 经 外 科

10.1　去骨瓣减压术后发生呼吸机相关肺炎

【概述】

　　一例老年女性，因左侧大脑半球脑栓塞、冠心病、心房颤动入院。经过治疗患者发生 DIC、休克，最终抢救无效死亡。通过此病例分析，探讨患者迟发型呼吸机相关性肺炎的治疗是否合理。

【病史介绍】

　　患者 77 岁，女性，因左侧大脑半球脑栓塞、冠心病、心房颤动，于 6 月 11 日入院。患者嗜睡，呼吸平稳。体温 36.8℃，血压 150/56 mmHg，呼吸 20 次/min，心率 56 次/min，房颤心律，头部 MRI 示左侧大脑半球大脑中动脉供血区脑栓塞。查血红蛋白 125.0 g/L（110.0～150.0 g/L），血小板计数 136.0×10^9/L（100×10^9/L～300×10^9/L），白细胞计数 9.32×10^9/L（4.0×10^9/L～10.0×10^9/L）。肌酐 51 μmol/L（45～84 μmol/L），总胆红素 35.4 μmol/L（6.0～20.0 μmol/L），直接胆红素 7.5 μmol/L（0～6.0 μmol/L），其余肝功能各项指标在正常范围。

【临床经过】

　　予阿司匹林肠溶片 100 mg qd po（6 月 11 日—6 月 12 日）、300 mg qd po（6 月 12 日—6 月 13 日）、100 mg qd po（6 月 13 日—6 月 18 日）；尼莫地平 10 mg bid iv gtt（6 月 11 日—6 月 17 日）；依达拉奉 30 mg bid iv gtt（6 月 11 日—6 月 18 日）；20% 甘露醇 125 ml＋地塞米松磷酸钠 5 mg bid iv gtt（6 月 11 日—6 月 13 日）；**头孢唑肟钠 2.25 g bid iv gtt（6 月 11 日—6 月 17 日）预防感染**；泮托拉唑钠 40 mg bid iv gtt（6 月 12 日—6 月 18 日）。

6月13日,患者呼之不应,双侧瞳孔直径为左3.5 mm右3 mm,对光反射消失,考虑患者大面积脑栓塞,脑疝。予急诊开颅去骨瓣减压术。**术后予呼吸机辅助通气**,查血红蛋白120.0 g/L(110.0～150.0 g/L),血小板计数129.0×10^9/L(100×10^9/L～300×10^9/L),白细胞计数23.60×10^9/L(4.0×10^9/L～10.0×10^9/L),肌酐47 μmol/L(45～84 μmol/L),予肠内营养液鼻饲。复查CT左颞顶枕大片低密度,大脑中动脉脑栓塞术后,两肺散在炎症,两侧胸腔积液伴两下肺部分膨胀不全。予20%甘露醇注射液125 ml q8h iv gtt(6月13日—6月17日),乳酸钠林格注射液500 ml+10%氯化钾注射液10 ml+注射用维生素K$_1$20 mg qd iv gtt(6月13日—6月15日)。

6月14日,术后第一日,患者浅昏迷,对光反射迟钝。查血红蛋白105.0 g/L(110.0～150.0 g/L),血小板计数127.0×10^9/L(100×10^9/L～300×10^9/L),白细胞计数17.90×10^9/L(4.0×10^9/L～10.0×10^9/L),肌酐51 μmol/L(45～84 μmol/L)。

6月15日,患者昏睡,体温37.7℃,BP 126/55 mmHg,双侧瞳孔等大等圆,对光反射迟钝。**予气管切开,充分吸痰,呼吸机辅助通气。**

6月16日9:00,患者昏睡,体温36.8℃,BP 108/56 mmHg,双侧瞳孔等大等圆,对光反射迟钝,气管切开,**吸出较多黄痰**。查白细胞计数14.6×10^9/L(4.0×10^9/L～10.0×10^9/L),血红蛋白96.0 g/L(110.0～150.0 g/L),血小板计数136.0×10^9/L(100×10^9/L～300×10^9/L),肌酐74 μmol/L(45～84 μmol/L)。21:00,患者呼吸急促28次/min,心率154次/min,律不齐,**体温38.5℃**,BP 150/68 mmHg,予吲哚美辛栓50 mg纳肛。23:00,**体温39℃**,BP 146/86 mmHg,予胺碘酮静脉推泵控制心室率,心室率逐渐稳定至108次/min。

6月17日8:00,患者昏睡,体温36.4℃,BP 114/79 mmHg。患者呼吸困难,心室率快,**停用头孢唑肟钠**,予输血浆200 ml和红细胞2 U,**改用头孢哌酮舒巴坦钠3 g qd iv gtt(6月17日)**,予30%脂肪乳注射液250 ml qd iv gtt(6月17日—6月18日)。复查头部CT,梗死区出现少量出血,中线居中。查肌酐80 μmol/L(45～84 μmol/L),总胆红素42.7 μmol/L(6.0～20.0 μmol/L),直接胆红素14.9 μmol/L(0～6.0 μmol/L),其余肝功能各项指标在正常范围。17:00,患者呼吸急促34次/min,心率130次/min,律不齐,巩膜黄染。**患者皮温低,四肢皮肤花斑,目前考虑冷休克可能,予去甲万古霉素0.8 g bid iv gtt(6月17日—6月18日)**,继续呼吸机辅助通气,氧浓度调高至70%。23:40,患者呼吸急促33次/min,心率70次/min,律不齐,体温39℃,BP 108/60 mmHg,予多巴胺推泵升压,患者尿量逐渐减少。

6月18日1:00,**予亚胺培南西司他丁钠1 g iv gtt及氟康唑200 mg iv gtt**。患者呼吸急促32次/min,心率70次/min,律不齐,BP 120/60 mmHg,查肌酐151 μmol/L(45～84 μmol/L),呕吐物隐血++,APTT测定值40.4 s(24.0～43.0 s),D-二聚体0.827 mg/L(<0.3 mg/L),纤维蛋白(原)降解产物27.0 mg/L(<5 mg/L),纤维蛋白原1.45 g/L

(2.00～4.00 g/L)，INR 1.16(0.80～1.50)，凝血酶原时间测定 12.7 s(11.0～15.0 s)，**已存在 DIC**。目前呼吸、循环衰竭，肾功能衰竭无尿，消化道出血，DIC。1:38，患者突发面部抽搐，血压下降 BP 84/42 mmHg，双侧瞳孔放大 5 mm，对光反射消失，经抢救无效，于 1:55 临床死亡。

【病例用药分析】

患者呼吸机相关性肺炎的治疗是否合理

患者 6 月 13 日因大面积脑栓塞，脑疝予急诊开颅去骨瓣减压术，术后予气管插管呼吸机辅助通气，6 月 15 日体温 37.7℃予气管切开吸痰。患者发生了迟发型呼吸机相关性肺炎。迟发型的 HAP、VAP 和 HCAP 的患者，可能的病原体为铜绿假单胞菌、产超广谱β内酰胺酶(ESBL)的肺炎克雷伯菌、不动杆菌属等。可选择抗假单胞菌头孢菌素(头孢吡肟，头孢他啶)、碳青霉烯类(亚胺培南，美罗培南)或β内酰胺类/β内酰胺酶抑制剂(哌拉西林/他唑巴坦)，加用一种抗假单胞菌喹诺酮类(环丙沙星或左氧氟沙星)，或氨基糖苷类(阿米卡星，庆大霉素或妥布霉素)。怀疑 MRSA 加用利奈唑胺或万古霉素。2～3 天抗感染效果不佳及时调整[1]。头孢唑肟钠对铜绿假单胞菌无效，因此该患者 6 月 15 日就应予停用，及时改用β内酰胺类/β内酰胺酶抑制剂(或碳青霉烯类)联合环丙沙星(或左氧氟沙星)。实际上直到 6 月 16 日 23:00 体温飙升至 39℃，6 月 17 日 8:00 才改用头孢哌酮舒巴坦钠 3 g qd iv gtt。17:00 患者皮温低，四肢皮肤花斑，考虑冷休克可能。冷休克一般以革兰阴性杆菌可能性大，因此予去甲万古霉素 0.8 g bid iv gtt 很可能无效，使感染进一步加重。患者发生 DIC、休克、多脏器衰竭的诱因是严重感染和手术引起的创伤，并以严重感染为主要诱因[2]。

【病例总结】

（1）迟发型呼吸机相关性肺炎患者，可经验性选择抗假单胞菌头孢菌素(或碳青霉烯类或β内酰胺类/β内酰胺酶抑制剂)加一种抗假单胞菌喹诺酮类(或氨基糖苷类)，怀疑 MRSA 加用利奈唑胺或万古霉素。

（2）2～3 天抗感染效果不佳及时调整。

（3）6 月 17 日在已经出现休克的情况下，予 30%脂肪乳静脉滴注，则违反了用药禁忌证。

未遵守上述用药注意事项，可能与患者病情恶化有相关性。

参考文献

［1］ 曹彬，蔡柏蔷.美国胸科协会和美国感染协会对医院内获得性肺炎诊治指南的修订［J］.中华内科杂志，2005，44(12)：945-948.

［2］ 金惠铭，王建枝.病理生理学［M］.北京：人民卫生出版社，2004：169-171，178-179.

10.2　去骨瓣减压术后致消化道出血、急性肾衰竭

【概述】

　　一例老年男性因右侧丘脑出血破入脑室、急性梗阻性脑积水、高血压Ⅲ期入院。治疗后患者发生了急性肾功能衰竭、上消化道出血等最终死亡。通过此病例分析，主要探讨以下几个方面：① 患者抗感染治疗方案是否合理。② 患者发生急性肾功能衰竭的原因。③ 患者发生上消化道出血的原因。④ 4月17日患者上消化道出血加重的主要原因。

【病史介绍】

　　患者63岁，男性，因右侧丘脑出血破入脑室、急性梗阻性脑积水、高血压Ⅲ期于4月6日入院。行双侧脑室外引流术和右颞开颅血肿清除术＋去骨瓣减压术。术后予依达拉奉30 mg qd iv gtt(4月6日—4月15日)、20％甘露醇125 ml＋**地塞米松磷酸钠5 mg tid iv gtt(4月6日—4月10日)**、20％甘露醇125 ml＋**地塞米松磷酸钠5 mg bid iv gtt(4月10日—4月12日)**、20％甘露醇250 ml bid iv gtt (4月12日—4月16日)、20％甘露醇125 ml bid iv gtt (4月16日—4月17日)；硝普钠50 mg q8h iv gtt(4月6日—4月9日、4月12日—4月15日)；**头孢吡肟1 g bid iv gtt(4月6日—4月12日)预防感染**，奥美拉**唑钠40 mg＋NS 100 ml qd iv gtt(4月6日—4月10日)**。另外予醒脑静、神经节苷脂。**予气管插管呼吸机辅助通气(4月6日—4月17日)**。

【临床经过】

　　4月7日，血红蛋白120.0 g/L(110.0～150.0 g/L)，血小板计数124.0×10^9/L(100×10^9/L～300×10^9/L)，白细胞计数8.28×10^9/L(4.0×10^9/L～10.0×10^9/L)。

　　4月8日，患者呼吸机辅助通气中，呼吸平稳，SPO$_2$ 99％。BP(150～180)/(95～110) mmHg。予氯沙坦钾50 mg qd po(4月8日—4月11日)、50 mg bid po(4月11日—4月16日)、可乐定75 mg tid po(4月8日—4月9日)、150 mg tid po(4月9日—4月16日)、氨氯地平5 mg bid po(4月8日—4月16日)。**予氟康唑150 mg qd po(4月8日—4月16日)**、肠内营养混悬液(百普力)1 500 ml qd 鼻饲(4月8日—4月12日)。

　　4月9日9:00，患者术后CT有低密度灶，考虑脑血管痉挛脑梗死，**予尼莫地平10 mg bid iv gtt(4月9日—4月16日)**、整蛋白型肠内营养液(能全力)500 ml qd 鼻饲(4月9日—4月17日)。**患者解黑便，粪隐血＋＋**。

23:00,患者突发呼吸急促,SPO$_2$88%,查体双肺满布哮鸣音,考虑哮喘,予二羟丙茶碱0.5 g、甲泼尼龙琥珀酸钠40 mg静脉推注。

4月10日,肌酐89 μmol/L(59～104 μmol/L),患者呼吸急促,吸痰不畅,予更换气切套管,BP 150/100 mmHg左右。**予二羟丙茶碱0.25 g bid iv gtt(4月10日—4月11日)、二羟丙茶碱0.5 g bid iv gtt(4月11日—4月13日)、二羟丙茶碱0.25 g＋甲泼尼龙琥珀酸钠40 mg tid iv (4月13日—4月15日)**。硝酸甘油50 mg bid iv gtt(4月10日—4月11日)。痰培养示鲍曼不动杆菌90%,阿米卡星、头孢哌酮舒巴坦钠敏感,**予头孢哌酮舒巴坦钠3 g bid iv gtt(4月10日—4月17日)**。

4月11日,**将奥美拉唑钠加至40 mg＋NS 100 ml q12h iv gtt(4月11日—4月17日)**。

4月13日,患者发热,呼吸急促,两肺有哮鸣音,肌酐71 μmol/L(59～104 μmol/L)。予沙丁氨醇喷雾平喘。

4月14日14:00,患者哮喘加重,呼吸急促明显,SPO$_2$94%,请呼吸科急会诊,予氨茶碱0.5 g iv gtt,**甲泼尼龙琥珀酸钠500 mg qd iv(4月14日—4月15日)**。16:00,腰穿见血性脑脊液流出,测压力为180 mmHg,放出血性CSF约30 ml。

4月15日,患者呼吸急促,两肺有少量哮鸣音。**予氨茶碱0.5 g bid iv gtt(4月15日—4月17日)**。复查头部CT,右丘脑术后改变,脑室通畅,少许积血,术区水肿明显。拔除脑室外引流,伤口拆线,Ⅰ/甲愈合。**患者体温39.9℃**,多次腹泻黄稀便,肌酐170 μmol/L(59～104 μmol/L),**予阿米卡星0.4 g qd iv gtt(4月15日—4月16日)**。

4月16日8:00,患者睁眼,不能遵嘱活动,呼吸急促对抗,两肺有少量哮鸣音。查肌酐302 μmol/L(59～104 μmol/L),**停阿米卡星,予呋西地酸500 mg tid iv gtt(4月15日—4月17日),氟康唑200 mg qd iv gtt(4月15日—4月17日)**。予盐酸哌替啶100 mg＋异丙嗪50 mg＋氯丙嗪50 mg iv gtt。10:00,予吗啡10 mg iv。

16:00,患者现血压下降,心电监护提示BP 88/53 mmHg,同时患者前1小时无尿。停用降压药,予多巴胺推泵升压,呋塞米利尿治疗。

4月17日8:30,患者不睁眼,四肢不动。呼吸机辅助通气,呼吸急促点头样,血压105/53 mmHg,心率113次/min,昨日入量5 175 ml,尿量490 ml。**胃管内抽出黑褐色胃液**,考虑上消化道出血,予凝血酶冰盐水洗胃。9:35,患者血压测不出,心率为0,SPO$_2$测不出,自主呼吸停止,双侧瞳孔散大,对光反射消失,心电图呈直线,临床死亡。

【病例用药分析】

一、患者抗感染治疗方案是否合理

4月6日术后予头孢吡肟1 g bid iv gtt(4月6日—4月12日)预防感染。予气管插管呼吸机辅助通气(4月6日—4月17日)。4月9日患者双肺满布哮鸣音,4月10日吸痰不畅,患者很可能发生了迟发型呼吸机相关性肺炎。迟发型的 HAP、VAP 和 HCAP 的患者,可能的病原体为铜绿假单胞菌、产超广谱 β 内酰胺酶(ESBL)的肺炎克雷伯菌、不动杆菌属等。可选择抗假单胞菌头孢菌素(头孢吡肟,头孢他啶)、碳青霉烯类(亚胺培南,美罗培南)或 β 内酰胺类/β 内酰胺酶抑制剂(哌拉西林/他唑巴坦),加用一种抗假单胞菌喹诺酮类(环丙沙星或左氧氟沙星),或氨基糖苷类(阿米卡星,庆大霉素或妥布霉素)。怀疑 MRSA 加用利奈唑胺或万古霉素。2～3 天抗感染效果不佳及时调整[1]。实际上 4 月 8 日予氟康唑 150 mg qd po(4 月 8 日—4 月 16 日)、氟康唑 200 mg qd iv gtt(4 月 15 日—4 月 17 日)。根据 WVUH 深部真菌感染的危险因素评估为广谱抗生素治疗≥4 天(5 分)+人工呼吸机应用≥2 天(3 分)+白细胞计数>10×10⁹/L(3 分)+留置导尿管(3 分)=14 分。ICU 患者≥40 分立即治疗,30～39 分加强监测,<30 分维持和监护;非 ICU 患者>25 分,立即投用抗真菌药;15～25 分,加强监测;<15 分,维持和监护[2]。患者属于 ICU 患者,因此予氟康唑依据不太足。4 月 10 日痰培养示鲍曼不动杆菌 90%,阿米卡星、头孢哌酮舒巴坦钠敏感,予头孢哌酮舒巴坦钠 3 g bid iv gtt(4 月 10 日—4 月 17 日)。4 月 10 日肌酐 89 μmol/L,63 岁男性,体重 70 kg,可估算出肌酐清除率 74 ml/min,因此头孢哌酮舒巴坦至少可加至 3 g q8h iv gtt,针对危及生命感染剂量不足,可影响抗感染疗效(见辉瑞制药有限公司药品说明书)。另外,危及生命感染 4 月 10 日这天应联合阿米卡星。肌酐清除率在 50～90 ml/min 每 12 小时予正常剂量(7.5 mg/kg)的 60%～90%(见上海信宜金朱药业有限公司药品说明书)。患者 70 kg,肌酐清除率 74 ml/min,可予 400 mg q12h iv gtt。实际上直到 4 月 15 日体温飙升至 39.9℃才予阿米卡星 0.4 g qd iv gtt(4 月 15 日—4 月 16 日),可能有延误,可在较大程度上降低抗感染疗效。另外,4 月 15 日肌酐已上升至 170 μmol/L,可估算出肌酐清除率为 39 ml/min。肌酐清除率在 10～50 ml/min 时每 24～48 小时用 7.5 mg/kg 的 20%～30%,阿米卡星最多予 150 mg q12h iv gtt(见上海信宜金朱药业有限公司药品说明书),剂量过大可引发肾毒性。根据迟发型呼吸机相关性肺炎抗菌药物使用原则,4 月 10 日当天可经验性予碳青霉烯类+呼吸喹诺酮类[1]。实际上未给予,可使感染进一步恶化。

二、患者发生急性肾功能衰竭的原因

患者从 4 月 6 日入院到 4 月 13 日,肾功能一直在正常范围。4 月 15 日,患者肌酐上升到 170 μmol/L。予阿米卡星 0.4 g qd iv gtt(4 月 15 日—4 月 16 日)。4 月 16 日,肌酐进一步上升到 302 μmol/L,出现急性肾功能衰竭。

(1)患者存在高血压病 3 级、脑出血、急性梗阻性脑积水等严重的基础疾病,又经手术打击,加上并发呼吸机相关性肺炎并且感染加重发生了感染性休克,可引发急性肾功能不全[3]。

(2)依达拉奉可引发肾功能损害,使血肌酐升高,发生率在 0.1%～5%(见南京先声东元制药有限公司产品说明书)。

(3)20%甘露醇可能导致肾小管上皮细胞损伤,引发急性肾功能不全(见上海长征富民金山制药有限公司产品说明书)。

(4)氯沙坦钾可引起少尿或进行性氮质血症,罕见急性肾功能衰竭(见杭州默沙东制药有限公司产品说明书)。

(5)阿米卡星有一定肾毒性,可使患者尿量减少,血肌酐升高(见上海旭东海普药业有限公司产品说明书);4月15日肌酐170 μmol/L,患者63岁,男性,体重70 kg,可计算出肌酐清除率为39 ml/min,按规定每日剂量最多为300 mg(见上海旭东海普药业有限公司产品说明书),而实际为400 mg qd iv gtt,可造成阿米卡星在体内蓄积,进一步损害肾功能。

(6)尼莫地平与氨基糖苷类抗生素合用,或者尼莫地平对已有肾功能损害的患者可引起肾功能进一步减退(见拜耳医药保健股份公司产品说明书)。

三、患者发生上消化道出血的原因

4月9日患者解黑便,粪隐血++。主要原因在于患者存在脑血管意外(右侧丘脑出血破入脑室)、困难复杂手术(开颅血肿清除术+去骨瓣减压术)两个应激源,加上机械通气超过48 h,使用糖皮质激素两个危险因素,按规定应予奥美拉唑40 mg q12h;泮托拉唑80 mg qd或40 mg q12h;兰索拉唑30 mg q12h;埃索美拉唑40 mg q12h[4]。实际上予奥美拉唑钠40 mg+NS100 mlqdiv(4月6日—4月10日),可能是质子泵抑制剂的量不足引发了上消化道出血。

四、4月17日,患者胃管内抽出黑褐色胃液,上消化道出血加重的主要原因

(1)除脑血管意外、困难复杂手术两个应激源、机械通气超过48 h,使用糖皮质激素两个危险因素外,又增加了感染性休克、多脏器功能障碍综合征两个应激源,还有急性肾功能衰竭一个危险因素[4]。

(2)二羟丙茶碱和氨茶碱均有舒张外周血管和胃肠道平滑肌以及刺激胃肠道的作用,可能引发消化性溃疡,并使活动性消化性溃疡患者的出血加重(见上海信谊金朱药业有限公司产品说明书)。已经发生上消化道出血的情况下,仍然使用二羟丙茶碱和氨茶碱,则违反了用药禁忌证,因为活动性消化性溃疡者禁用二羟丙茶碱和氨茶碱(见上海信谊金朱药业有限公司产品说明书)。

(3)4月9日已经发生应激性溃疡出血,应积极治疗原发病,同时立即予PPI针剂如奥美拉唑或埃索美拉唑,首剂80 mg静脉推注,以后8 mg/h维持。视情况可联合应用生长抑素类药物、止血药物[4]。实际上仅在4月11日将奥美拉唑钠加至40 mg+NS 100 ml q12h iv gtt(4月11日—4月17日)。

【病例总结】

(1)迟发型呼吸机相关性肺炎患者,可经验性选择抗假单胞菌头孢菌素(或碳青霉烯类或β内酰胺类/β内酰胺酶抑制剂)加一种抗假单胞菌喹诺酮类(或氨基糖苷类),怀疑MRSA加用利奈唑胺或万古霉素。

（2）WVUH 深部真菌感染的危险因素评估＜15 分不宜使用抗真菌药。

（3）应根据肌酐清除率的动态变化调整阿米卡星剂量。

（4）具备两个应激源＋两个危险因素，应予质子泵抑制剂每日 2 次静脉滴注；发生应激性溃疡出血，予 PPI 针剂如奥美拉唑或埃索美拉唑，首剂 80 mg 静脉推注，以后 8 mg/h 维持。

（5）活动性消化性溃疡者禁用二羟丙茶碱和氨茶碱；患者还存在颅内压增高，而颅内压增高者禁用盐酸吗啡。

未遵守上述用药注意事项，可能与患者病情恶化有相关性。

参考文献

［1］ 曹彬，蔡柏蔷.美国胸科协会和美国感染协会对医院内获得性肺炎诊治指南的修订［J］.中华内科杂志，2005，44（12）：945－948.

［2］ Jay P. Sanford.桑德福抗微生物治疗指南：43 版［M］.北京：中国协和医科大学出版社，2013：41－44.

［3］ 金惠铭，王建枝.病理生理学：6 版［M］.北京：人民卫生出版社，2004：154－155，190－198，267－268.

［4］ 应激性溃疡防治专家组.应激性溃疡防治专家建议（2015 版）［J］.中华医学杂志，2015，95（20）：1555－1557.

10.3 奥硝唑头孢他啶致癫痫发作

【概述】

一例有高血压病史的老年男性患者，因摔伤头部后意识不清伴右耳流血 3 小时入院。入院后行双侧脑内血肿清除术＋去骨瓣减压术，术后患者发生癫痫。通过此病例分析，探讨患者发生癫痫的原因。

【病史介绍】

患者 85 岁，男性，有高血压史，最高 160/100 mmHg，服用珍菊降压片，血压稳定。因摔伤头部后意识不清伴右耳流血 3 小时于 7 月 21 日入院。头颅 CT 示右侧颞枕叶脑挫裂伤、脑内血肿形成；右侧额叶脑内血肿；左侧额叶广泛脑挫裂伤、脑内血肿形成；广泛蛛网膜下隙出血，脑疝形成。行双侧脑内血肿清除术＋去骨瓣减压术。

【临床经过】

术后予输红细胞、血浆、脱水、预防消化道出血、止血等治疗，另外，予**头孢他啶 2 g bid**

iv gtt(7月21日—7月26日)、奥硝唑氯化钠0.5 g(100 ml)bid iv gtt(7月21日—7月25日)。

7月23日8:00,患者血压122/76 mmHg,心率101次/min,气管插管、呼吸机辅助呼吸中,血氧饱和度100%,冬眠中。查肌酐134 μmol/L(59～104 μmol/L)。14:00,复查头颅CT可见:右侧颞顶颅内血肿已清除干净,稍有水肿;左侧额颞皮质下血肿已清除干净;左侧额叶脑内迟发性血肿量约40 ml,周边稍水肿。**19:00,患者嘴角抽动,四肢无抽动,考虑癫痫发作不除外**,给予丙戊酸钠0.2 g tid po(7月23日—7月24日)。

7月24日10:05,患者昏迷中,左侧颜面部有时仍有抽搐,考虑为癫痫发作。予丙戊酸钠缓释片(德巴金)0.5 g bid po(7月24日—7月28日),丙戊酸钠400 mg q8h iv gtt(7月24日—7月30日),并予地西泮10 mg iv。

7月25日9:45,患者昏迷中,左侧颜面部有时仍有抽搐,有时发作后由左侧颜面部沿左侧颈部向左侧肢体诱发为大发作,每次发作约15 s,其后好转。患者癫痫控制不佳,加用卡马西平0.2 g tid po(7月25日—),并予地西泮10 mg iv,地西泮100 mg iv gtt。并适当增加静脉营养,予中长链脂肪乳250 ml qd iv gtt(7月25日—8月7日)。11:45,患者在使用地西泮静脉推泵后,血压下降,为88/54 mmHg,给予多巴胺200 mg静脉推泵维持。18:00,患者仍有癫痫发作,且为由左侧颜面部局部发作渐发展为大发作;患者癫痫发作不易控制,予苯巴比妥钠0.1 g每日3次肌内注射(7月25日—8月3日),并予哌库溴铵4 mg静脉推注,哌库溴铵16 mg静脉推泵。**停用奥硝唑。**

7月26日10:20,目前地西泮、丙戊酸钠和哌库溴铵静脉维持中,患者无癫痫继续发作。16:00,痰培养为阴沟肠杆菌70%,对亚胺培南和美罗培南敏感,**今停用头孢他啶,加用美罗培南0.5 g q8h iv gtt(7月26日—8月10日)。**氟康唑150 mg qd po(7月26日—)。

7月27日8:20,目前继续德巴金静脉维持中,无继续癫痫发作。查肌酐90 μmol/L(59～104 μmol/L)。

7月28日8:10,目前继续德巴金静脉维持中,间断癫痫小发作,每次持续10 s左右,使用哌库溴铵注射剂静脉推泵1次。将口服丙戊酸钠缓释片剂量增加到0.5 g每日4次(7月28日—8月7日)。查肌酐94 μmol/L(59～104 μmol/L)。

7月29日,目前继续德巴金静脉维持中,无癫痫继续发作。改用氟康唑氯化钠200 mg qd iv gtt(7月29日—8月4日)。查肌酐101 μmol/L(59～104 μmol/L)。

7月30日10:25,目前继续德巴金静脉维持中,无癫痫继续发作。

7月31日8:15,目前继续德巴金抗癫痫治疗,患者无癫痫继续发作,**停用德巴金静脉滴注,维持丙戊酸钠缓释片口服。**

8月2日,患者病情尚平稳,无癫痫继续发作,继续抗癫痫治疗。

8月4日,患者仍昏迷中,无癫痫发作。但一般情况差,双侧瞳孔不等大,左侧直径约

3.0 mm,右侧约 2.0 mm,对光反射存;今晨血压 121/78 mmHg,心率 101 次/min,气管切开中,呼吸平稳,血氧饱和度 99%。双肺痰鸣音较前明显减少。查肌酐 87 μmol/L(59~104 μmol/L)。

8 月 7 日,患者仍昏迷中,伤口愈合好,双侧瞳孔等大等圆,直径约 2.0 mm,对光反射存,血氧饱和度 100%,无癫痫继续发作。将口服丙戊酸钠缓释片剂量减少为 0.5 g 每日 3 次(8 月 7 日—8 月 10 日)。

8 月 10 日,停美罗培南,予亚胺培南西司他丁钠 1 g q8h iv gtt(8 月 10 日—)。患者无癫痫继续发作,将丙戊酸钠缓释片剂量减为 0.5 g bid po(8 月 7 日—8 月 10 日)。

此后,未再有癫痫发作。

【病例用药分析】

患者癫痫发作的主要原因

(1) 既往没有癫痫史,因严重的颅脑外伤而入院,行颅脑手术,可能还存在颅内感染,这些都是诱发癫痫的临床疾病因素[1]。

(2) 患者术后使用奥硝唑,奥硝唑是第三代硝基咪唑类衍生物,主要作用于厌氧菌、阿米巴等。有报道奥硝唑可引发癫痫,其作用机制可能与抑制脑内 γ 氨基丁酸调节的传导通路有关(见南京圣和药业有限公司产品说明书)。患者存在严重的颅脑损伤,颅内血肿形成,广泛蛛网膜下隙出血,脑疝形成,而奥硝唑应禁用于脑发生病变以及癫痫的患者(见南京圣和药业有限公司产品说明书)。

(3) 患者术后使用头孢他啶 2 g bid iv gtt,头孢他啶可以透过血脑脊液屏障,脑脊液穿透率高,如有蓄积可致包括癫痫在内的各种中枢神经系统不良反应[2]。患者已经 85 岁高龄,7 月 23 日查血肌酐 134 μmol/L,体重 60 kg,可计算出肌酐清除率为 30.3 ml/min。按规定头孢他啶剂量最多为 1 g bid iv gtt。显然头孢他啶 2 g bid iv gtt 很容易使头孢他啶在体内蓄积,从而诱发癫痫。头孢他啶应根据肾功能损害程度减少剂量,65 岁以上老年患者一日最高剂量不超过 3 g(见哈药集团制药总厂产品说明书)。

(4) 7 月 23 日,患者出现癫痫小发作,虽然使用了丙戊酸钠缓释片、丙戊酸钠静脉推泵、地西泮静脉推注和推泵、卡马西平口服,但仍然不能有效控制,7 月 25 日,发展为癫痫大发作。而分别停用奥硝唑和头孢他啶后,癫痫发作立即得到有效控制,并且在逐渐减少抗癫痫药的种类和剂量的情况下,也未再有癫痫发作,在一定程度上说明了奥硝唑和头孢他啶在诱发癫痫发作中的作用。

(5) 另外,患者不存在脑肿瘤、低血糖、尿毒症、系统性红斑狼疮、甲状旁腺功能低下以及其他与癫痫有关的先天性遗传性疾病等病史;在癫痫发作时,也不存在缺氧,因此这些可能导致癫痫发作的临床疾病因素被排除[1]。

【病例总结】

（1）奥硝唑应禁用于脑发生病变以及癫痫的患者。

（2）头孢他啶应根据肾功能损害程度减少剂量，65 岁以上老年患者每日最高剂量不超过 3 g。

（3）7 月 26 日在停用头孢他啶后，改用美罗培南，而此时正使用丙戊酸钠，而美罗培南会使丙戊酸钠血药浓度降低，可能导致癫痫再次发作，因此规定，美罗培南禁用于同时使用丙戊酸钠的患者。

未遵守上述用药注意事项，可能与患者癫痫发作有相关性。

参考文献

［1］　匡培根.神经系统疾病药物治疗学［M］.北京：人民卫生出版社，2003：669 - 670.
［2］　胡国民.头孢他啶致中枢神经系统不良反应［J］.临床医学，2007，27(4)：86.

10.4　硝普钠致血压骤降

【概述】

一例老年男性患者因脑栓塞、高血压病 3 级、冠心病入院。经过抢救患者发生血压骤降、心源性休克、感染控制不佳等最终死亡。通过此病例分析，主要探讨以下几方面：① 发生血压骤降的主要原因。② 患者发生心源性休克以及室性心动过速的原因。③ 患者出现房颤心室率 125 次/min 的主要可能原因。④ 患者呼吸机相关性肺炎的治疗是否合理。

【病史介绍】

患者 76 岁，男性，因突发意识障碍 3 小时余伴呕吐于 12 月 10 日入院。10：00，查体浅昏迷，呼之不应，痛刺激有睁眼，双瞳等大等圆，**血压 190 / 100 mmHg**。头颅 CT 示双侧大脑半球，基底节区，脑干区多发性缺血灶，诊断为脑栓塞、高血压病 3 级、冠心病。

【临床经过】

予奥扎格雷钠 80 mg＋NS 250 ml qd iv gtt（12 月 10 日—12 月 25 日）；依达拉奉 30 mg＋NS 100 ml bid iv gtt（12 月 10 日—12 月 20 日）；甲氯芬酯 0.75 g＋5％ GNS 250 ml qd iv gtt（12 月 10 日—12 月 25 日）；奥美拉唑钠 40 mg＋NS 100 ml qd iv gtt（12 月 10 日—12 月 17 日）、奥美拉唑胶囊 20 mg qn po（12 月 17 日—12 月 25 日）；头孢他啶

2 g bid iv gtt(12月10日—12月11日)。**临时予硝普钠50 mg 1 次静脉推泵(12 月 10 日 12:00)控制血压。**

13:30,浅昏迷,呼之不应,痛刺激有睁眼,双瞳等大等圆,血压 155/61 mmHg。14:00,患者即刻出现全身湿冷,心率减慢,最低达 38 次/min,呼吸不规则,呼吸暂停,吸痰时可见大量粉红色泡沫样分泌物,血压 56/42 mmHg。急予气管插管呼吸机辅助通气(12 月 10 日—12 月 25 日),肾上腺素 2 mg 静脉推注。14:45,患者心率 120 次/min,血压 122/80 mmHg,血氧饱和度 95%,中心静脉压 15 cmH$_2$O,留置导尿(12 月 10 日—12 月 25 日)。患者病情突变,考虑心功能衰竭,**心源性休克。予多巴胺静脉推泵(12 月 10 日—12 月 25 日)升压。**

16:40,患者即刻病情再度变化,心率 160 次/min,血氧饱和度 43%,血压 143/89 mmHg。心电监护提示室性心动过速,**予肾上腺素 2 mg 静脉推注**,再次急请心内科会诊,予胺碘酮 300 mg 静脉推泵(12 月 10 日—12 月 25 日)。

17:00,患者经上述抢救,心率 125 次/min,房颤心律,血压 143/73 mmHg。

12 月 11 日,患者昏迷状态,体温 38℃。心率 80 次/min,房颤心律,血压 130/70 mmHg。中性粒细胞绝对数 15.5×10^9/L(2.0×10^9/L~7.0×10^9/L),**肌酐 157 μmol/L** (59~104 μmol/L)。予阿司匹林肠溶片 100 mg qd po(12 月 11 日—12 月 25 日)、**头孢哌酮舒巴坦钠 1.5 g bid iv(12 月 11 日—12 月 19 日)。**

12 月 15 日,患者昏迷状态,伴发热,出入量大致相当。心率 90 次/min,房颤心律,两肺可闻及干啰音,肌酐 95 μmol/L(59~104 μmol/L)。予 8.5%复方氨基酸 250 ml qd iv gtt(12 月 15 日—12 月 25 日)。

12 月 16 日,患者昏迷状态,**体温最高 39℃**,出入量大致相当。心率 80 次/min,血压 130/80 mmHg。予胺碘酮片 0.2 g qd po(12 月 16 日—12 月 25 日)、氟康唑胶囊 150 mg qd po(12 月 16 日—12 月 25 日)。

12 月 19 日,患者昏迷状态,伴发热,出入量大致相当。心率 90 次/min,房颤心律,两肺可闻及干湿啰音,血压 130/70 mmHg。查肌酐 105 μmol/L(59~104 μmol/L),痰培养示金黄色葡萄球菌(50%),结合药敏试验结果,**停头孢哌酮舒巴坦钠,改用去甲万古霉素 40 万单位(10:00),80 万单位(5:00)每日 1 次静脉滴注(12 月 19 日—12 月 25 日)。**

12 月 24 日,患者昏迷状态,体温 38℃,血氧饱和度 95%左右,痰多,予积极吸除,留置导尿中,出入量大致相当。心率 90 次/min,房颤心律,血压 120/80 mmHg。查肌酐 133 μmol/L(59~104 μmol/L)。

12 月 25 日 5:26,患者呼吸心跳停止,心电图呈一直线,宣布临床死亡。

【病例用药分析】

一、发生血压骤降的主要原因

(1)硝普钠通过释放一氧化氮,激活 cGMP 使血管扩张。患者老年,又存在肾功能损害，使硝普钠半衰期延长，有可能在体内蓄积（见北京双鹤现代医药技术有限公司产品说明书），使血压显著下降。

（2）按药品说明书规定，硝普钠成人静脉常用量开始应该是 0.5 μg/（kg·min），根据治疗反应以 0.5 μg/（kg·min）递增（见北京双鹤现代医药技术有限公司产品说明书），按此规定，将硝普钠 50 mg 冲入 50 ml 生理盐水静脉推泵，当速度为 1.5 ml/h 时才能满足 0.5 μg/（kg·min）的滴速。这样慢的起始速度是比较难控制的，也容易被医师疏忽，因此硝普钠的开始用量很可能过大，使血压显著下降。

（3）一般认为缺血性脑卒中不应将血压降得过低。根据美国卒中学会卒中委员会（ASA）缺血性卒中患者的早期处理指南（2003 年），当 SBP ＞220 mmHg，DBP ＞ 120 mmHg 时，建议给予降压治疗。推荐的药物有：① 卡托普利 6.25～12.5 mg 口服。② 拉贝洛尔 5～ 20 mg 静脉注射。③ 乌拉地尔 10～50 mg 静脉注射，然后 4～ 8 mg /h 静脉滴注。④ 可乐定 0.15～ 0.3 mg 皮下或静脉注射，此类药物既可稳定降压，同时可以改善脑血管痉挛及所引起的脑缺血。⑤ 如 DBP＞ 140 mmHg 时，可予硝普钠静脉推泵将血压逐步调整至 180 /100 mmHg 左右，但不宜低于发病前的血压水平。患者血压 190/100 mmHg，故不宜予硝普钠 50 mg 静脉推泵（12 月 10 日 12:00）。

二、患者发生心源性休克以及 16:40 的室性心动过速的原因

高血压患者都有不同程度的血管硬化，血管壁弹性降低，收缩和舒张的能力差，尤其高龄患者，在冬天血管处于收缩状态，血液流动缓慢。而人体的心、脑、肾重要器官的正常血流灌注，都必须维持"较高"的血压，才能保持正常血液循环。如血压过低时，心、脑、肝、肾等血流量也随之减少，就会产生一系列缺血、缺氧的症状，称为"降压灌注不良综合征"，严重时会造成神志昏迷、心绞痛、严重的心律失常、急性肾功能衰竭、肝细胞损害等。如果血压急降，血流缓慢时还容易发生血栓，造成脑血管内血栓形成，也可突发心肌梗死[2]。患者有脑梗死、冠心病，其血压由在 30 分钟内从 155/61 mmHg 骤降到 56/42 mmHg，很可能造成脑梗死加重和心肌进一步损伤，血容量不足和回心血量减少，使心排血量骤减，引发心源性休克以及 16:40 的室性心动过速[2]。

三、17:00 患者出现房颤心室率 125 次/min 的主要可能原因

（1）患者冠心病、高血压病 3 级，其血压在 30 分钟内从 155/61 mmHg 骤降到 56/42 mmHg，可加重心肌缺血。

（2）患者冠心病、高血压病 3 级、脑栓塞，有口服阿司匹林肠溶片盒 ACEI 的强适应证，且没有禁忌证[3]。实际上入院后未给予，可能加重心肌缺血和心脏负荷。

（3）14:00，患者心率 38 次/min，呼吸暂停，血压 56/42 mmHg 时，予肾上腺素 2 mg 静脉推注是基于抢救的原因。但 16:40，当患者心率 160 次/min，血压 143/89 mmHg 时，仍然予肾上腺素 2 mg 静脉推注，就有可能增加心脏负荷，加剧心肌损伤。

四、患者呼吸机相关性肺炎的治疗是否合理

患者经心肺复苏后，予气管插管呼吸机辅助通气，之后体温上升，发生了呼吸机相关性肺炎。可能的病原体为铜绿假单胞菌、产超广谱 β 内酰胺酶(ESBL)的肺炎克雷伯菌、不动杆菌属等。可选择抗假单胞菌头孢菌素(头孢吡肟,头孢他啶)、碳青霉烯类(亚胺培南,美罗培南)或 β 内酰胺类/β 内酰胺酶抑制剂(哌拉西林/他唑巴坦),加用一种抗假单胞菌喹诺酮类(环丙沙星或左氧氟沙星)或氨基糖苷类(阿米卡星,庆大霉素或妥布霉素)。怀疑 MRSA 加用利奈唑胺或万古霉素。2～3 天抗感染效果不佳及时调整抗菌药[4]。实际上予头孢哌酮舒巴坦钠 1.5 g bid iv gtt(12 月 11 日—12 月 19 日)。患者 76 岁男性,体重 70 kg,12 月 15 日肌酐 95 μmol/L,可估算出肌酐清除率为 58 ml/min。鉴于该患者的危及生命的感染,头孢哌酮/舒巴坦的每日剂量至少可增至 3 g q8h iv gtt(见辉瑞制药有限公司药品说明书)。剂量太小可能降低抗感染疗效。

【病例总结】

(1)硝普钠成人静脉常用量开始应该是 0.5 μg/(kg・min),根据治疗反应以 0.5 μg/(kg・min)递增;缺血性卒中 SBP >220 mmHg、DBP > 120 mmHg 时,建议给予降压治疗;DBP> 140 mmHg 时可予硝普钠静脉推泵;肾上腺素有高血压、器质性心脏病、冠状动脉疾病者禁用。

(2)呼吸机相关性肺炎可选择抗假单胞菌头孢菌素、碳青霉烯类或 β 内酰胺类/β 内酰胺酶抑制剂,加用一种抗假单胞菌喹诺酮类,并且应足量。

未遵守上述用药注意事项,可能与患者病情恶化有相关性。

参考文献

［1］ 中华医学会神经病学分会,中华医学会神经病学分会脑血管病学组.中国急性缺血性脑卒中诊治指南 2014[J].中华神经科杂志,2015,48(4):246-257.
［2］ 金惠铭,王建枝.病理生理学[M].北京:人民卫生出版社,2004:230-231.
［3］ 陈灏珠,钟南山,陆再英.内科学:8 版[M].北京:人民卫生出版社,2013:19-27,41-45,236-255.
［4］ 曹彬,蔡柏蔷.美国胸科协会和美国感染协会对医院内获得性肺炎诊治指南的修订[J].中华内科杂志,2005,44(12):945-948.

10.5 药物因素致假膜性肠炎死亡

【概述】

一例高血压伴糖尿病病史的患者,因左侧丘脑高血压性脑出血入院。治疗后患者发生了假膜性肠炎,通过此病例分析,探讨患者假膜性肠炎的治疗是否合理。

【病史介绍】

患者 62 岁,女性,有高血压史 20 年,糖尿病史 5 年。因左侧丘脑高血压性脑出血于 11 月 26 日入院。查体嗜睡,GCS 13 分,反应迟钝,不完全性失语,伸舌右偏。左侧肢体肌张力正常,右侧肢体肌力 0 级。双侧 babinski 征(+)。予脱水、止血、营养脑神经、控制血压等治疗。**并予加替沙星葡萄糖 0.2 g bid iv gtt(11 月 26 日—11 月 27 日)、(12 月 2 日—12 月 14 日),头孢美唑钠(先锋美他醇)2 g bid iv gtt(11 月 26 日—12 月 2 日)预防感染。**

【临床经过】

11 月 27 日,中性分叶核细胞百分比 77.0%(50%~70%),白细胞计数 8.08×10^9/L(4×10^9/L~10×10^9/L),白细胞中性分类偏高。最高体温 37.8℃。

11 月 29 日 9:00,患者仍处于嗜睡状态,血压 129/63 mmHg,心率 60 次/min,呼吸 14 次/min。胸部正位片示**两肺纹理增多。**

12 月 1 日 9:00,患者嗜睡,精神萎,进食时有呛咳反应。双肺呼吸音粗,未闻及干湿啰音。最高体温 37.7℃。

12 月 2 日 9:00,患者意识有所好转,查体神志清,反应迟钝,双肺呼吸音粗,未闻及干湿啰音。停用头孢美唑,但保留加替沙星葡萄糖注射液。

12 月 9 日 9:00,患者一般情况可,血压 100/70 mmHg,体温 37.4℃。呼吸平稳。查体神清,反应可,双肺呼吸音清,未闻及干湿啰音。

12 月 10 日 9:00,患者神志清,精神可,**最高体温 38.8℃,大便 3 次。**查体神清,反应可,咽后壁充血。双肺呼吸音清,未闻及干湿啰音。

12 月 11 日,因**腹泻次数增多**,给予蒙脱石散剂 3 g tid po(12 月 11 日—12 月 13 日),盐酸小檗碱 3 粒 tid po(12 月 10 日—12 月 15 日)。

12 月 12 日 9:00,患者精神尚可,体温 38℃,腹泻 10 多次,呈水样泻。**予洛哌丁胺 1 粒 bid po(12 月 12 日—12 月 13 日)。**

12 月 13 日 9:00,患者神志清,精神可,血压 120/70 mmHg。仍有腹泻。**予地芬诺酯 1 粒 tid po(12 月 13 日—12 月 15 日)。**

12 月 14 日 10:00,患者神清,对答切题,体温 36.6℃。**仍有腹泻并出现腹胀,腹膨隆,**无压痛,听诊肠鸣音减弱。**停加替沙星葡萄糖注射液,改用左氧氟沙星 0.2 g bid po(12 月 14 日—12 月 15 日)。**

12 月 15 日 9:00,患者仍有腹泻及腹胀,体温 36.9℃。神清,对答切题,腹膨隆,较昨日比较无加重,肠鸣音减弱。有肛门排气。白细胞计数 25.80×10^9/L(4×10^9/L~10×10^9/L)。因患者血白细胞高,认为霉菌感染可能,予氟康唑 200 mg qd iv gtt(12 月 16 日—

12 月 17 日)。

20:00,患者小便量少,查体反应迟钝,腹部膨隆,肠鸣音低,呼吸快约 25 次/min,血压 90/60 mmHg,心率 120 次/min。考虑患者病情重,转 EICU,多巴胺泵推升压,开放深静脉,右股静脉穿刺,留置胃管胃肠减压。查血肌酐 113 μmol/L(45~84 μmol/L)。给予氯化钠静脉滴注纠正电解质紊乱,乙基淀粉 130/0.4 氯化钠注射液快速静脉滴注。21:00,血压提升在 130/90 mmHg 左右,心率 130 次/min,尿量 200 ml/h,患者腹胀,继续胃肠减压,给肛管排气。

12 月 16 日 2:00,粪便隐血试验(+),粪常规检查黏性,白细胞 8~10/HP,红细胞 3~4/HP。予人血白蛋白 40 g iv gtt,甲泼尼龙琥珀酸钠 500 mg iv gtt 抗休克治疗。3:00,肠鸣音消失,腹胀明显,全腹压痛,轻反跳痛,有腹膜炎体征,继续胃肠减压肛管排气。5:30,腹水检查浑浊,李凡他试验++,白细胞计数 3 676×10^6/L,比重 1.010,中性粒细胞百分比 90%。考虑腹部严重感染,即刻 CT 检查示腹腔大量积液,肠腔积气。

10:00,**肠镜检查示假膜性肠炎**,大便培养有霉菌。故认为肠道二重感染,霉菌感染,原因为糖尿病基础上抗生素使用后产生。予米雅等调节肠道功能,制霉菌素灌肠治疗,**停用左氧氟沙星,予甲硝唑 0.5 g bid iv gtt(12 月 16 日—12 月 17 日),万古霉素 500 mg qid iv gtt(12 月 16 日—12 月 17 日)**。

12 月 16 日 12:00,患者心率 140 次/min,尿量少约 20 ml/h,给予血浆、白蛋白、补液治疗。15:00,患者有胸闷不适,心率 130 次/min。考虑心脏负荷较大,予呋塞米 20 mg 及毛花苷 C 0.2 mg 静脉推注治疗。19:00,患者尿少,呼吸困难,血氧饱和度为 92%。予气管插管并呼吸机辅助通气。22:00,患者血氧饱和度为 90%,心率 160 次/min。予毛花苷 C 0.2 mg 静脉推注治疗。23:00,患者胃管内有咖啡色液引流出,考虑消化道出血,予奥美拉唑钠 40 mg 静脉滴注。

12 月 17 日 01:25,患者双侧瞳孔散大,对光反射弱,呼之不能应。因家属要求停气管插管和呼吸机辅助呼吸,停用 CRRT 治疗。03:20,患者心跳呼吸停止,血压、脉氧测不出,心电图始终呈一直线,宣布死亡。

【病例用药分析】

患者假膜性肠炎的治疗是否合理

有 15%~20% 的抗生素相关性腹泻由难辨梭状芽孢杆菌引起。而非难辨梭状芽孢杆菌引起的抗生素相关性腹泻大多是自限性的,病情较轻,一般没有肠黏膜的损伤[1]。假膜性肠炎又称抗生素相关性假膜性肠炎,是其中最严重的类型,绝大多数由难辨梭状芽孢杆菌引起[1]。难辨梭状芽孢杆菌不是肠道正常菌群,而是从周围环境中获得,自身免疫功能低下加上抗生素干扰微生态平衡使该菌异常增殖,是引起假膜性肠炎最重要的原因[2]。患者有糖尿病,又存在脑出血神志不清,使免疫功能下降,加上联合予加替沙星葡萄糖

0.2 g bid iv gtt(11月26日—11月27日)(12月2日—12月14日),头孢美唑钠2 g bid iv gtt(11月26日—12月2日)预防感染,两种均为广谱抗生素,其中头孢美唑钠剂量偏大(难治性或严重感染症成人最大剂量为每日4克),诱发了患者的假膜性肠炎。已有加替沙星、头孢美唑引起假膜性肠炎的报道(分别见上海华源长富药业有限公司和三共株式会社的产品说明书)。

患者因脑出血11月26日入院。11月27日最高体温37.8℃(脑出血体温可升高),11月29日胸部正位片示两肺纹理增多。双肺呼吸音粗,未闻及干湿啰音,血象正常。一直到12月9日,其症状、体征、实验室检查结果、器械检查结果均未显示存在细菌感染。针对严重感染如肺炎等可联合使用头孢霉素类+喹诺酮类抗生素。因此该患者无联合使用两种广谱抗生素的指征。

12月10日患者出现腹泻、体温升高症状,应考虑抗生素相关性肠炎。如当时停加替沙星,并予甲硝唑0.4 g tid po或(和)万古霉素0.125 mg qid po(10—14天)[3],有可能使病情不加重。

12月12日、12月13日,如果不用洛哌丁胺(12月12日—12月13日)和地芬诺酯(12月13日—12月15日)止泻(同时注意水电解质酸碱平衡),则有可能使病情不进一步发展。因为洛哌丁胺、地芬诺酯为长效止泻药,其作用机制为直接作用于肠壁的阿片受体,阻止乙酰胆碱和前列腺素的释放,从而抑制肠蠕动,延长肠内容物的通过时间。而假膜性肠炎腹泻对消除肠道中的难辨梭状芽孢杆菌及其毒素是有益的,如果用上述抗肠蠕动药物,可诱发中毒性巨结肠和肠穿孔。因此洛哌丁胺、地芬诺酯禁用于假膜性肠炎患者(见产品说明书)。

12月14日,患者出现腹膨隆、肠鸣音减弱时,如果在停用加替沙星葡萄糖注射液时,不予左氧氟沙星,而重症假膜性肠炎可经Foley导管给予万古霉素500 mg每6小时1次,配伍甲硝唑500 mg胃管内注入每8小时1次[3],并且停用地芬诺酯,则有可能使病情不进一步恶化。

【病例总结】

联合使用两种广谱抗生素应严格掌握其适应证;发生了抗生素相关性肠炎,应尽可能停用抗生素,并予甲硝唑0.4 g tid po或(和)万古霉素0.125 mg qid po(10—14天);洛哌丁胺、地芬诺酯禁用于假膜性肠炎患者;重症假膜性肠炎可经Foley导管给予万古霉素500 mg每6小时1次,配伍甲硝唑500 mg胃管内注入每8小时1次。

未遵守上述用药注意事项,可能与患者病情恶化有相关性。

参考文献

[1] 李梦东,王予明.实用传染病学:3版[M].北京:人民卫生出版社,2004:802-807.

［2］　徐秀华.临床医院感染学：2 版［M］.湖南：湖南科学技术出版社,2005：539 - 541.

［3］　徐英春,张曼.中国成人艰难梭菌感染诊断和治疗专家共识［J］.协和医学杂志,2017,8(23)：
　　　131 - 138.

11

胃肠外科

11.1 急性胆囊炎感染控制不佳致休克

【概述】

一例老年男性患者,因急性胰腺炎、急性胆囊炎、胆囊结石胆总管结石伴扩张、高血压病、肾功能不全入院。患者治疗后,发生休克死亡。通过此病例分析,探讨患者发生休克死亡的主要原因。

【病史介绍】

患者 91 岁,男性,有急性胰腺炎和急性胆囊炎、胆囊结石、胆管结石史。4 月 25 日因右上腹胀痛 3 天伴恶心呕吐再次入院,临床诊断为急性胰腺炎、急性胆囊炎、胆囊结石、胆总管结石伴扩张、高血压病、肾功能不全。

【临床经过】

体温 37.9℃,皮肤、巩膜黄染,右侧中上腹部压痛,肝区叩痛阳性,Murphy's 征阳性。查肌钙蛋白 0.022 ng/ml(0～0.03 ng/ml),肌红蛋白 214.10 ng/ml(<75 ng/ml),肌酸磷酸激酶同工酶 1.97 ng/ml(0.10～4.94 ng/ml),谷丙转氨酶 269 IU/L(≤60 IU/L),碱性磷酸酶 205 IU/L (40～129 IU/L),肌酐 122 μmol/L(59～104 μmol/L)。白细胞 7.6×10^9/L (4.0×10^9/L～10.0×10^9/L),中性粒细胞百分比 85.8%(50%～70%),血淀粉酶4 992 U/L (0.0～100.0 U/L)。

予头孢美唑钠 2 g bid iv gtt(4 月 25 日—5 月 9 日)、奥硝唑氯化钠 0.5 g bid iv gtt(4 月 25 日—5 月 9 日);山莨菪碱 10 mg+三磷酸腺苷辅酶胰岛素 2 支+10%葡萄糖 500 ml qd iv gtt(4 月 25 日—5 月 6 日)、山莨菪碱 10 mg+复合磷酸氢钾 2 ml+5% GNS 500 ml qd iv gtt(4 月 25 日—5 月 12 日);**中长链脂肪乳 250 ml qd iv gtt(4 月 25 日—5 月 12 日、5**

月 15 日—5 月 16 日）、8.5％复方氨基酸 250 ml qd iv gtt（4 月 25 日—5 月 12 日、5 月 14 日—5 月 16 日）；另外，予奥美拉唑抑酸、生长抑素、甲磺酸加贝酯抑酶、谷胱甘肽保肝、禁食等治疗。

4 月 28 日晚上，患者觉气喘、胸闷，并有血压升高，予硝苯地平口服，毛花苷 C 和呋塞米静脉推注后，症状好转。

4 月 29 日，患者体温 37.5℃，血压 150/82 mmHg，心率 90 次/min。查血红蛋白 119.0 g/L（110.0～150.0 g/L）、中性粒细胞百分比 97.9％（50％～70％）、白细胞计数 17.30×10^9/L（4.0×10^9/L～10.0×10^9/L）、肌酐 103 μmol/L（59～104 μmol/L）、钙 1.73 mmol/L（2.15～2.55 mmol/L）、谷丙转氨酶 68 IU/L（≤60 IU/L）、总胆红素 11.5 μmol/L（6.0～20.0 μmol/L）、直接胆红素 6.0 μmol/L（0～6.0 μmol/L）、血淀粉酶（干化学）385 U/L（0.0～100.0 U/L）。淀粉酶明显下降。

5 月 4 日，血淀粉酶 92 U/L（0.0～100.0 U/L）、钙 1.94 mmol/L（2.15～2.55 mmol/L）、谷丙转氨酶 20 IU/L（≤60 IU/L）。5 月 7 日，CT 示急性水肿型胰腺炎、脂肪肝、慢性胆囊炎、胆石症。

5 月 9 日，患者一般情况可，双肺未闻及干湿啰音。血红蛋白 114.0 g/L（110.0～150.0 g/L）、中性粒细胞百分比 88.3％（50％～70％）、白细胞计数 9.60×10^9/L（4.0×10^9/L～10.0×10^9/L）。患者白细胞下降至正常，感染得到控制，停生长抑素，**停抗生素**。

5 月 12 日 8：00，患者**寒战、发热**，神志不佳。**中性粒细胞百分比 90.2％（50％～70％）、白细胞计数 12.60×10^9/L（4.0×10^9/L～10.0×10^9/L）**，谷丙转氨酶 166 IU/L（≤60 IU/L）、总胆红素 23.9 μmol/L（6.0～20.0 μmol/L）。**予头孢美唑钠 2 g 静脉推注。**

5 月 13 日，患者有呃逆，觉腹胀。予盐酸哌甲酯 20 mg 肌内注射。5 月 14 日，予多潘立酮 10 mg tid po（5 月 14 日—5 月 15 日）。

5 月 15 日，**予山莨菪碱 5 mg＋参附 30 ml＋5％ GNS 250 ml qd iv gtt（5 月 15 日—5 月 17 日）**，甲磺酸帕珠沙星 0.3 g＋NS 100 ml iv gtt、奥硝唑氯化钠 0.5 g iv gtt。

5 月 16 日，患者仍述呃逆，体温 36.9℃，神清，腹略饱满，无压痛反跳痛。临时予**参附 60 ml＋10％氯化钾 10 ml＋胰岛素 4 U＋5％ GS 500 ml 静脉滴注**。

5 月 17 日 9：35，患者神志尚清，精神萎，对答基本切题，护工发现其大小便失禁，心率 98 次/min，血压 90/64 mmHg。予以双侧鼻导管吸氧。9：40，患者**诉发冷**，心慌，神志尚清，脉搏细速，四肢出冷汗，心率 140/min，血压 60/38 mmHg。予多巴胺 200 mg 及重酒石酸间羟胺 20 mg 升压。9：50，患者突然呼之不应，心率 146/min，血压测不出，SPO$_2$：65％。加大多巴胺剂量，予心三联一组静脉推注。9：55，麻醉科插管完毕，予皮球辅助呼吸，心电监测示心率 53 次/min，血压和 SPO$_2$ 测不出，**右侧瞳孔已经散大**，直径 8 mm，予肾上腺素 1 支，阿托品 1 支静脉推注。10：39，宣告临床死亡。

【病例用药分析】

患者发生休克死亡的主要原因

（1）肺动脉栓塞。根据 Caprini 评估表，患者深静脉血栓形成风险极高危：91 岁（年龄≥75 岁）（3 分）＋需要卧床＞72 小时（2 分）＋炎症性病史（1 分）＝6 分≥5 分，属于极高危，按规定应予低分子肝素抗血栓形成[1]。实际上未给予，可增加肺动脉栓塞的风险。

（2）急性心肌梗死的基本病因是交感神经兴奋性增加，血压、心率增高，左心室负荷明显加重；循环量不足等致心排血量骤降，冠状动脉灌流量锐减；血黏度增高等因素导致在冠状动脉粥样硬化的基础上斑块破裂出血及血栓形成[2]。患者存在高血压病、可能还有冠心病，有比较严重的感染，可增加心脏负荷，未予低分子肝素预防栓塞，是急性心肌梗死的危险因素[2]。加上予中长链脂肪乳 250 ml qd iv gtt（4 月 25 日—5 月 12 日、5 月 15 日—5 月 16 日）易在血管内形成泥状物，使血黏度增高，甚至损伤血管内皮，形成血栓[3]。还加上 5 月 15 日予山莨菪碱 5 mg＋参附 30 ml＋5％ GNS 250 ml qd iv gtt（5 月 15 日—5 月 17 日）、5 月 16 日予参附 60 ml＋10％氯化钾 10 ml＋胰岛素 4 U＋5％ GS 500 ml 静脉滴注，山莨菪碱可使心率加快而增加心肌耗氧量（见上海第一生化药业有限公司药品说明书）；参附应当用 5％或 10％葡萄糖注射液稀释后使用而不应与其他药物在同一容器内混合使用（见雅安三九药业有限公司药品说明书），不合理配伍导致输液中不溶性微粒的数量大大增加且体积增大，从而可能造成局部血管供血不足，血管栓塞，也包括冠状动脉栓塞[4]。

（3）感染性休克。患者有急性胆囊炎、急性胰腺炎，予头孢美唑钠 2 g bid iv gtt（4 月 25 日—5 月 9 日）、奥硝唑氯化钠 0.5 g bid iv gtt（4 月 25 日—5 月 9 日），5 月 9 日血象、体温正常而停用抗生素。5 月 12 日患者寒战、发热，血象上升，提示感染复发。应予足量足疗程的抗生素治疗，必要时可考虑升级抗生素如使用 β 内酰胺类/β 内酰胺酶抑制剂或碳青霉烯类以控制感染[5]。实际情况是予头孢美唑钠 2 g 1 次静脉推注，第二天未再使用；5 月 15 日，予甲磺酸帕珠沙星 0.3 g 1 次静脉滴注、奥硝唑氯化钠 0.5 g 1 次静脉滴注，第二天又未再使用。不规则使用抗生素很可能使感染得不到有效控制甚至恶化，诱发感染性休克。

【病例总结】

（1）Caprini 评估≥5 分应予低分子肝素抗血栓形成。

（2）参附应当用 5％或 10％葡萄糖注射液稀释后使用，不应与其他药物在同一容器内混合使用。高脂血症是急性胰腺炎的诱因之一，患者载脂蛋白 A 低于正常，而中长链脂肪乳脂质代谢异常的患者禁用。

（3）急性胆囊炎、急性胰腺炎感染复发，应予足量足疗程的抗生素治疗，必要时可考虑升级抗生素如使用β内酰胺类/β内酰胺酶抑制剂或碳青霉烯类以控制感染。

未遵守上述用药注意事项，可能与患者病情恶化死亡有相关性。

参考文献

［1］ 施惠芳,周佳.Caprini 评估表在卒中老年患者深静脉血栓预防护理中的应用[J].护理学报,2017,24(4)：59-61

［2］ 叶任高,陆再英.内科学：6 版[M].北京：人民卫生出版社,2005：283-284.

［3］ 蒋朱明,蔡威.临床肠外与肠内营养[M].北京：科学技术文献出版社,2000：222-223.

［4］ 卢海儒,文友民.中药注射剂的不良反应[M].北京：中国医药科技出版社,2006：71-72.

［5］ Jay P. Sanford.桑德福抗微生物治疗指南[M].北京：中国协和医科大学出版社,2011：15-16,35-44.

11.2　多种止血药合用致心肌梗死

【概述】

一例老年男性患者,因消化道出血原因待查、急性胆囊炎、胆囊结石入院。入院治疗后,患者消化道出血控制不佳且发生心肌梗死。通过此病例分析,主要探讨以下几个方面：① 患者抗感染治疗是否合理。② 患者发生急性心肌梗死的危险因素。③ 患者消化道大出血未好转甚至加剧的主要原因。

【病史介绍】

患者 74 岁,男性,因消化道出血原因待查、急性胆囊炎、胆囊结石于 1 月 25 日入院。当天体温 38.3℃,心率 96 次/min,血压 90/50 mmHg,面色苍白,乏力,鼻胃管引流出约 1 200 ml 咖啡色液体,检查呕吐物隐血＋＋＋＋。心电图示窦性心动过速,ST 改变。查肌钙蛋白 0.253 ng/ml(0~0.03 ng/ml),肌红蛋白 785.6 ng/ml(<75 ng/ml)。查 WBC 29.4×10^9/L (4.0×10^9/L~10.0×10^9/L),中性粒细胞百分比 74.1%(50%~70%),Hb 106.0 g/L(110.0~150.0 g/L)。

【临床经过】

予 5％ GNS 250 ml＋酚磺乙胺 2 000 mg＋氨甲苯酸 600 mg＋10％氯化钾 5 ml qd iv gtt (1 月 25 日—1 月 30 日)、10％葡萄糖 500 ml＋维生素 K$_1$ 10 mg＋复合磷酸氢钾2 支＋能量合剂 1 支 qd iv gtt(1 月 25 日—1 月 27 日);奥硝唑氯化钠 1 g bid iv gtt (1 月 25 日—1 月 30 日)、氨苄西林钠舒巴坦钠 4.5 g＋NS 250 ml bid iv gtt(1 月 25 日—1 月 27 日),奥

美拉唑钠 40 mg＋NS 100 ml bid iv gtt(1 月 25 日—1 月 30 日)。另外予禁食、胃肠减压、留置导尿。复查血红蛋白 87.0 g/L(110.0～150.0 g/L),肌钙蛋白 0.159 ng/ml(0～0.03 ng/ml),肌红蛋白 981.50 ng/ml(<75 ng/ml),肌酸磷酸激酶同工酶 3.54 ng/ml(0.10～4.94 ng/ml)。患者血红蛋白及血压下降,考虑目前仍有进行性出血,予输注红细胞悬液 600 ml。

1 月 26 日 8:00,患者诉下腹胀、排尿困难、乏力,胃肠减压引流出少量淡红色血性液体。体温 37.5℃,神志尚清,面色苍白,心率 97 次/min,律齐,血压 107/56 mmHg,CVP 10 cmH$_2$O,腹膨隆。9:00,泌尿科会诊医师行膀胱造瘘导尿。11:00,**内镜显示十二指肠降段溃疡伴出血**(恶性不除外),内镜下直视未见有持续性出血,血压也已基本平稳,考虑消化道出血情况已控制,拔除胃管。查肌钙蛋白 0.071 ng/ml(0～0.03 ng/ml),肌红蛋白 306.30 ng/ml(<75 ng/ml),肌酸磷酸激酶同工酶 5.27 ng/ml(0.10～4.94 ng/ml),肌酐 110 μmol/L(59～104 μmol/L)。

1 月 27 日 7:00,患者高热体温 40.5℃,血象仍高。**予头孢哌酮舒巴坦钠 3 g 静脉滴注,地塞米松磷酸钠 10 mg 静脉推注。**9:00,测 CVP 0.44 kpa(4.5 cmH$_2$O),神志尚清,面色轻度苍白,大便隐血＋＋＋＋。**予 10% 葡萄糖＋中长链脂肪乳 250 ml＋8.5% 复方氨基酸 250 ml＋三磷酸腺苷辅酶胰岛素 1 支＋10% 氯化钾 30 ml＋10% 氯化钠 40 ml qd iv gtt (1 月 27 日—1 月 28 日)**,另外输注红细胞悬液 400 ml,血浆 200 ml。

1 月 28 日 10:00,神志清,体温为 38.5℃,伴乏力,血象仍高。心电监护示心率 100 次/min,律齐,血压 155/81 mmHg,CVP 7.5 cmH$_2$O,血糖 6.3 mmol/L(3.10～6.40 mmol/L)。**予头孢曲松钠 1 g＋NS 100 ml bid iv gtt(1 月 28 日—1 月 30 日)**,前列地尔 2 ml＋NS 100 ml qd iv gtt(1 月 28 日—1 月 30 日),另外,予吲哚美辛栓 50 mg 纳肛。

1 月 29 日 11:00,予 10% 葡萄糖＋中长链脂肪乳 500 ml＋8.5% 复方氨基酸 500 ml＋维生素 K$_1$20 mg＋三磷酸腺苷辅酶胰岛素 2 支＋10% 氯化钠 60 ml＋复合磷酸氢钾 2 支＋胰岛素 4 U＋多种微量元素(Ⅱ)1 支 qd iv gtt (1 月 29 日—1 月 30 日)。

14:00,患者体温为 38.5℃,**血培养出白色念珠菌,结合内镜分析,当时内镜下可见溃疡处有白膜样改变,考虑为霉菌感染病灶。**予氟康唑注射液 400 mg 一次静脉滴注。

18:00,患者体温为 39.6℃,心电监护示心率 112 次/min,律齐,血压 170/76 mmHg,血氧饱和度 93%,CVP 11 cmH$_2$O。**吲哚美辛栓 50 mg 纳肛。**

23:40,患者体温 38℃,心率 106 次/min,呼吸 22 次/min,血压 140/60 mmHg,血氧饱和度 96%,CVP 5 cmH$_2$O,粪隐血＋＋＋＋,**予奥美拉唑钠 40 mg＋NS 50 ml q6h 静脉推泵。**

1 月 30 日 3:50,心率 130 次/min,解黑便 4 次,血压 86/65 mmHg,CVP 5 cmH$_2$O。4:20,患者心率达 150～160 次/min,血压 80/62 mmHg。4:35,患者突然心跳呼吸停止,经抢救无效,5:15 临床宣告死亡。

【病例用药分析】

一、患者抗感染治疗是否合理

根据抗微生物治疗指南,肠源性感染病原体通常为肠杆菌科、肠球菌、拟杆菌等。严重肠源性感染,在细菌培养+药敏结果出来之前,按经验用药应首选β内酰胺类/β内酰胺酶抑制剂(哌拉西林他唑巴坦钠、替卡西林克拉维酸、头孢哌酮舒巴坦钠)、碳青霉烯类(亚胺培南西司他丁钠、美罗培南、比阿培南)。备选方案为第三代、第四代头孢菌素+克林霉素(或甲硝唑)、氟喹诺酮类(莫西沙星、左氧氟沙星、环丙沙星)+甲硝唑等。如感染可能危及生命,则应首选碳青霉烯类,并且应加用万古霉素、替考拉宁、利奈唑胺以覆盖革兰阳性菌[1]。根据抗微生物治疗指南,医院获得性肺炎在细菌培养+药敏结果出来之前,推测可能致病菌有肺炎球菌、金黄色葡萄球菌、军团菌、肠道杆菌、铜绿假单胞菌、不动杆菌、嗜麦芽窄食单胞菌、厌氧菌等。按经验用药应首选碳青霉烯类,如怀疑有军团菌,则可加用呼吸喹诺酮类。备选方案为哌拉西林他唑巴坦钠+呼吸喹诺酮类(或氨基糖苷类)。若效果不佳加用万古霉素、替考拉宁、利奈唑胺[1]。根据严重全身性感染与感染性休克治疗指南,应当在确诊后1小时内应用抗菌药。大量研究表明,感染性休克时,有效抗菌药每延迟1小时使用,其病死率将显著增加[2]。实际上予奥硝唑氯化钠1 g bid iv gtt(1月25日—1月30日)、氨苄西林钠舒巴坦钠4.5 g bid iv gtt(1月25日—1月27日)。1月27日患者体温飙升至40.5℃,血象仍高,提示抗感染无效,临时予头孢哌酮舒巴坦钠3 g iv gtt。1月26日肌酐110 μmol/L,患者74岁男性,体重70 kg,可估算出肌酐清除率为51.6 ml/min,根据指南及药品说明书,针对该患者危及生命的感染,至少可予头孢哌酮舒巴坦钠3 g q8h iv gtt(见辉瑞制药有限公司药品说明书),联合万古霉素500 mg q12h iv gtt。因此临时予头孢哌酮舒巴坦钠3 g iv gtt可降低抗感染疗效。

1月28日在予地塞米松、吲哚美辛栓的情况下,患者体温飙升至38.5℃,血象仍高,还应考虑深部真菌感染的可能性。WVUH深部真菌感染的危险因素评估为广谱抗生素治疗≥4天(5分)+抗生素≥4天体温仍38℃以上(5分)+中心静脉置管(5分)+留置导尿管(3分)+留置胃管(3分)+完全肠外营养(3分)+白细胞计数>10 000/mm³(3分)+实体肿瘤(3分)=30分。非ICU患者>25分,立即投用抗真菌药;15~25分,加强监测;<15分,维持和监护。因此应立即使用抗真菌药。实际上未能及时予氟康唑或卡泊芬净抗真菌药,直到1月29日14:00血培养出白色念珠菌后才予氟康唑,延误了对真菌性败血症的治疗。另外,1月28日还改用头孢曲松钠1 g bid iv gtt(1月28日—1月30日),为第三代头孢菌素,抗菌谱及抗菌效力不及头孢哌酮舒巴坦钠。错误选择抗菌药使严重感染进一步恶化。

二、患者发生急性心肌梗死的危险因素

医师经讨论后认为,患者入院时查心肌梗死三项有升高,心电图提示ST段异常。后

虽复查心肌梗死三项提示患者心肌酶较前改善,但急性心肌梗死导致猝死的可能性不能排除。

(1) 患者查心肌梗死三项有升高,心电图提示 ST 段异常,可能有冠心病,是急性心肌梗死的危险因素[3]。

(2) 患者存在严重感染且进行性加重,可增加心脏负荷[3]。

(3) 消化道大出血使有效循环血量骤然减少且未能止住,使冠状动脉灌流量锐减[4]。

(4) 予 5% GNS 250 ml+酚磺乙胺 2 000 mg+氨甲苯酸 600 mg+10%氯化钾 5 ml qd iv gtt (1 月 25 日—1 月 30 日),予维生素 K_1 20 mg qd iv gtt (1 月 29 日—1 月 30 日)。酚磺乙胺作用时间持续 4~6 小时,静脉注射的半衰期为 1.9 小时。故规定每次 0.25~0.75 g,每日 2~3 次静脉滴注(见上海第一生化药业有限公司药品说明书)。而实际剂量为每次 2 g,每日 1 次静脉滴注。氨甲苯酸静脉注射后有效血药浓度可维持 3~5 小时,故规定每次 0.1~0.3 g,一日不超过 0.6 g 静脉滴注(见上海信谊金朱药业有限公司药品说明书)。而实际剂量为每次 0.6 g,每日 1 次静脉滴注。维生素 K_1 进入人体后 3~6 小时止血效果明显,12~14 小时后凝血酶原时间恢复正常。故规定每次 10 mg,每日 1~2 次,24 小时总量不超过 40 mg(见上海第一生化药业有限公司药品说明书)。而实际剂量为 20 mg 每日 1 次。上述用法用量使酚磺乙胺、氨甲苯酸、维生素 K_1 的单次剂量过大,而频次不足,造成每日在一段时间内体内血药浓度过高,促凝血作用过强,有可能引发包括急性心肌梗死在内的血管栓塞性疾病;而每日其余时间却没有凝血作用,影响止血疗效。

(5) 患者接受中长链脂肪乳静脉滴注,容易发生脂肪超载,在血管内形成泥状物,使血黏度增高,甚至损伤血管内皮,形成血栓[5]。

(6) 因高热多次予吲哚美辛栓为非甾体抗炎药(NSAIDs),抑制环氧酶而减少前列腺素的合成。可能引起冠状动脉内膜损害,暴露内膜下胶原,促使血小板聚集和释放[6]。

(7) 因高热予地塞米松磷酸钠,为糖皮质激素,可增加血黏度,增加心脏负荷[6]。

三、患者消化道大出血未好转甚至加剧的主要原因

(1) 因高热多次予吲哚美辛栓纳肛,此药系非甾体类消炎镇痛药,具有抑制前列腺素合成的作用,可能造成胃肠道黏膜损伤、溃疡和出血(见上海医工院医药股份有限公司药品说明书)。

(2) 予前列地尔 2 ml+NS 100 ml qd iv gtt(1 月 28 日—1 月 30 日),具有抑制血小板聚集作用(见北京泰德制药有限公司产品说明书)。

(3) 因高热予地塞米松磷酸钠,为糖皮质激素,能改变胃黏液的量与成分,同时抑制胃黏膜细胞的增生,减弱胃黏膜的自身保护作用[6]。

(4) 患者发生了真菌性败血症等严重的基础疾病作为应激源,可造成胃、十二指肠黏膜的急性病变[7]。

(5) 入院后未予大剂量质子泵抑制剂,直到 1 月 29 日 23:40。

【病例总结】

（1）严重肠源性感染按经验用药应首选 β 内酰胺类/β 内酰胺酶抑制剂或碳青霉烯类，如感染危及生命，应加用万古霉素；抗感染无效应考虑真菌感染，WVUH 深部真菌感染的危险因素评估非 ICU 患者＞25 分，立即投用抗真菌药。

（2）上消化道大出血应予大剂量质子泵抑制剂静脉推泵；酚磺乙胺每次 0.25～0.75 g，每日 2～3 次静脉滴注；氨甲苯酸每次 0.1～0.3 g，每日不超过 0.6 g 静脉滴注；维生素 K_1 每次 10 mg，每日 1～2 次；吲哚美辛栓活动性溃疡及其他上消化道疾病史者禁用；地塞米松磷酸钠胃十二指肠溃疡者禁用。

未遵守上述用药注意事项，可能与患者病情恶化有相关性。

参考文献

［1］ Jay P. Sanford.桑德福抗微生物治疗指南［M］.北京：中国协和医科大学出版社，2011：15 - 16，35 - 44.

［2］ 刘京涛，马朋林.循证与认知：感染性休克指南 2012 更新［J］.中国急救医学，2013,33(1)：5 - 7.

［3］ 叶任高，陆再英.内科学：6 版［M］.北京：人民卫生出版社，2005：283 - 284.

［4］ 陈主初.病理生理学［M］.北京：人民卫生出版社，2001：328 - 329,371 - 372.

［5］ 蒋朱明，蔡威.临床肠外与肠内营养［M］.北京：科学技术文献出版社，2000：222 - 223.

［6］ 贾公孚，谢惠民.药害临床防治大全［M］.北京：人民卫生出版社，2002：346 - 348,419 - 421.

［7］ 金惠铭，王建枝.病理生理学：6 版［M］.北京：人民卫生出版社，2004：154 - 155,214 - 216，267 - 268.

11.3　与药物相关的窦性停搏、肠镜活检后败血症

【概述】

一例老年女性患者，因直肠息肉、腺瘤？癌？入院。入院后患者出现病态窦房结综合征，后来发生感染性休克，最终死亡。通过此病例分析，主要探讨以下两方面：① 患者入院后出现病态窦房结综合征的主要可能原因。② 患者肠镜活检后发生菌血症，随后进展为感染性休克死亡的主要原因。

【病史介绍】

患者 85 岁，女性。5 月中旬无明显诱因下出现排便不畅，便中带血，**心电图示 T 波异常**。电子肠镜示直肠息肉。5 月 26 日拟直肠息肉、腺瘤？癌？被收入院，择期手术。患

者无特殊不适主诉,体检心尖位置正常,心界不大,**心率 70 次/min**,心律齐,各瓣膜区未及病理性杂音。三大常规、肝肾功能、电介质等均正常。

【临床经过】

5 月 27 日,予 10%葡萄糖+三磷酸腺苷辅酶胰岛素(能量合剂)2 支+脂溶性维生素Ⅱ(博朗瑞宁)2 支+10%氯化钾 15 ml qd iv gtt(5 月 27 日—5 月 29 日),5% GNS 500 ml+硫普罗宁 0.2 g+**维生素 K$_1$**30 mg+10%氯化钾 10 ml+维生素 B$_6$ 200 mg qd iv gtt(5 月27 日)。

5 月 28 日 9:00,予 5% GNS 500 ml+硫普罗宁 0.2 g+**维生素 K$_1$** 10 mg+10%氯化钾5 ml+维生素 B$_6$ 100 mg qd iv gtt(5 月 28 日—6 月 16 日)。16:00,心电图示窦性心动过缓伴律不齐,不完全性右束支传导阻滞,T 波异常。24 小时动态心电图示窦性心律,伴窦性心律不齐,窦性停搏。房性期前收缩,伴室内差异传导,部分成对,偶发室性期前收缩。心内科急会诊考虑病态窦房结综合征,建议植入永久性心脏起搏器。予异丙肾上腺素1 mg+NS 50 ml 静脉推泵,1 ml/h 维持(5 月 28 日,5 月 29 日,6 月 1 日)。

5 月 29 日,患者心率 66 次/min,律不齐。全腹 CT 示卵巢囊肿可能,胆囊炎、胆石症。心脏超声示少量和三尖瓣反流,主动脉瓣钙化,左室舒张功能减低,微量心包积液。予中长链脂肪乳 250 ml qd iv gtt(5 月 29 日)。

5 月 30 日,予 10%葡萄糖 500 ml+30%脂肪乳 250 ml+8.5%复方氨基酸 250 ml+**三磷酸腺苷辅酶胰岛素(能量合剂)2 支+脂溶性维生素Ⅱ(博朗瑞宁)2 支+**水溶性维生素 2 支+10%氯化钠 50 ml+10%氯化钾 30 ml qd iv gtt(5 月 30 日—6 月 2 日)。

6 月 2 日,予 5%葡萄糖生理盐水 500 ml+30%脂肪乳 250 ml+8.5%复方氨基酸250 ml+三磷酸腺苷辅酶胰岛素(能量合剂)2 支+水溶性维生素 2 支+10%氯化钠50 ml+10%氯化钾 30 ml qd iv gtt(6 月 2 日—6 月 16 日)。

6 月 3 日,心率 60 次/min,律尚齐,转心内科,**行心脏永久起搏器植入术**。

6 月 8 日,24 小时动态心电图示平均心率 64 次/min,窦性心律,按需型起搏心律(占总心率的 60%),房性期前收缩 169 次/22 h,偶发多源室性期前收缩。告知患者及家属因肠镜有导致肠穿孔等风险,因患者年纪大,风险较大,家属表示理解。行肠镜检查,诊断直肠息肉,予活检,因粪便阻塞肠腔,无法进镜。

6 月 11 日 15:00,患者突发上肢颤抖,寒战,呼吸急促,双上肢发绀,即刻床旁心电监护示心律 78 次/min,窦性心律,血氧饱和度 98%,血压 135/75 mmHg,体温 37.8℃,诉右侧上腹部疼痛。胸片示起搏器植入术后,两肺纹理增多;床旁腹部 B 超示慢性胆囊炎胆结石,无急性发作或嵌顿表现,**考虑为肠镜活检后菌血症所致可能性大,予左氧氟沙星 0.1 gqd iv gtt(6 月 11 日—6 月 12 日)**,吲哚美辛栓 50 mg 纳肛。

6 月 12 日 9:00,心律 85 次/min,血压 105/52 mm,体温 37.2℃,右上腹轻压痛。考虑

胆囊炎及肠道梗阻不能排除,转入普外科进一步治疗。14:00,体温 38℃,**予左氧氟沙星0.2 g qd iv gtt(6 月 12 日—6 月 15 日)**。查肌酐 68 $\mu mol/L$(45~84 $\mu mol/L$),白细胞计数 8.76×10^9/L(4.0×10^9/L~10.0×10^9/L),血红蛋白 104.0 g/L(110.0~150.0 g/L),**血小板计数 76.0×10^9/L**,中性粒细胞百分比 97.1%(50%~70%)。

6 月 13 日,患者体温 37.9℃,诉右上腹有胀痛,昨日至今有数次呕吐,血压 123/60 mmHg,心率 80 次/min,律不齐。腹部 B 超示胆囊炎并胆囊结石。

6 月 14 日,患者有心房颤动发作,胸闷气促,喘息,仍感右上腹有胀痛,**血压 106/50 mmHg**,呼吸 23 次/min,血氧饱和度 96%,**心率 126 次/min**,律不齐。白细胞计数 5.05×10^9/L(4.0×10^9/L~10.0×10^9/L),血红蛋白 105.0 g/L(110.0~150.0 g/L),**血小板计数 23.0×10^9/L**(100×10^9/L~300×10^9/L),中性粒细胞百分比 91.6%。床边心电图**示心房颤动(快室率),不完全性右束支传导阻滞,T 波异常。心内科会诊考虑患者心房颤动,有心力衰竭迹象**,予利尿、强心、扩血管治疗,另外予胺碘酮 300 mg 静脉推泵。

6 月 15 日,患者仍有胸闷气促,稍有喘息,右上腹仍有胀痛,较前无明显变化,感恶心,血压 130/60 mmHg,呼吸 20 次/min,血氧饱和度 97%,心率 96 次/min,律不齐。**血培养检出沃氏葡萄球菌,对头孢西丁敏感,停左氧氟沙星,予头孢西丁 2 g bid iv gtt(6 月 15 日—6 月 16 日)**。

6 月 16 日 00:49,患者心率 155 次/min,心内科会诊加快胺碘酮推泵速度。9:15,患者喘息样呼吸,血压降至 60/40 mmHg,起搏心率,告知家属患者病情危重。10:26,患者心跳、呼吸停止,宣告临床死亡。

【病例用药分析】

一、患者入院后出现病态窦房结综合征的主要原因

(1)5 月中旬心电图示 T 波异常,患者可能存在冠心病,使窦房结周围神经和心房肌病变,不排除入院前已经存在病态窦房结综合征[1]。

(2)患者可能存在冠心病,有冠状动脉粥样硬化狭窄,可能使窦房结动脉血供减少[1]。

(3)5 月 27 日予维生素 K_1 30 mg 一次静脉滴注,5 月 28 日—6 月 16 日予维生素 K_1 10 mg 每日 1 次静脉滴注,5 月 27 日—6 月 2 日予脂溶性维生素 Ⅱ 2 支(包含维生素 K_1 0.3 mg)每日 1 次静脉滴注,维生素 K_1 促进肝脏合成各种凝血因子 Ⅱ、Ⅶ、Ⅸ、Ⅹ,可能在冠状动脉粥样硬化狭窄和斑块的基础上形成血栓,使窦房结动脉血供减少[2]。

(4)5 月 30 日—6 月 16 日予 30%脂肪乳 250 ml 每日 1 次静脉滴注,可能发生脂肪超载,在血管内形成泥状物,使血黏度增高,甚至损伤血管内皮,形成血栓[3],使窦房结动脉血供减少。

(5)5 月 27 日—6 月 16 日予三磷酸腺苷辅酶胰岛素 2 支(包含三磷酸腺苷二钠

40 mg)每日 1 次静脉滴注,三磷酸腺苷二钠可抑制慢钙离子内流,在体内迅速水解成腺苷酸,对窦房结和房室结有直接抑制作用(见开封康诺药业有限公司药品说明书)。

二、6 月 11 日患者肠镜活检后发生菌血症,随后进展为感染性休克死亡的主要原因

(1)患者高龄、有基础疾病、免疫力低下、致病菌可能对抗菌药物耐药[4]。

(2)根据抗微生物治疗指南,肠源性感染病原体通常为肠杆菌科、肠球菌、拟杆菌等。对肠源性严重感染,在细菌培养＋药敏结果出来之前,按经验用药应首选哌拉西林他唑巴坦钠、替卡西林克拉维酸、碳青霉烯类。备选方案为第三代头孢菌素＋克林霉素(或甲硝唑)、莫西沙星＋甲硝唑等。如感染可能危及生命,则应首选碳青霉烯类,并且应加用万古霉素、替考拉宁、利奈唑胺以覆盖革兰阳性菌[5]。根据抗微生物治疗指南,该患者应按医院获得性肺炎予抗菌药。在细菌培养＋药敏结果出来之前,推测可能致病菌有肺炎球菌、金黄色葡萄球菌、军团菌、肠道杆菌、铜绿假单胞菌、不动杆菌、嗜麦芽窄食单胞菌、厌氧菌等。该患者感染严重可能危及生命,按经验用药应首选碳青霉烯类,如怀疑有军团菌,则可加用呼吸喹诺酮类。备选方案为哌拉西林他唑巴坦钠＋呼吸喹诺酮类(或氨基糖苷类)。若效果不佳加用万古霉素、利奈唑胺[5]。抗感染 2～3 天效果不佳应及时调整抗菌药[6]。实际予左氧氟沙星 0.1 g qd iv gtt(6 月 11 日—6 月 12 日)。患者 85 岁高龄,肾功能正常,肌酐清除率可能在 50 ml/min 左右,应至少予左氧氟沙星 0.3 g qd iv gtt(见扬子江药业集团有限公司药品说明书),剂量不足达不到应有的抗感染疗效。6 月 14 日血象上升血压下降、发生心房颤动,提示抗感染无效。但直到 6 月 15 日才根据药敏结果改用头孢西丁 2 g bid iv gtt(6 月 15 日—6 月 16 日)。对中、重度感染,如肌酐清除率在 50 ml/min 以上,予头孢西丁应 2 g 每日 3～4 次静脉滴注;如在 50 ml/min 以下,则予 2 g bid～tid iv gtt(见扬子江药业集团有限公司药品说明书)。实际予 2 g bid iv gtt(6 月 15 日—6月 16 日),剂量不足很可能达不到应有的抗感染疗效。

【病例总结】

(1)三磷酸腺苷辅酶胰岛素应每日 1 支,实际上予每日 2 支,剂量过大,使三磷酸腺苷二钠也超过规定量 1 倍(40 mg),可能诱发病态窦房结综合征或者使病态窦房结综合征症状加重。

(2)维生素 K₁ 单次剂量为 10 mg,而 5 月 27 日予单次 30 mg;脂溶性维生素 Ⅱ(博朗瑞宁)应每日使用 1 支,实际予每日 2 支,脂溶性维生素 Ⅱ 包含维生素 K₁,超量使用脂溶性维生素 Ⅱ 也使维生素 K₁ 使用超量,维生素 K₁ 的超量使用可能使窦房结动脉血供减少加剧。

(3)肠源性严重感染按经验用药应首选哌拉西林他唑巴坦钠、替卡西林克拉维酸、碳青霉烯类,抗感染 2～3 天效果不佳应及时调整抗菌药,并且应足量。

未遵守上述用药注意事项,可能与患者病情恶化有相关性。

参考文献

［1］ 叶任高,陆再英.内科学：6 版［M］. 北京：人民卫生出版社,2005：177 - 178,185 - 186.

［2］ 贾公孚,谢惠民.药害临床防治大全［M］.北京：人民卫生出版社,2002：346 - 348,1404 - 1407.

［3］ 蒋朱明,蔡威.临床肠外与肠内营养［M］.北京：科学技术文献出版社,2000：222 - 223.

［4］ 吴在德,吴肇汉.外科学：6 版［M］.北京：人民卫生出版社,2005：53 - 54.

［5］ Jay P. Sanford. 桑德福抗微生物治疗指南［M］.北京：中国协和医科大学出版社,2011：15 - 16,35 - 44.

［6］ 刘京涛,马朋林.循证与认知：感染性休克指南 2012 更新［J］. 中国急救医学,2013,33(1)：5 - 7.

缩 略 词

A

ACEI　　　　　　angiotensin converting enzyme inhibitors 血管紧张素转换酶抑制剂

APTT　　　　　　activate partial thromboplastin time 激活部分凝血原时间

ARB　　　　　　angiotensin receptor blocker 血管紧张素受体拮抗剂

AT‑Ⅲ　　　　　　antithrombin‑Ⅲ 抗凝血酶‑Ⅲ

B

BP　　　　　　　blood pressure 血压

C

CABG　　　　　　coronary artery bypass grafting 冠脉旁路移植术(冠脉搭桥术)

CAG　　　　　　coronary angiogram 冠脉造影

CAP　　　　　　community-acquired pneumonia 社区获得性肺炎

Caprini 评分　　　外科住院患者血栓栓塞风险评分

CCB　　　　　　calcium channel blocker 钙离子通道阻滞

CHA_2DS_2‑VASc　　心房颤动血栓危险度评分

CKD　　　　　　chronic kidney disease 慢性肾脏疾病

COPD　　　　　chronic obstructive pulmonary disease 慢性阻塞性肺疾病

CRP　　　　　　C‑reactive protein C 反应蛋白

CRRT　　　　　continuous renal replacement therapy 持续性肾替代治疗

CVP　　　　　　central venus pressure 中心静脉压

D

DIC　　　　　　disseminated or diffuse intravascular coagulation 弥散性血管内凝血

E

| EF | ejection fraction 射血分数 |

G

GFR	glomerular filtration rate 肾小球滤过率
GNS	glucose normal saline 葡萄糖氯化钠
GS	glucose 葡萄糖

H

HAP	hospital acquired pneumonia 医院获得性肺炎
HAS‐BLED	出血风险评分
HCAP	health care associate pneumonia 医疗机构相关性肺炎
HPF	high power field 高倍视野

I

ICU	intensive care unit 重症监护病房
IgA	immunoglobulin A 免疫球蛋白 A
IgG	immunoglobulin G 免疫球蛋白 G
IgM	immunoglobulin M 免疫球蛋白 M
INR	international normalized ratio 国际标准化比率

M

| MRI | magnetic resonance imaging 磁共振成像 |
| MRSA | methicillin resistant Staphylococcus aureus 抗甲氧西林金黄色葡萄球菌 |

N

NO	nitricoxide 一氧化氮
NS	normal saline 生理盐水
NYHA	New York Heart Association 美国纽约心脏病学会

P

| Pauda 评分 | 内科住院患者血栓栓塞风险评分 |
| PGE_2 | prostaglandin E_2 前列腺素 E_2 |

PGI$_2$ epoprostenol 前列环素

S

SPO$_2$ pulse oxygen saturation 血氧饱和度

T

T$_3$ 3；5；3'- triiodothyronine 三碘甲腺原氨酸

T$_4$ thyroxine 甲状腺素

TXA$_2$ thromboxane A$_2$ 血栓素 A$_2$

V

VAP ventilator-associated pneumonia 呼吸机相关性肺炎

W

WVUH 评分 美国西弗吉尼亚大学医学院深部真菌感染危险因素评分

用 药 缩 略 语

bid	每日 2 次
biw	每周 2 次
ih	皮下注射
im	肌内注射
iv	静脉注射
iv gtt	静脉滴注
po	口服
qd	每日 1 次
qn	每晚 1 次
qod	隔日 1 次
qw	每周 1 次
q8h	每 8 小时 1 次
q12h	每 12 小时 1 次
tid	每日 3 次
tiw	每周 3 次